現場で役立つ

よくわかる 緩和ケア

監　修｜聖隷三方原病院
副院長・緩和支持治療科
森田達也

編集協力｜聖隷三方原病院
緩和ケアチーム専従看護師
佐久間由美

池田書店

はじめに

現代において「緩和ケア」なる言葉はもう普通に聞かれるようになったが、それもこの10年ほどのことである。筆者がこの道に入った30年前の頃のことを記しておきたい。

１９９０年代、医療において、終末期患者とは誰にも顧みられない人たちであった（英語圏では、ｎｅｇｌｅｃｔｅｄ〈無視された〉と表現される）。がん患者にはそもそも病名が伝えられず、肺がんなら肺真菌症、すい臓がんなら慢性膵炎と説明されていた。患者自身も、うすうすわかっているが、あえてそれ以上、尋ねないのである。そして、病状が進行すると、痛みや呼吸困難・嘔吐といった症状が次々と出てくるが、それぞれの苦痛に対する対処法は系統立っていないので、日常臨床で使っている方法を一通り使用して効果がない時は「これ以上もうどうしようもありません」と言われるのである。痛みについては、どうしても耐えられなくなった時にペンタジン（ソセゴン）や安定剤を注射されるだけで、最終的には苦しみながら意識がいよいよ混濁して、「自然と力尽きるのを待つ」ような状況であった。

しかし、この状況は一変する。患者の権利が認知される動きも後押ししたであろうが、最も大きいのは、「対処する方法がある」とわかってきたことである。がんは治療できない病気ではなく、多くの治療手段が見つかった。そして、患者に病状を説明することが普通になった。苦痛緩和においても、痛みに対しては、オピオイドを少量ずつ定期的に投与することで緩和できることが「発見」され、日本でも実践されるようになった。終末期患者を避けていた医療者は、こうして、「できることがある」ことに気づき、心身の苦痛をやわらげる努力を始めた。２０００年代になって、終末期ケア・ホスピスケアに起源をもつ緩和ケアが、ついに世界中、そして全国に広がり、がんだけのものでもなく、終末期だけのものでもなく、どんな疾患でも心身の苦痛を感じた時にみなに提供されるべきという認識ができつつある。

筆者は、医師としての初期のキャリアを黎明期のホスピスで過ごした。そこでの驚きは、そう特殊でもない、「基本的なことを丁寧にしっかりとやれば、死を前にした人も笑顔でいられる」ことであった。死を迎えるのだから悲しみや不安はもちろんある。しかしそこには、人として毎日毎日のうれしいことや楽しみもちゃんと感じながら過ごしている姿があった――そして、そんなホスピスでの毎日のケアの中心にいたのはいつも看護師であった。

筆者の勤務していたホスピスでの、ある看護師とのエピソードを紹介したい。

彼女は僕よりひとまわりほど上で、50代の男性を一緒に受け持っていた。あれこれ努力はするものの、骨盤痛がなかなかすっきりとは取れなかった。ずっと痛いというわけではないのだが、腫瘍が神経に触ることで生じる痛みを抑えきれないのである。「もしこれ以上痛みをなくすことを考えるなら鎮静（薬でうとうとする方法）しかないかもしれない」と診療記録に書いた若き医師に、翌朝、彼女が笑顔で（しかし、あきらかに怒っている様子で）こう宣言した――「先生、先生がカルテにもう鎮静しかないって書いたら、みんなそう思うじゃないですか。薬でこれ以上治療がないっていうのはわかりました、私もそう思います。でも、看護はこれからですから、私はまだあきらめていませんよ。まだできることをやっていきますから、見ていてくださいね」。

どんなに方法を尽くしても緩和しない痛みはある。しかし、医学的方法（薬物療法、放射線治療、神経ブロックなど）では「もう限界」であっても、それが「看護としての限界」と同じとは限らない。彼女がどういうことを念頭にそう言ったのか、当時の筆者にははっきりとはわからなかったが、今の言葉でいうと、「痛みがあっても閾値をあげる方法が（看護的なアプローチなら）あります」、「痛みがあっても、生きている意味を感じられるような方法も（看護的なアプローチなら）あるかもしれません」ということになるだろう。痛みがある時に、薬だけでなく、背中や足を温めたり、好きなコーヒーの香りで部屋を満たしたりすることで、痛みそのものの程度はあまり変わらなくても、「痛みを感じにくくする」ことができる。痛みがずっとあるのでない限り、痛みのない時間に、患者にとって価値があることを感じられるように環境整備する――たいていは、大切な人と話したり、自分が今まで生きてきて感謝したいと（自然と）思うできごとに思いをはせたりすることで、痛みがあっても生きている時間全体を「意味のある時間にする」ことができる――「看護には限界がない」のである。

筆者は、看護師に育てられた緩和ケア医だと思っている。本書が、看護師のする緩和ケアを通して、人を幸せにしたいと願っているみなさんの導きに少しでもなれば幸いです。

聖隷三方原病院　森田達也

CONTENTS

Part 1 緩和ケアとは

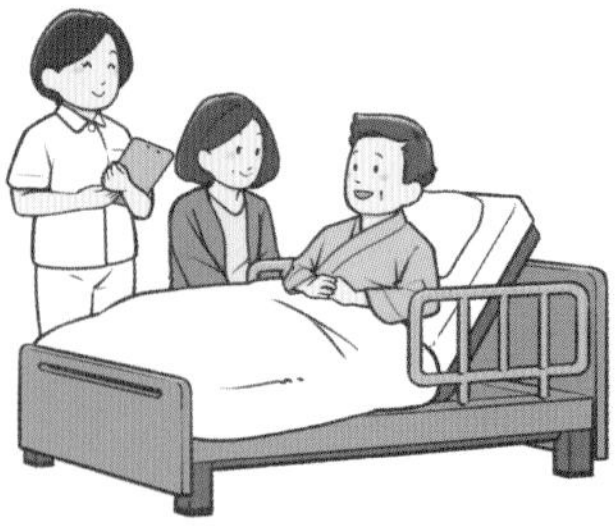

Part 2 緩和ケアとコミュニケーション

Part 3 症状別緩和ケア

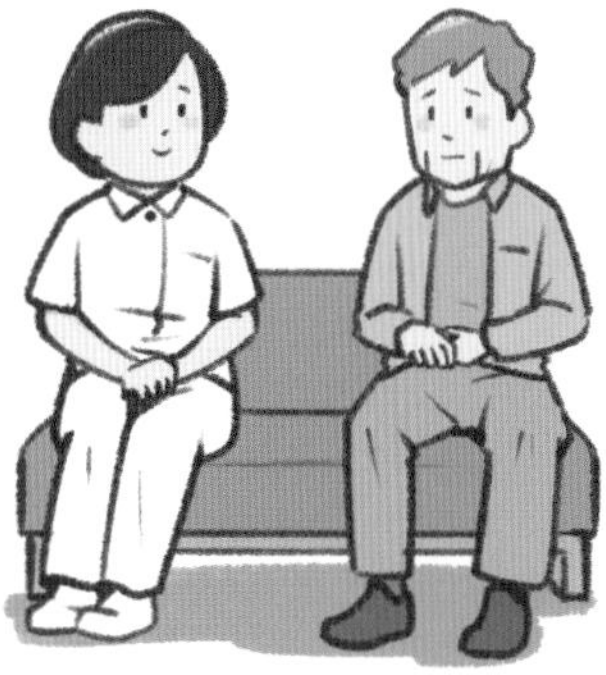

Part 4 非がん疾患の緩和ケア

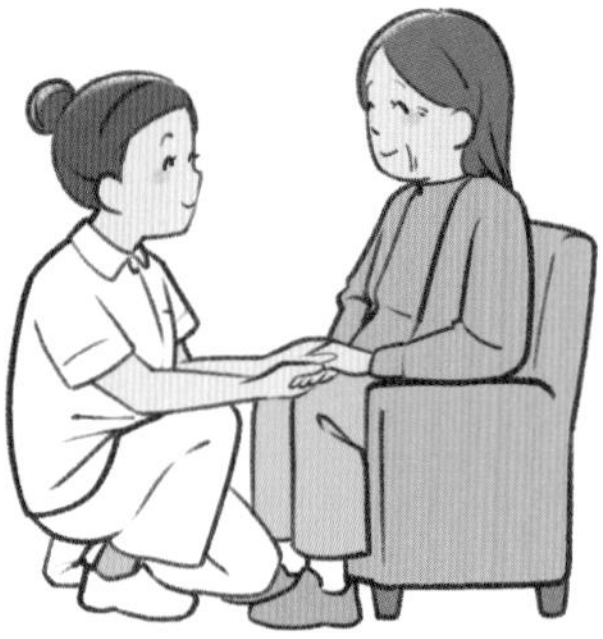

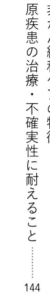

Part 5 緩和ケアの場と多職種連携

Part 6 看取り

Q&A

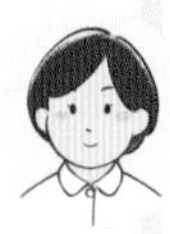

Point

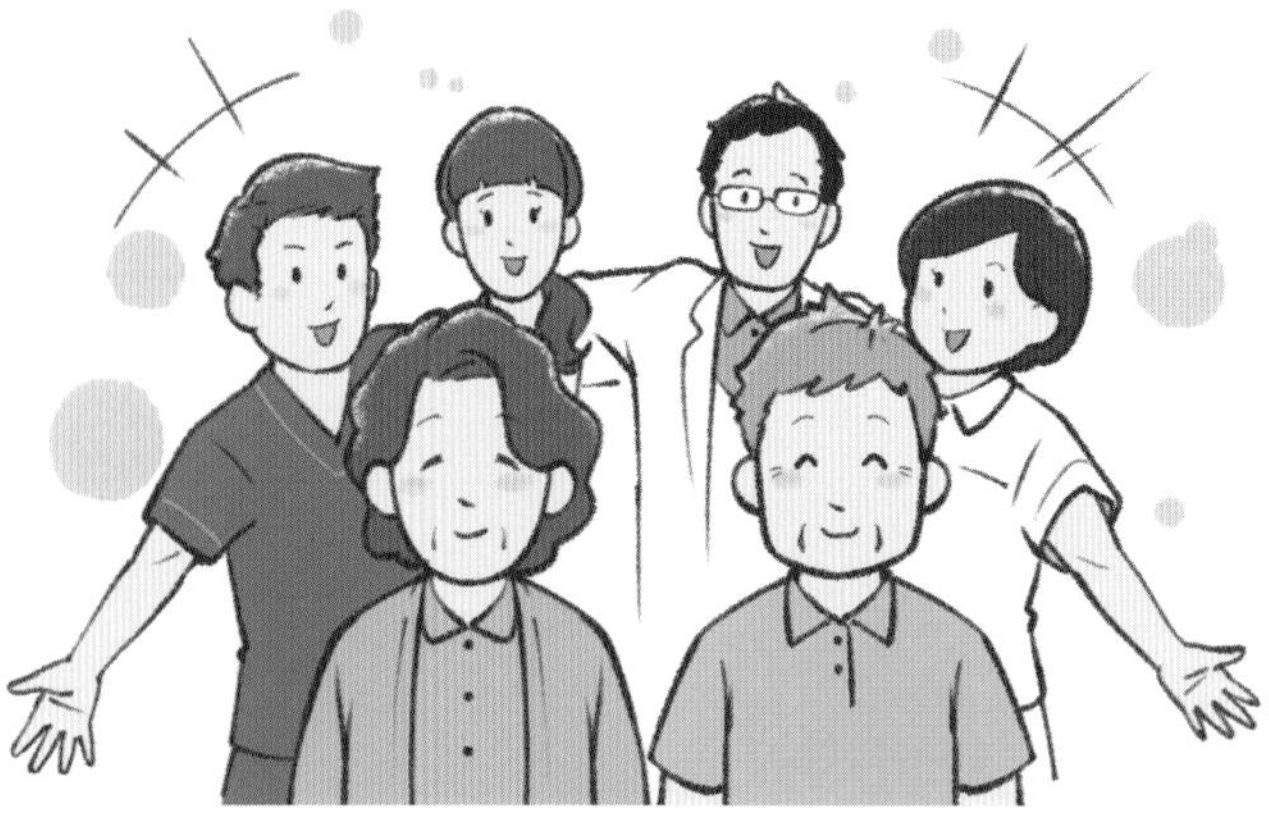

Part

1

緩和ケアとは

緩和ケアでは、治癒が見込めない病気の患者さんと
そのご家族のさまざまな苦痛に寄り添い、
関わっていきます。
看護師が患者さんやご家族と接するとき、
どのような考え方や視点をもてばいいのでしょうか。
ここでは、緩和ケアの概念についてまとめます。

緩和ケアとは

緩和ケアとはどんなケアか、終末期の人に対するケアの考え方はどう変わってきたかをみていきましょう。

緩和ケアの始まり

緩和ケアとは、治癒が見込めない病気をもつ患者さんとご家族が抱える、身体的苦痛やこれからの不安など、さまざまな困りごとに対して行うケアをいいます。

近代まで、すべての病気は治癒をめざして治療するものでした。そのため、治療の効果がなく、もう死を待つばかりと診断された患者さんは、治療やケアの対象から外されていた時代がありました。

19世紀、終末期の患者さんの尊厳を守るために、「治療ができない人に対しても、ケアができるのではないか。ケアこそが必要なのではないか」と考えた人々が、アイルランドにホスピスを設立し、ケアを実践するようになりました。これが緩和ケアの始まりです。ホスピスは、20世紀にかけて世界に広まり、医療分野の研究や教育も進みました。

国内のホスピスケア

日本では1980年代に入って、聖隷三方原病院（静岡県浜松市）や淀川キリスト教病院（大阪市）に院内ホスピス（ホスピス病棟）が作られました。当時のホスピスでは、がんの患者さんやご家族がスタッフのケアやサポートを受けながら、最期の日々を望んだ形で穏やかに過ごすことが可能でした。こうしたケアのあり方を望ましいと受け止めた患者さんやご家族・医療従事者・社会によって、ホスピスは次第に全国に広まり、病院だけではなく地域における独立型ホスピスや在宅ホスピスなどの発展や実践につながっていきました。

一方で、当時の治療とホスピスケアには連続性がありませんでした。治療をし尽くして、「もう手の施しようがない」と医学的に判断されると、まるでギアチェンジをするように終末期ケアに移行していました。このことに「見放された」という思いを抱く患者さんやご家族もいました。また、「ホスピス＝死」というイメージを社会に与えた一面もありました。

現代の緩和ケア

がん対策基本法[1]に基づき2007（平成19）年に策定された「がん対策推進基本計画」（P20）において、緩和ケアは治療の初期段階から診断、治療、在宅医療などさまざまな場面で切れ目なく実施されると定められ、現在に至っています。

緩和ケアには以下の特徴もあります。

- がん以外の、非がん疾患（Part4参照）の患者さんも対象とする。
- 患者さんに加え、ご家族も対象とする。
- 病気の積極的治療と並行して、全人的苦痛（P14）に対する緩和ケアを行う。
- 多職種・多機関・地域と連携・協働するチームケアである（Part5参照）。

1）患者の療養生活の質の維持向上のため、状況に応じて疼痛等の緩和を目的とする医療を早期から適切に行うなどと定めています（第16条）

「緩和ケア」はいつ、どのように始まる？

従来の考え方

「もう手の施しようがない」状態になってから緩和ケアが始まりました。

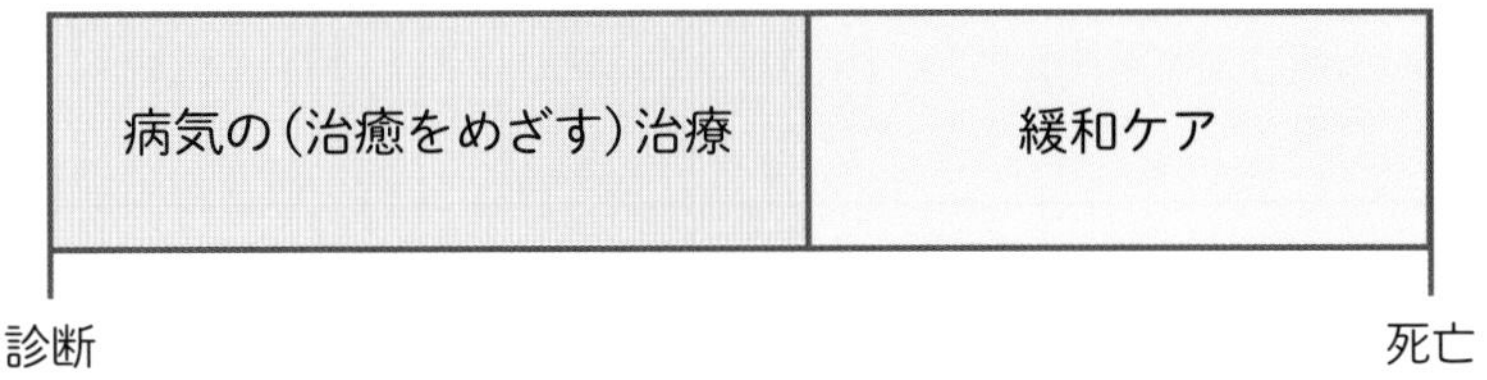
病気の（治癒をめざす）治療
緩和ケア
診断
死亡

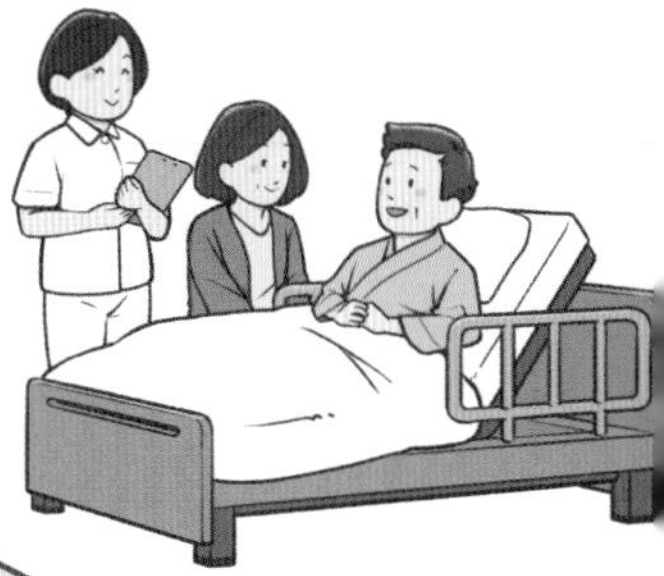

現在の考え方

診断時から、病気の治療と並行して緩和ケアが始まります。

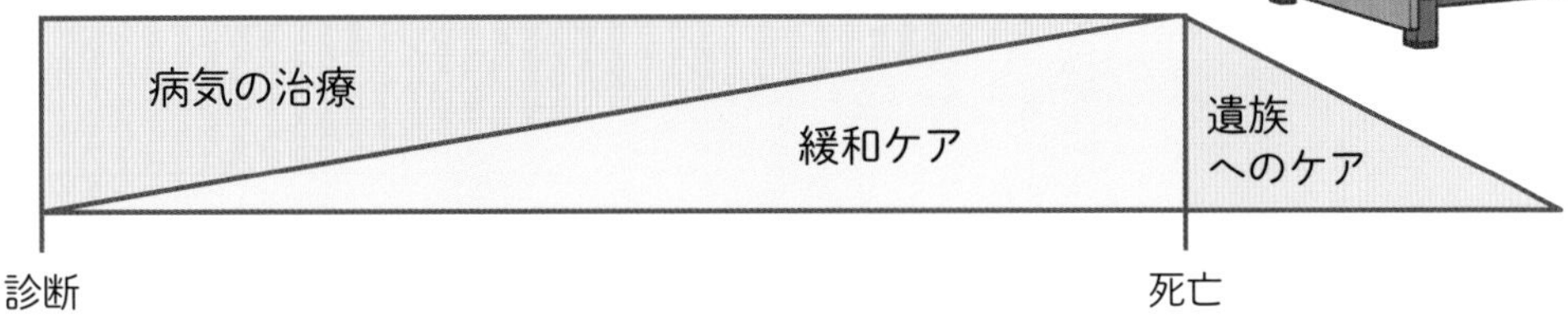
病気の治療
緩和ケア
遺族
へのケア
診断
死亡

参考文献：厚生労働省ホームページ　がん対策情報　緩和ケア　「緩和ケアとは」https://www.mhlw.go.jp/stf/seisakunitsuite/bunya/kenkou_iryou/kenkou/gan/gan_kanwa.html（2024.1.4最終閲覧）

Q 緩和ケアとは、どんなケアですか？

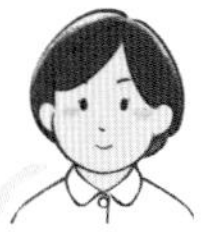

緩和ケアは、看護の原点だと思います

私は看護師７年目の時、異動でホスピス病棟に配属されました。ホスピスでの経験を通して、緩和ケアとは「日々のケアをもっと深く、もっと丁寧にやること」なんだと気づけたことは大きかったと思います。

緩和ケアは決して特別なケアではなく、むしろ看護の原点だと思っています。

緩和ケアと、ほかの科の看護が違うところ

病院に行った多くの患者さんは、治療のゴールや、元気になる自分がイメージできて、一定の期間闘病すれば、ある程度、元の生活に戻っていけます。でも緩和ケアを受ける患者さんは、未来の自分をイメージするのが難しい状況にあります。

患者さんは「よくなりたい」と願って、心身に負担の大きい治療も受けます。それでも病気が進行してしまうため、再び新たな治療に挑戦するという大変な状態を何度も経験します。

治療が変わるたびに、スケジュールの調整や新たな副作用への対処が必要になります。また、体調やボディイメージの変化、経済的な問題、家庭内での役割の変化などに、苦痛や苦悩を感じることが次第に増えます。自分の最期を意識して、人生の危機を迎える患者さんも多いのです。

患者さんは、避けられない症状の増悪の中で、生活に訪れる変化に何度も対応しながら、日々必死に生きる希望をつないで生きています。そんな患者さんやご家族を支え続けていくのが緩和ケアだと思います。私は、看護師は「患者さんの人生に伴走するパートナー」のような存在であれたらいいなと思っています。　（佐久間）

QOLを高める緩和ケア

緩和ケアを受ける患者さんのQOLを高めるためには、どのような働きかけが必要になるでしょうか。

患者さんの困りごとを丁寧に聴き取り、寄り添う

看護師は、科学的理論や根拠に基づく看護実践を通して、患者さんのQOL[1]向上や、それを妨げる問題の解決に向けた働きかけを行います。それでは、緩和ケアを受ける患者さんのQOLを高めるためには、どのような働きかけが必要でしょうか。

緩和ケアを受ける患者さんは、病気になったことを非常につらいと感じ、病気による症状に苦しんでいます。治療は苦痛の軽減や緩和のために必要とわかっていても、侵襲（身体内部への影響）や副作用などによる心身への大きな負担は避けられません。治療を頑張ってきたにもかかわらず、病状は進行して生活に支障をきたし、困った、つらいと感じることが次第に増えます。

緩和ケアは、患者さんやご家族の困りごとや心配ごとを丁寧に聴き取り、寄り添うことから始まります。そばに行って困りごとを共有し、その困りごとが彼らの「問題」となっている（あるいは今後問題となる）と捉えることが大切なプロセスです。

QOLを高めるために重要な概念

2002年、WHO（世界保健機関）が「緩和ケア」について定義しました。この定義では、緩和ケアの対象となるのは「生命を脅かす病に関連する問題に直面している患者とその家族」であり、彼らの「QOL」を「向上させるアプローチ」が緩和ケアであるとしています。そして、緩和ケアにおける「問題」とは、「痛みやその他の身体的な問題」「心理社会的な問題」「スピリチュアルな問題」をいい、それぞれの関連性や解決の優先順位を検討してケアを実施することで、苦痛は予防・緩和され、QOLが高められるとしています。

この概念は、看護師が専門的判断の基盤とする「看護過程」の展開において、

- 患者さんの苦痛を「問題」として捉えて整理し、ケアにつなげる
- 患者さんのQOLを高めるために、苦痛や症状を緩和するケアを行う

にあたって大変重要であるといえるでしょう。

患者さんの苦痛を4つの側面で考える

病気により生命の危機に直面することは、自分の人生や存在意義、尊厳を脅かされる経験です。緩和ケアを受ける患者さんはその経験で生活や価値観が大きく変化し、激しい苦悩に見舞われます。心身面のつらさにとどまらない苦痛、「人」としての多面的な、相互に関連し合う苦痛を抱えているとするのが「全人的苦痛」という考え方です。緩和ケアでは患者さんを「全人的」に捉え、苦痛を4つの側面（左頁）に整理したうえで、相互の関連性も考慮しつつ、苦痛の軽減・緩和するためのケアを行います。

1）QOL（quality of life）：生活の質

緩和ケアにおけるQOLの考え方

「緩和ケアとは、生命を脅かす病に関連する問題に直面している患者とその家族のQOLを、痛みやその他の身体的・心理社会的・スピリチュアルな問題を早期に見出し的確に評価を行い対応することで、苦痛を予防し和らげることを通して向上させるアプローチである。」

出典：特定非営利活動法人日本緩和医療学会「WHO（世界保健機関）による緩和ケアの定義（2002）」定訳（https://www.jspm.ne.jp/information/WHO/index.html）

看護過程

情報収集
↓
アセスメント
↓
看護診断・看護問題
↓
看護計画
↓
実施
評価
（→ 情報収集へ戻る）

WHOの定義

生命を脅かす病に関連する問題に直面している
↓
患者・家族の困りごと

早期に見出す
- ▶近づく
- ▶（早く）見つける
- ▶困りごとを「問題」として捉える

↓

- 痛みやその他の身体的な問題
- 心理社会的な問題
- スピリチュアルな問題

的確に評価を行う
- ▶問題どうしの関連を考える
- ▶各問題の重要度や解決の優先順位を考える

↓
対応する
▶ケアの実施

全人的苦痛

- ▶病気になったこと自体のつらさ
- ▶病気による症状
- ▶治療による侵襲や副作用

↓

- ▶生活に支障をきたし困っている、つらいと感じる

↓

何が原因でどんな支障が出ているのか

「全人的苦痛」の4つの側面
- 身体的苦痛
- 精神的苦痛
- 社会的苦痛
- スピリチュアルペイン

▶問題を整理する

対応する → **苦痛の予防・緩和**

QOLの向上

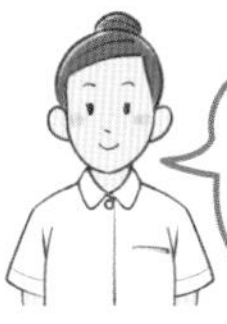

苦痛や症状の緩和が、患者さんのQOLを高めるのですね。

そのためには、患者さんの苦痛をしっかりキャッチしてケアにつなげることが大事です。定義を参考に、全人的苦痛の４側面から患者さんの問題を整理してみましょう。

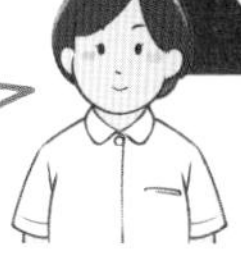

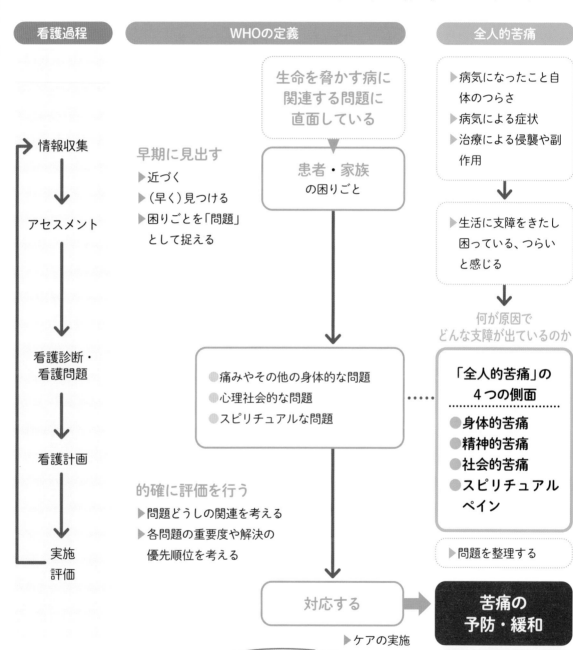

全人的苦痛とは

緩和ケアでは、まず「全人的苦痛」の4つの側面に分けて現在の問題を整理したうえで、最適なケアを考えます。

苦痛には4つの側面がある

緩和ケアでは、患者さんの苦痛軽減や症状緩和のための働きかけを行います。

患者さんが抱えている「苦痛」とは、例えば身体の痛みなど身体的なものばかりではありません。患者さんというその存在を「生活」や「人生」という大きな視点で捉えると、苦痛とは、身体以外の複数の側面にまたがり、また痛みだけにとどまらない固有で多様なものであるといえます。そして、その人固有の多様な苦痛が互いに影響し合うことによって、患者さんは尊厳をもった「人」として生きることが難しくなり、そのことがさらに苦悩を深めてしまうのです。

このような考え方をもとに「全人的苦痛（トータルペイン）」の概念が生まれました。全人的苦痛には、次の4つの側面があります。

●身体的苦痛

痛みや、痛み以外の身体症状のほか、日常生活動作の低下、薬の副作用など。

●精神的苦痛

不安、孤独感、うつ状態、怒り、恐怖、絶望感など。

●社会的苦痛

経済的な問題、仕事に関する問題、家庭内の問題、変化する人間関係など。

●スピリチュアルペイン

生きていることの価値や、人生の意味を見失うことなど。

身体的苦痛、特に痛みにはできるだけ早く対処する

身体的苦痛は、他側面の苦痛、痛み以外の苦痛を引き起こすことがあります。身体の痛みは、例えば「死への恐怖が増す」（精神的苦痛）、「外出できない」（社会的苦痛）、「なんのために生きているのかと思ってしまう」（スピリチュアルペイン）などの新たな苦痛につながるのです。

一方、身体的苦痛を緩和すると、ほかの苦痛も緩和されやすいといわれます。上記の例でいうと、痛みが楽になったので、車椅子でなら外出できるようになった場合、社会的苦痛が緩和されたことになります。

したがって、身体の痛みがある場合は、痛みを緩和する治療やケアを最優先で行います。

苦痛の原因は、複数あると考える

緩和ケアにおいては、患者さんの苦痛は、「全人的」なものであり、多くの場合、複数の側面の原因が互いに複雑に絡み合い、苦痛として出現すると考えます。

患者さんの苦痛や困りごとは、まず4側面で情報を整理したうえでアセスメントし、患者さんにとって今、何がつらいのか、そのつらさを和らげるためには何を優先的に解決すればよいか、日々考えていく必要があります。

「全人的苦痛」4つの側面は、関連し合っている

身体的苦痛

疼痛・呼吸困難・嘔気などの身体症状が日常生活・QOLに及ぼす影響

社会的苦痛

病気や治療が家庭・就労・経済・就学・役割遂行などに及ぼす影響

精神的苦痛

病気や治療により生じる不安・つらさ・怒り・抑うつなど

スピリチュアルペイン

死を意識することで生じる自分の存在意義・価値観の変化・罪の意識などに及ぼす影響

参考文献：聖隷三方原病院看護部研修資料

Q 苦痛を和らげるケアとは、どのようなケアですか？

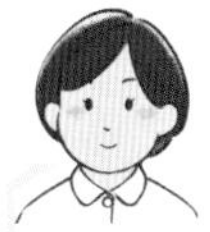

まずは基礎的な知識と技術を身につけ、患者さんの状態に合わせて、一つ一つのケアを丁寧に行うことから始めましょう。

身体面

例えば以下のような、症状緩和や苦痛除去のために行うケアがあげられます。(Part3・4・6)

- 苦痛が少ない体位変換によって、患者さんに安楽を提供できる
- 患者さんのそのときの症状に合ったレスキュー（頓服薬）を選び、正しく患者さんに使うことができる

精神面

例えば以下のような、コミュニケーションに基づくケアがあげられます（Part2・6）。

- 患者さんに共感しながら、話を聴くことができる
- 患者さんやご家族が最も必要としているタイミングで、最適なケアができる（例えば介入する、そばにいる、家族・医療者・社会との関係を調整するなど）

日々のケアから学ぶ技術はとても大切です。同時にまた、医療やケアに関連した知識も重要です。知識があればケアに生かせますし、ケアから得た知識や情報は、経験として今後の実践に役立ちます。

先輩看護師やチームのフォローを受けて、少しずつ、丁寧に経験を積み重ねていってください。

（佐久間）

緩和ケアに必要な視点

身につけた看護の知識や技術に基づいて、一人ひとりの患者さんに対して、その時々の体調や状況に合わせたケアを工夫しましょう。

緩和ケアに必要な視点・考え方

緩和ケアを受ける患者さんの中には、がんの骨転移があり、動くたびに激痛があったり、骨がもろくなっていて骨折しやすかったりする人がいます。また、肺がんや心不全などで大量の胸水が貯留しているために、ベッド上で少し身動きしただけで呼吸がすぐに苦しくなってつらい、という人がいます。

身体がつらいと、気持ちが落ち込みがちになり、強い不安に襲われたりします。イライラが止まらなくなって、付き添いのご家族に当たってしまう人もいます。

小さな子どもを家に残して、入院してきた若い母親もいます。治療で長い間仕事を休んだため、ちゃんと復職できるか心配している会社員もいます。

患者さんにはいろいろな人がいて、その背景、その日の体調などは本当にさまざまで、一人ひとり違うということをイメージすることが大切です。

また、病気になったことで患者さんの日常生活にはどのような影響が出てきているのか、基礎データ（P26）などの記録も合わせて確認しながら考えてみましょう。

日々のケアの留意点

●ケアを一つ一つ、確実に、丁寧に行う

患者さんに不安や苦痛を与えることなく、安楽にするケアが、一つずつ確実にできるようになると、患者さんは「この人のケアは気持ちいい」「この人の介助なら痛くないから安心だ」と感じて、信頼を寄せてくれるようになります。

●患者さんの苦痛を今以上に増やすことなく、安楽を提供できないか考える

病気が進行して、あらゆる治療をしても苦痛除去や症状緩和が難しい患者さんもいます。まずは苦痛を増やさないように、基礎的なケアの技術・知識が必須です。さらにこのような時には、ケアを工夫することで、患者さんに少しでも安楽を提供できないか考えてみましょう。例えば衰弱が進み臥床時間が長い患者さんへのケアでは、

- 風を感じると、気持ちがいいかもしれないから、窓を開けてみる。
- 外が見えて気分転換になりそうだから、ベッドごと窓のそばに移動してみる。

などは、「快」の提供によって患者さんの安楽につながるケアだといえるでしょう。

●個別ケアの視点をもって、一人ひとりの患者さんと関わる

食事介助やおむつ交換のように、病棟単位で一斉に行う複数の患者さんへのケアがあります。そうした時にも、一人ひとりの患者さんの背景や体調など、その場面の事情や状況を把握して、個別ケアの視点で関わることが大切です。

緩和ケアの基礎となる知識・技術

解剖生理

緩和ケアを受ける患者さんは、がんの骨転移による骨折や激しい痛み、胸水貯留による労作時の呼吸困難、体幹や四肢の浮腫、栄養状態の悪化などによる褥瘡などといったリスクを抱えています。

看護師はこれらのリスクを予防するためのケアを考えておく必要があります。骨・筋肉・皮膚・呼吸などといった解剖生理の知識をもとに、個別ケアの視点から、愛護的で身体的負担の少ないケアを工夫していきましょう。

トランスファー

体位変換、ベッド・車椅子・トイレなどの移動介助などがこれに当たります。知識と合わせて、基礎的な看護技術としてしっかり身につけ、完全に自分のものにしてください。

ケアの方法に悩んだとき

病棟や職場のチームに相談しましょう。チーム全体で情報を共有して、解決方法を考えることが必要な場合もあります。生活に関するケアではWOC（皮膚・排泄ケア認定看護師）や理学療法士など、他職種の視点も参考になります。

Q 患者さんに信頼される看護師とは？

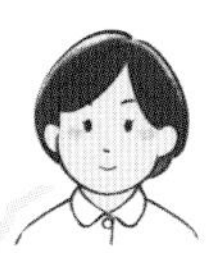

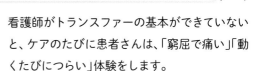

ケアの基本を身につけ、丁寧に実践できる看護師です

看護師「一年生」の頃は、どうしても時間に追われて日々のケアが無雑作になりがちです。例えばトランスファーを「抱えて、移す」だけの作業のように行うと、患者さんは痛い、つらい思いをします。

比較的元気な頃は、看護師に遠慮して、痛くても我慢してくれることもあるでしょう。病気が進んで身体がつらくなると、我慢もつらくなってきます。患者さんに「あなたにしてもらうと痛いから、ほかの人を呼んでくれる？」と言われて、ショックを受けた経験がある人もいるかもしれません。

緩和ケアを受ける患者さんの多くが「骨が痛い」「神経が痛い」「動くと息が苦しい」など、全身のつらい症状を抱えて過ごしている人です。看護師がトランスファーの基本ができていないと、ケアのたびに患者さんは、「窮屈で痛い」「動くたびにつらい」体験をします。

ですから、基礎をしっかり身につけていて、きちんと重心を考えて、患者さんが苦痛のないポジションに手を当て、痛みなどの負担が少ないようにケアができる看護師は、患者さんから信頼され、安心感をもたれます。

そういった基礎的な毎日のケアが、一つ一つ丁寧にできること。そして「なぜそのケアがこの患者さんにとっていいのか」をきちんと理解して、自分のものにしていくことが、緩和ケアに携わる人にはとても大事だと思っています。

（佐久間）

「共感」のプロセス

緩和ケアを受ける患者さんやご家族に対する「共感」のプロセスと、ケアの基本姿勢について述べます。

想像力を働かせて 患者さんやご家族の状況を考える

緩和ケアを受ける患者さんやご家族は、どういう状況にある人たちでしょうか。

患者さんは、病気と診断された当初、ショックを受け、病気の進行や苦痛への不安などを抱えます。生活や療養の場が大きく変化する人も少なくありません。身体的苦痛に伴って、精神的・社会的・スピリチュアルな苦痛も大きくなります（P14）。

ご家族は、患者さんの苦痛をそばで感じるという苦痛に加え、例えば患者さんとの死別を目前にしたつらさ（予期悲嘆）、生活・経済、子どもの養育などといった、自らの苦痛も抱えなくてはなりません。

緩和ケアを行う看護師は想像力を働かせ、こうした患者さんやご家族の世界に思いをはせながら、彼らのその時々の変化を見逃さずに関わっていく必要があります。

患者さんとの関わりで 看護師が伝える言葉と心

平日の午後、病院外来の化学療法室で、作業着の患者さんが点滴治療を受けているとします。担当の外来看護師がその患者さんとどう関わるか、何をどう考え、相手にどう伝えるか考えてみましょう（左頁）。

①看護師は、作業着で来院した患者さんを観察して「仕事帰りだろうか」「午前中で仕事を切り上げてきたのだろうか」と想像します。

②「治療のたびに仕事をやりくりするのは大変だろう」「体調が心配だな」と心から感じ、患者さんのつらさや大変さに思いをはせます（共感）。

③見て想像した状況と、その状況にある患者さんの気持ちを想像して、声をかけます。

患者さんは看護師に声をかけられ、「自分の大変さを、この看護師が認めてくれた」「心配してくれた」と思います（声をかけられて初めて、自分の気持ちに気づく人もいます）。そして「自分のつらい気持ちや、大変な状況に共感してくれた」と感じ、安心感を抱いて信頼を寄せてくれるようになります。

「共感」に必要なプロセス

「共感」するには、緩和ケアを受ける患者さんやご家族のつらさ、大変さがどういうものかをよく知り、状況を想像して思いをはせ、自分の感情に通して「大変だろう」などと心から思うプロセスが必要です。このプロセスを経た言葉を投げかけていく関わりを通してこそ、患者さんやご家族は看護師に信頼を抱いてくれるのです。

この信頼関係が今後のケアにつながり、やがて彼らにもっとつらい日が訪れたときの支えになっていくことを念頭に置いて、一つ一つのケアを誠実に行っていく必要があります。

「共感」のプロセス

外来看護師

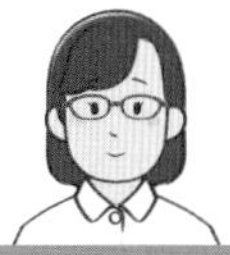

患者さん

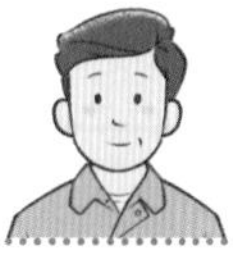

状況

- 平日の午後
- 外来化学療法室
- 作業着を着ている
- 点滴中

観察する

「作業着で来院」

患者さんについてのこれまでの情報

- 点滴は〇回目

など

「共感」のプロセス

❶想像する

「仕事帰りかな」

「午前中で仕事を切り上げてその足で病院に来たのかな」

❷心から感じる

「毎回治療のたびに、仕事をやりくりするのは大変だろうな」

「体もつらいだろうに、今回は大丈夫かな」

「言葉」と「心」を伝える

思い

- 午前中は仕事で早退してきた
- 仕事のやりくりが大変だった
- 忙しくて疲れている
- 副作用がゆううつ
- その他
  今後の仕事のこと
  経済的なこと
  家族のこと
  などが心配

❸相手に伝える

「お仕事帰りなのですね。午前中で終わらせるのはきっと大変だったでしょう」

「治療の日は忙しいですよね。今日の体調はどうですか」

など

- 自分のことを考えてくれた
- 治療の大変さ
  生活の大変さ
  自分の気持ち
  をわかってもらえた
- 共感してもらえた

返答

「そう、今日は大変だったんだよ」

**こうしたコミュニケーションを繰り返し
信頼関係が構築される**

現代社会と緩和ケア

私たちが暮らす社会の中で、緩和ケアは何を目指して行われてきたか、現在の問題点は何かについて理解しましょう。

国の法律や施策の中で取り上げられる緩和ケアは、がん対策と深い関連がありますので、ここではがんを中心に一連の流れを紹介します（非がん疾患についてはＰ１１８〜１１９参照）。

制度や提供体制が追いつかず、不十分な現状

がんは今日まで半世紀近く、国内の死亡原因の第1位であり続けています。多くのがん患者さんに役立つ対策を立てるため、国は２００６（平成18）年「がん対策基本法」を定めました。そして、この法律を具体的に実行するため、翌年「がん対策推進基本計画」が作られて以降、計画に沿って改定が行われています。

がん対策推進基本計画では、地方に行くほど緩和ケアを受けにくいという医療の地域差をなくすために、がん診療連携拠点病院を中心に、緩和ケアを提供する体制が整えられてきました。しかし２０２３年時点でも、依然、地域差があるのが現状です。

そのほか今後の課題として、次のような内容があげられています。

- ●緩和ケアをどのように全国に普及させていくか。
- ●正しい緩和ケアの知識を国民にどう理解してもらうか。
- ●ケアを提供するために人的・地域資源をどのように活用していくか。
- ●感染症や災害発生時にどう対応するか。
- ●ＩＣＴ（情報通信技術）の活用やデジタル化の検討。

患者さんを取り巻く社会・経済面の問題

２０００年代に入って、分子標的薬（がんの原因遺伝子を攻撃するがん治療薬）の誕生など、がん医療の発展で治療法の選択肢が増え、通院治療も可能になりました。治療期余命が伸びるのはよいことですが、治療期間も長くなっています。このため、入院治療や治療期間を重視する従来型の保険や傷病手当金のシステムが実態にそぐわなくなり、家計を圧迫するケースがあります。

また、ＡＹＡ世代（15〜39歳）のがん患者さんは、上記のような経済的問題に加えて、利用できる支援制度に限りがあります。そのため在宅で療養したくても、患者さん自身やご家族たちの身体的・精神心理的・経済的な負担が大きくなります。また、就労やライフステージに関する問題を抱えがちな年代でもあります。

医療制度・社会福祉サービスの実際の利用については、担当のソーシャルワーカー（Ｐ１４７）などが、患者さんやご家族からの具体的な相談に応じています。患者さんの困りごとには、多職種連携（Ｐａｒｔ５）によって適切に対処できるようにすることが求められています。

「がん対策推進基本計画」（第４期）の３本の柱

【全体目標】誰一人取り残さないがん対策を推進し、すべての国民とがんの克服を目指す。

がん予防

目標

がん罹患率・がん死亡率の減少

対策

がんの１次予防・２次予防の促進

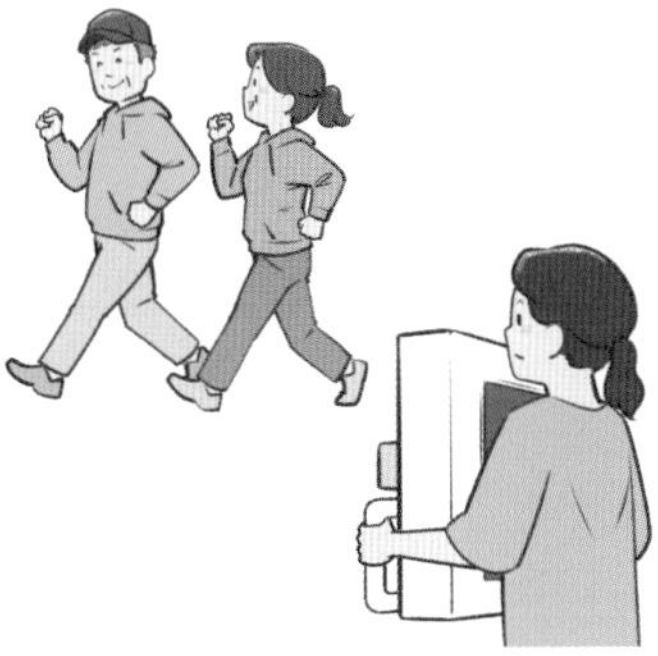

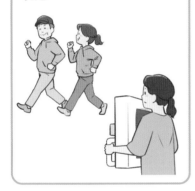

がん医療

目標

がん生存率の向上、がん死亡率の減少、すべてのがん患者さんとご家族の療養生活の質の向上

対策

適切な医療を受けられる体制の充実

〈緩和ケア関連〉

- 支持療法や緩和ケアが適切に提供される体制の整備
- 多職種によるチーム医療の推進
- がんと診断された時からの緩和ケアの推進
- 妊孕《にんよう》性温存療法について

がんとの共生

目標

すべてのがん患者さんとご家族の療養生活の質の向上

対策

がんになっても、尊厳をもって安心して生活できる地域共生社会の実現

〈緩和ケア関連〉

- 社会連携に基づく緩和ケアなどのがん対策・患者支援
- ライフステージに応じた療養環境への支援（小児・ＡＹＡ世代の患者さんへの教育、就労、長期フォローアップ等の支援）

参考文献：厚生労働省ホームページ　がん対策推進基本計画「第４期がん対策推進基本計画（令和５年３月28日閣議決定）概要」（2024.1.4最終閲覧）

- 計画には、「がん予防」「がん医療」「がんとの共生」の３つの分野があります。
- 緩和ケアは「がん医療」と「がんとの共生」の２分野で、目標の達成に向けて取り組んでいます。

Point

緩和ケア・緩和医療は、社会とつながっている

社会が緩和ケアに期待する役割や、患者さんを取り巻く社会的状況について、看護師が知ることはとても大切です。

例えば、病棟の看護師は、医療の場で患者さんやご家族に接することはあっても、療養中や退院後の患者さんが、地域社会の中でどのように生活しているかを見ることはありません。ただ、ここで看護師が社会や経済について知識を何かもっていれば、入院中の患者さんやご家族とのコミュニケーションで、「共感」できるポイントが必ず増えます。

今後、患者さんやご家族の抱えている苦痛が「患者さんを取り巻く社会的状況とどう関連しているか」「全人的苦痛の4側面の〈社会的苦痛〉に当たるのか」「ほかの側面にはどう関連しているのか」という視点からもアセスメントを深めることができれば、患者さんやご家族へのより深い理解につながるでしょう。

トータルペインの「発見」は看護の視点があったから

森田達也

Part1 では、とりかかりとして、緩和ケアの概念的なことを整理しました。

ここでは、近代ホスピス創始者と位置づけられるシシリー・ソンダースが「トータルペイン」(total pain)の概念を「発見」したことに、看護師としての経験が深く関わっていることを紹介しておきたいと思います。

近代ホスピスはシシリーが 1967 年に聖クリストファーホスピスをロンドンに設立したのが始まりとされています。シシリーに始まる近代ホスピスから、今に至るまで引き継がれている大きな「発見」は二つあります。

一つは、がんの痛みに対して、「少量のオピオイド（医療用麻薬）を定期的に内服すると、麻薬による副作用もなくて鎮痛できる」という事実を医学的に位置づけたことです。

当時は、「痛い！痛い！痛い！」と患者さんが我慢しきれない状態になって初めて、オピオイドを大量に投与するということが行われていました。それでオピオイドの害が多かったのです。それを「痛い時に大量に」ではなく、「少量ずつ定期的に」することで、患者さんの体験する世界が全く変わったのでした。

これは、シシリーの相方として薬物療法を洗練させたロバート・トワイクロスの主な功績です。トワイクロス先生は 2023 年現在 82 歳でいらっしゃいますが、最新の医学雑誌を読んでコメントを寄せるなどの活動をされています（筆者も何回か自分の論文にコメントをもらっているのですが、出版された数週間後にすぐに連絡がきます。ということは、出るとすぐに読まれているということですから、ほんとにすごい探求心の人だと、ただ感嘆するのみです）。

さて、もう一つの発見が、「トータルペイン」です。当時、がん患者さんの終末期というと、「ものすごく痛いらしい」という一面的な捉えられ方が一般的でした。そこに、シシリーが、「いや、からだが痛いだけじゃないわよ。こころももちろん苦しいけど、社会的にも（お金や仕事や家庭でも）困ることがいっぱいあるし、なんでわたしが？　生きてきたことに意味があったのかしら？　って神さまを信じられなくなるっていう苦しみもあるわ。そういう苦しさを一体となって感じるのよ」と、トータルペインという概念が生まれたのです。

シシリー・ソンダースという人は、最終的には医師免許を取得しましたが、彼女はもともと看護師で、持病の腰痛のために看護の仕事を離れて、（今でいう）MSW（メディカル・ソーシャル・ワーカー）として働いた後、医師となっています。患者の苦痛を理解するという点で、医学的な側面だけでなく、患者さんの全体像を看護師として、MSW として体験したこと、それが彼女の人間理解を強くしたのです。

Part

2

緩和ケアとコミュニケーション

全人的苦痛を抱える患者さんのケアをするためには、
患者さんの訴えやデータなどから、
その方の本当のつらさや心情に思いをはせて
支援することが必要になります。
緩和ケアにおけるコミュニケーションの大切さを
学んでいきましょう。

信頼を得る

患者さんの困りごとやつらさを日々丁寧に聴き、ケアを行うことが、療養生活を支えるうえで大切な信頼関係の構築につながります。

苦痛を丁寧に聴き取り、きちんとケアする

緩和ケアを受ける患者さんが抱える全人的苦痛（Ｐ14）は、複数の問題が絡み合い、相互に連動し、影響し合う、非常に複雑な性質をもっています。したがって「患者さんの困りごとは日々、その時々で変わっていく」可能性があることを忘れず、患者さんの今、この時のつらさや苦しみに真剣に向き合う気持ちが必要です。

たとえ困りごとの内容（痛みが治まらないなど）そのものは変わらなくても、その時々の、患者さんの病気の進行や治療の経過、今の苦痛に最適な薬、ＡＤＬ（日常生活動作）に合わせたケアを、その都度考えていくことが大切です。

全人的苦痛の緩和のために、看護師はまず、患者さんが毎日の生活の中でどんなことに困っているか、何をつらいと感じているかを知るために、患者さんご本人から次のことを丁寧に聴き取ります。

- 治療や症状による生活の変化。
- 変化に対応するために苦労していることや、つらいと感じていること。

そして、4側面の視点から整理し、ケアの優先順位を考えていきます。

大切なことほど、信頼できる人に話したい

このように、看護師は患者さんと関わりながら今の困りごとを知り、ケアに反映させます。その後もその時々のつらさを丁寧に聴き取り、誠実に対応し続けていくことで、次第に「あの看護師は頼りになる」と感じてもらえます。つまり看護師は、患者さんの訴えを丁寧に聴いてきちんとケアをすることで、患者さん（だけではなくご家族からも）の信頼を得ていくのです。

もう少し踏み込んで考えると、信頼を得たことで始まるケアもあるといえます。大切なことほど、信頼している人に聴いてほしいものだからです。信頼できる看護師がそばにいれば、患者さんやご家族は率直な気持ちや相談ごとなどを打ち明けやすくなります。看護師が心からの共感（Ｐ18）をもって丁寧に聴き、いたわりや心配の気持ちをきちんと伝え、心を寄り添わせる日々を積み重ね、次第に信頼関係が築かれます。

「いつも的確に対応してくれて、つらい症状が楽になる」「いつも気持ちいいケアをしてくれる」「話をしっかり聴いてくれて、自分のことを思いやってくれる」看護師がそばにいれば、患者さんもご家族もどんなに安心でしょうか。そのためにも看護師は、信頼される存在でなくてはなりません。

よりよいケアのためには、患者さんが「何が、なぜ、どうつらい」と感じているかを知ることが大切です。知るためには、よく聴くことが重要です。ここからは、患者さんのつらさを聴き取るコミュニケーションをテーマに考えていきましょう。

信頼はケアを循環させ、よりよいケアにつながる

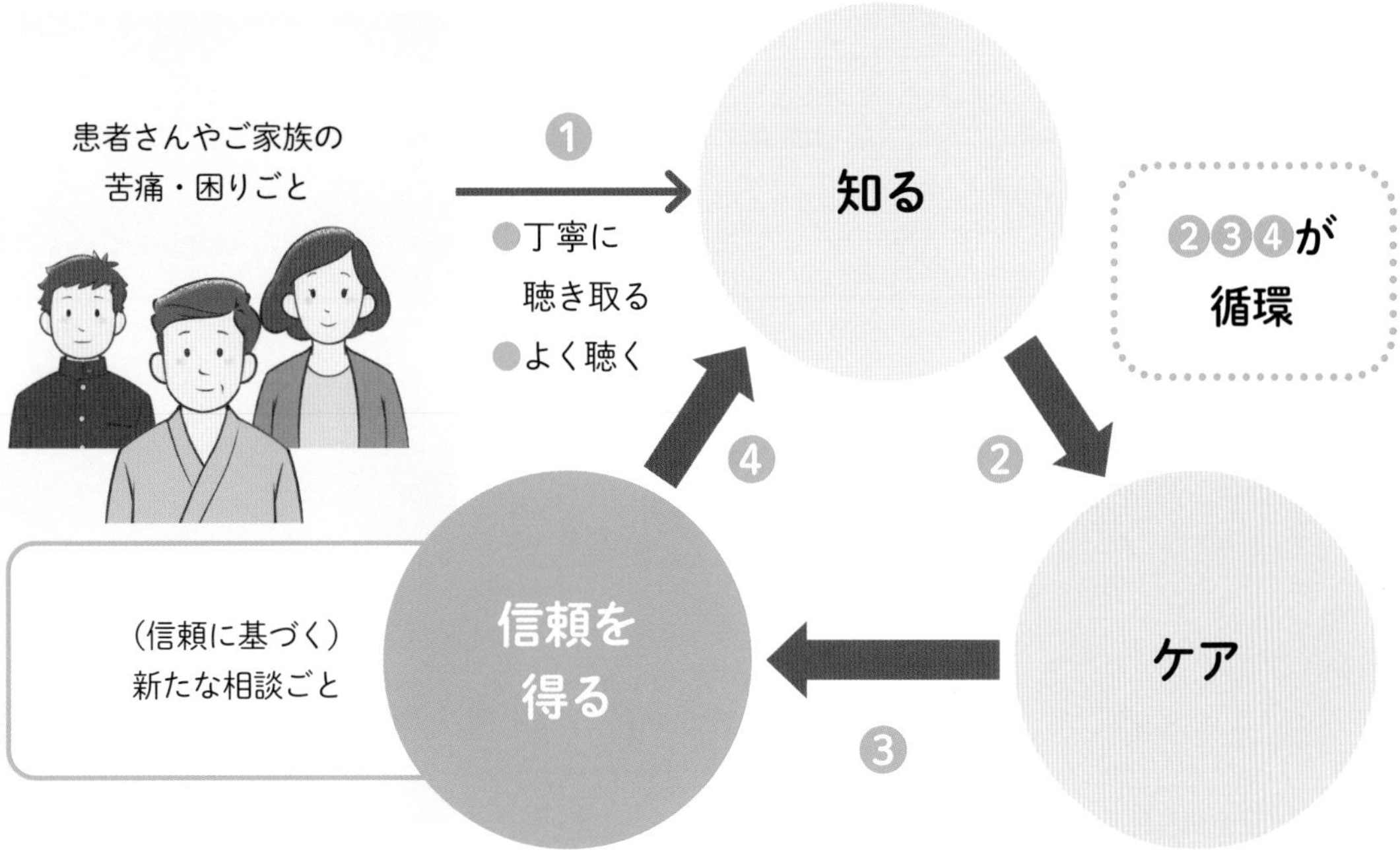

Point

知る、ケア、信頼を得る

上図は、看護師やチームが常に「苦痛や困りごとを正しく知り、きちんとケアをする」ことで、信頼が次第に強化されてよりよいケアにつながることを表しています。

●知る

まず、患者さんとご家族が抱える苦痛・困りごとを知るために「今困っていることは何ですか？」などと尋ねたり、「○○に困っているのではありませんか？心配です。大丈夫ですか？」と関わりの中で感じた心配な気持ちを伝えたりします。

そこで「実は○○に困っていて…」などと相談された時は、丁寧によく聴き（①）、相手が本当に言いたいことをきちんと「知る」ことが大切です。

●ケア

「知る」ことができたら、必ず「ケア」に結びつけます（②）。自分では対処しきれない難しいケアはチームに相談して、チームでケアを行います。例えば症状緩和が困難で患者さんがイメージする解決になかなかつながらない場合も、患者さんと何度も相談しながらチームで知恵を絞り、少しでも患者さんが安楽になるケアを工夫していきます。

●信頼を得る

③までの関わりを通して、患者さんやご家族が安心して「信頼」を抱き、新たな相談ごとや、深い悩みを話してくれることがあります。その時は①同様、丁寧によく聴いて（④）新たなケアにつなげていきます。

看護師（チーム）は、信頼関係があってこそ、患者さんやご家族のその時々のつらさを常にケアし、療養生活を支え続け、最期の時まで寄り添うことができるといえるでしょう。

基礎データ（患者基本情報）

基礎データは、患者さんの人物像が集約された重要な記録物です。内容を充実させ、積極的に活用していきましょう。

「患者さん」という人を知り、共有するために

緩和ケアを受ける患者さんは、初回入院時や初回面談時などに看護師による問診を受けます。今回の受診の経緯や、現在の症状やつらさについて質問があり、医師からどのように病気のことを聞いていて、どう受け止め、理解したかについても尋ねられます。その他の病歴や家族情報、仕事、経済的な心配の有無、生活に関することなど幅広く、時間をかけて（数回に分けることもある）質問がなされ、一つのシートにまとめられていきます。

　このシートは、看護記録の中の「基礎データ（患者基本情報）」です。病院・施設ごとに形式や項目が違うことはありますが、大体内容は共通しており、個々の患者さんごとに記録されます。本人とご家族の（歴史も含めた）情報、病気や治療に関する情報、生活に関する情報に大別されて項目が立てられ、シート1～数枚分に記載できるようになっており、看護の視点からの患者さんの基本情報が一覧してわかるように集約されています。

　緩和ケアにおいて使用する記録の中で、特に重要なものの一つが基礎データです。なぜなら、項目に沿って情報を記載していくと、その患者さんの人物像がそこに集約してくるからです。看護師だけではなく他職種や緩和ケアチームも、患者さんのもとに向かう前に、必ず基礎データに目を通しています。つまり、他職種のスタッフも、患者さんに関する重要な記録と基礎データを認識して、その情報をもとに、患者さんやご家族へのケアを行っています。

　看護師は、患者さんに関わる基本的な情報を確実に収集し、基礎データ上に反映させることが大切です。そのために、患者さんやご家族から丁寧に話を聴き、すべての項目を記載します。どの項目の情報も、何かのタイミングで役に立つ可能性があります。仕事の経験年数を問わず、丁寧に行うことで、等しくチームケアに貢献できる部分といえるでしょう。

　基礎データの追加情報は、職場ごとにルールを設け、基礎データ同様に閲覧できることが望ましいでしょう。

患者さんの生活をチームでサポートするために

基礎データを聴取する看護師は、チームのスタッフが（基礎データのシートを確認してから）患者さんのそばに行った時に役立つ情報を記載する必要があります。「この基礎データを使って、チームでケアをしていく」という視点が大切です。

　聴取の際は、患者さんの今後の生活（治療中、退院後など）をイメージしながら、「項目」と「患者さんの生活」との関連性を意識して、質問するのがポイントです（具体的な方法は左頁）。

Q ケアに役立つ基礎データを作るために、何を聴く？

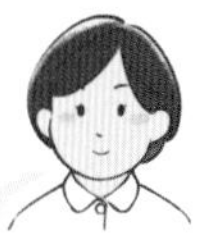

患者さんの普段の生活が見えてくるような情報です

●「今、困っていること」は何か聴く

聴取は、患者さんがつらい気持ちを吐き出し、心配ごとを認識して整理し、相談するきっかけになります。丁寧に聴いて共に考え、解決できることは説明し、相談に応じて多職種の専門窓口を紹介し、経過をチームで共有します。

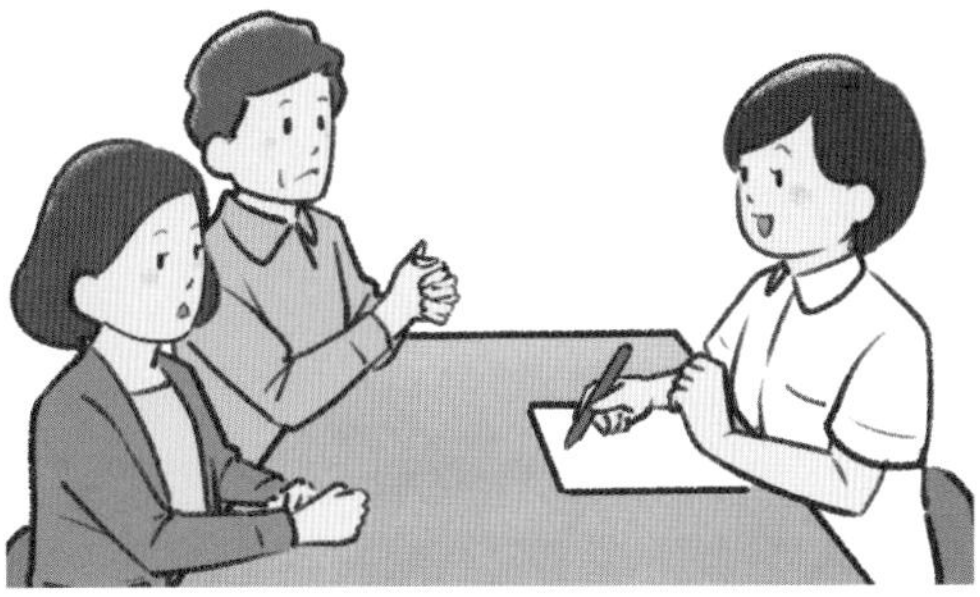

●「あなたの困りごとをサポートしたいので、教えてほしい」と、理由と共に依頼する

聴取時に「なぜそんなに根掘り葉掘り聞くのか」と不審に思う患者さんもいます。「なぜその情報が必要か」「医療情報を関係各所で共有することの必要性」をしっかり説明して目的を共有し、協力してもらうことが大切です。

●項目ごとに、生活と関連させて詳しく尋ねる

患者さんの普段の生活が見えてくる情報は、今後の治療やケアを考える際に大きく役立ちます。同じ会社員でも、仕事の内容が異なれば、治療の副作用や退院後の生活など、今後の困りごとの内容も違ってきます。

■**「どちらにお勤めですか？」**

→(例)「地元の○○という会社です」

仕事の合間に化学療法やリハビリに通う患者さんの場合、自宅や職場から通院にかかる時間、受診日に仕事を休めそうか、休日は十分な休息が可能かなどを確認しておきたいところです。

■**「どうやって通勤されていますか？」**

→(例)「車です」

今後処方される薬の副作用に眠気があれば、使用中は運転を控える必要が出てきます。車を使わない生活が可能か、ご家族に支援してもらえるかなども合わせて聴いていきます。

●項目のポイント

■**家族**　同居家族、キーパーソンに加え、子どもの数、身の周りのことを日頃助けてくれる人についても尋ねると、家族関係や背景がつながります。

■**家族歴（兄弟）**　がん治療の研究が進み、特定の遺伝子をもつ人に特に有効な薬が明らかになっています。患者さんの兄弟に同じがんの罹患歴がある人がいれば、遺伝子検査で適合する薬が絞れることがあるため、非常に有益な情報です。兄弟の人数や関係性（自分の病気を知らせたか）も合わせて確認します。

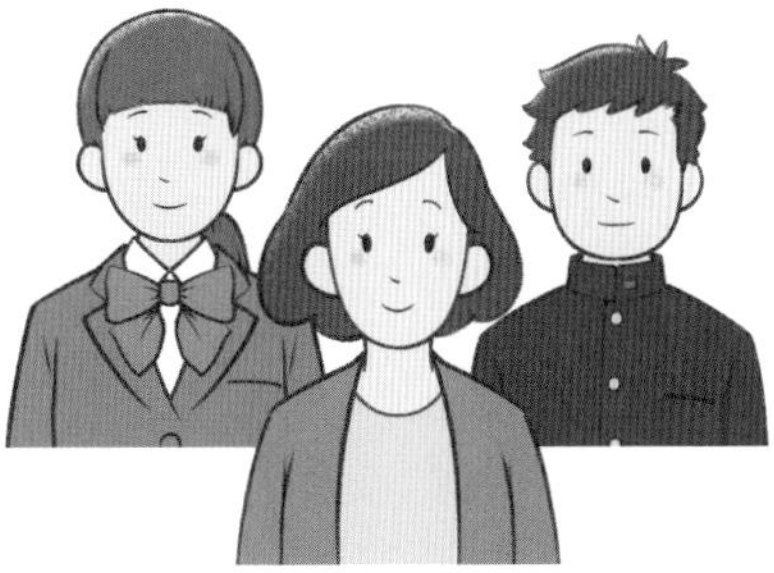

■**職業・仕事**　通勤時間、休みの曜日、通勤手段は重要です（上記も参照）。仕事に影響が出ないように、治療の日時を調整するためです。

■**生活背景**　例えば、小学生の子に毎朝お弁当を作っているという「役割」がわかると、今患者さんの代わりにお弁当を作っているご家族へのケアに役立ちます。　（佐久間）

緩和ケア導入時のケア

がん告知後の患者さんの多くが大きなショックを受けています。その心情に思いをはせていたわり、サポート体制についても説明します。

告知の時には、もう緩和ケアが始まっている

患者さんへの病気の告知面談は、主に個室でご家族も同席して行われます。看護師は、患者さんが医師の説明内容を理解しているか確認したり、理解を促したりする役割を果たします。またチームと共に、今後の患者さんの現状の受け入れに向けた精神的支援や意思決定支援（P46）を行っていきます。高い専門性や多職種・他機関連携の必要性が今後見込まれる場合には、専門・認定看護師などが介入できるよう調整します。

面談では病状説明のほか、今後困りごとが出てきた時、どこに何が相談でき、どのような支援が受けられるかについても必ず説明します。病院の窓口（がん相談支援センターや医療相談室など）や医療資源（緩和ケアチームなど）を説明・案内します。

面談の機会に、理解を助けるパンフレット類を渡せるとよいでしょう。パンフレットはご本人向けやご家族向け、チャイルドサポート、就労など、患者さんやご家族の必要に合わせて準備しておきます。

告知直後の患者さんにどう声をかけるか

告知直後、大きく動揺し、呆然として言葉も出ない患者さんやご家族に「なんと声をかけたらいいか」と悩むこともあると思います。しかし、ここで大切なのは、看護師による励ましやアドバイス、理解度の確認ではありません。短い言葉で自分の心配を伝え、あとは黙ってそばにいることです。

看護師はまず、「あなたのこれからのことを心配している」ことが伝わる言葉を一言かけます。例えば次のような言葉です。

- 今日はどんなお話か心配で、昨夜は眠れなかったんじゃないですか。お話聞かれてどうでしたか。
- お話を聞いて、いろいろなことがご心配になっているんじゃありませんか。
- 驚かれましたね。（患者さんの様子を見ながら、「そうですよね、驚きますよね」「大丈夫ですか」などと続ける）

患者さんが黙っていたら、そばのご家族に「驚かれたでしょうね」と声をかけ、ご家族と話しながら同時に患者さんの言葉をそれとなく待ってみます。ただ、ここでは無理に話してもらわなくてもよいのです。

「今は何も考えられないと思うので、次に何か心配なことがあったら、ここにいますから声をかけてくださいね」と話して、その日は帰ってもらいます。

ここで看護師が心配している気持ちを患者さんに伝えること以上に大事なのは、つらさへの共感のメッセージをきっかけに、患者さんが今考えていることを少しでも言葉にできることです。言葉にすることで、自分の気持ちに気づいて少し落ち着くことができ、気持ちを整理するのに役立ちます。

生活の中の困りごとの例

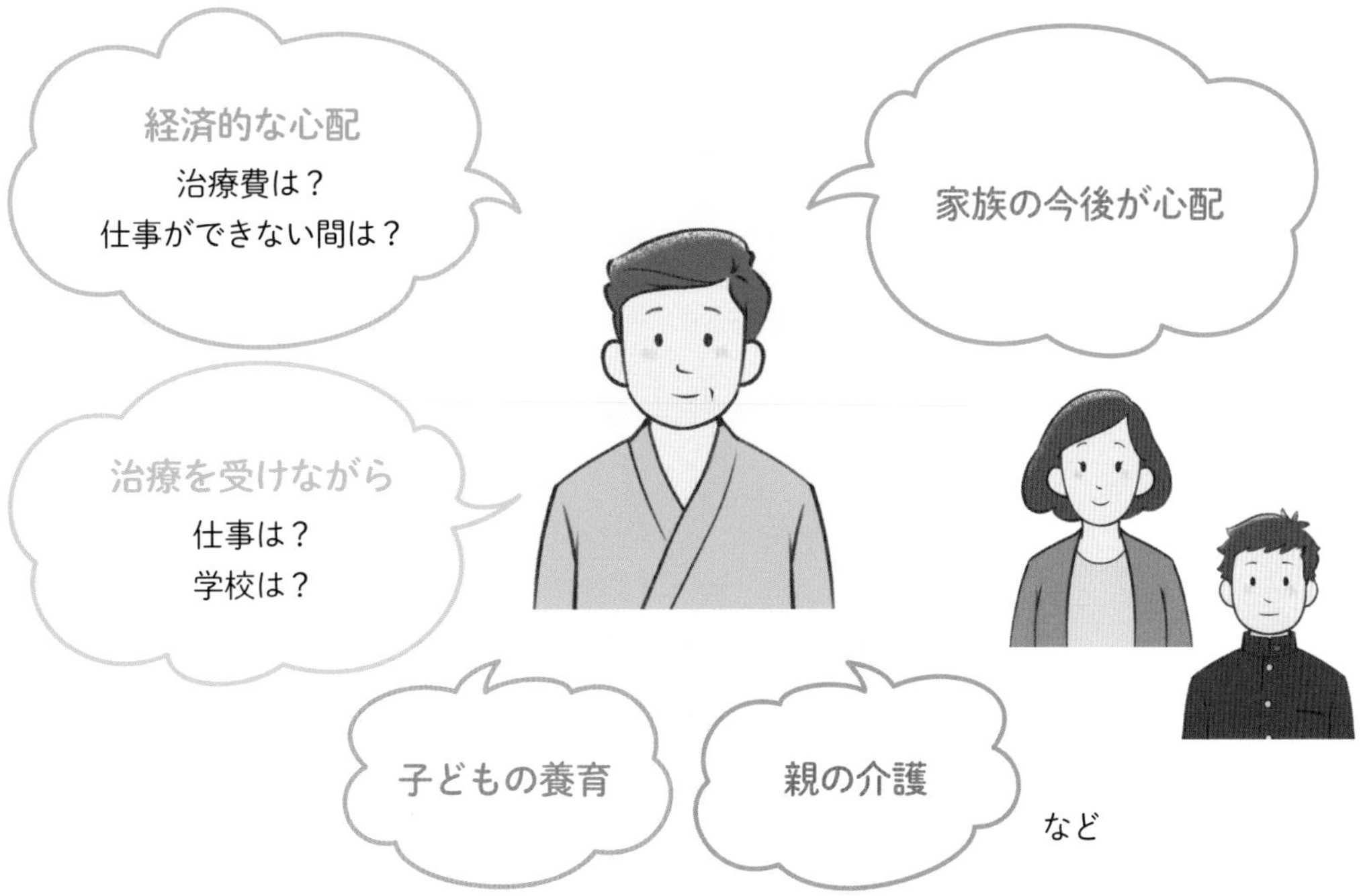
経済的な心配
治療費は？
仕事ができない間は？
家族の今後が心配
治療を受けながら
仕事は？
学校は？
子どもの養育
親の介護
など

Q 患者さんが泣き出したら、どうしたらいいですか？

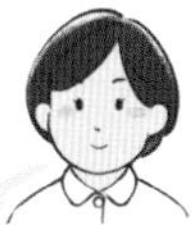

感情を発散できてよかった。もっと泣いていいのです

告知や病状説明の面談で、話を聞いて泣き出した患者さんを心配した新人看護師から、「すぐ来てください」「緩和ケアチームに入ってもらったほうがいいですか」と連絡や相談を受けることがあります。おそらく「患者さんが泣いてしまった、どうしよう」と動揺する気持ちだったり、「患者さんが泣くほどつらいんだから、何とかしなきゃ」という思いがあるのだと思います。

でも、私は「泣けてよかったな」と思います。泣けたということは、感情が発散できたということ。やっと泣けたのかもしれません。何日も泣き続けていいし、もっともっと泣いてどんどん悲しい気持ちを出せたらいいよね、と返しています。

看護師は、泣いている患者さんのそばで「つらかったですね」と共感を示せたら、それで十分です。かける言葉が見つからない時は、黙ってティッシュを差し出しましょう。「もっと泣いていい」というメッセージになります。ひとしきり泣いた患者さんが顔を上げて、目が合ったらまた話の続きをすればいいと思います。

（佐久間）

生活のしやすさに関する質問票

聖隷三方原病院では、生活のしやすさに関する質問票はどのように活用されているでしょうか。実際の介入の流れも取り上げます。

患者さんの苦痛を絶対に見逃さないシステム

「生活のしやすさに関する質問票」（以下、質問票。P32参照）は、緩和ケアを受ける患者さんが「症状のつらさ」と「心理社会的ニード（生活上の気がかりや心配ごと）」について自ら記入する質問紙です。ここからは聖隷三方原病院（左頁）における実際の活用の例をご紹介します。

患者さんは外来受診前の待ち時間に、病気や生活全般に関する、最近のつらさや気がかりを質問票に記入し、受付に提出します。診察前に、外来看護師が記入済みの質問票を回収し、内容をチェックします。

質問票は、症状のつらさを評価スケールで表します。「からだの症状」が2以上と「気持ちのつらさ」が5以上を示す患者さんにはまず、外来看護師が問診で、より具体的な状態（痛みの部位や程度、頓服の使用頻度など）を確認します。そのうえで診察前か診察時に医師と状態を共有し、対処方法を検討します（主治医が薬を変更して対処できるか、緩和ケアチーム〈P52〉が対応するかなど）。

また、介護福祉サービスや就労支援につなぐ必要があれば、看護師が関連部署に連絡し、必要な職種の介入を調整します。

質問票を活用して、一定以上の苦痛がある患者さんには必ずスタッフの誰かが対処する「患者さんの苦痛が、絶対見逃されないシステム」が作られているのです。

「書けば必ず対処してくれる」安心と信頼

診察時には質問票が真ん中に置かれ、記入内容に基づいて問診が始まります。

患者さんは、記入内容が診察に必要な情報として取り扱われる経験をします。また自分の苦痛緩和や状況改善のために、スタッフが必ずなんらかの対処をしてくれるという効力感を得て、スタッフやチームへの信頼感を抱きます。そして次回以降は、自発的に質問票に記入するようになります。

質問票を導入した診療科の外来では、

- 診療前に患者さんの症状が把握でき、効率的な診療ができる。（医師）
- 多忙な外来で、子どもや就労のことまで幅広く聴取する時間を取るのは難しいが、質問票を活用すると困っている人にピンポイントで関われる。（看護師）
- まだ緩和ケアチームとの連携の経験がないが、質問票には「緩和ケアチームへの相談希望」の項目があるので、患者さんの希望があった時にチームに相談しやすい。（非がん疾患診療科医師）

などと、情報を効率よく適時に得て、治療・ケアにつなげられる点を評価しています。

質問票によって患者さんの苦痛を見逃さないシステムは、スタッフ間の連携に支えられ、患者さんやご家族の信頼を得て、次回以降のケアにつながっています。

Point

聖隷三方原病院

聖隷三方原病院は、病床数934床、37診療科、静岡県浜松市北部地域の医療を担う地域がん診療連携拠点病院です。

緩和ケア関連の部署に「ホスピス」(27床)、各診療科のがん患者さんを横断的に対象とする「腫瘍センター」(病棟、外来化学療法室、化学療法科外来、放射線治療科外来、放射線治療室)、緩和ケアチームを率いる「緩和支持治療科」などをもつのが特色の一つです。

(2024年3月現在)

質問票を活用した、緩和ケアチームの介入の実際

事例紹介

うつ傾向の強い、がん告知後の患者さん

がんの手術前に化学療法を行う予定で、質問票を導入したところ、「気持ちのつらさ」の項目に9がついていた。看護師の問診で、告知後から不眠、食欲不振(体重が2kg減少)、何をしていても涙が出るとのことだった。

介入の実際

①**主科診察前**　看護師が問診の結果を医師と共有する

②**主科診察時**　医師は質問票を見ながら患者を診察する。硬い表情で涙を流している ➡ 主治医は治療導入に不安を覚え、看護師に緩和ケアチーム依頼を指示する

③**緩和診察前**　緩和ケアチーム専従看護師は、主治医、看護師と状態を共有し、役割を確認する(薬剤の処方、不安には臨床心理士、具体的な心配ごとへの対応は看護師など)

④**緩和ケアチーム専従看護師が患者と面談**　うつ傾向が強く、がん治療に影響するため、薬剤治療が必要と判断する

⑤**緩和ケアチーム医師が診察**　安定剤、抗不安薬などを処方。主科と相談して、1週間後の評価とする

⑥**1週間後の主科外来受診時**　質問票の「気持ちのつらさ」は4に下降。不眠は「時々起きるが眠れる」となった ➡ 患者の希望で精神科医師と主治医の診察を当分併診とする。臨床心理士は、カウンセリングを継続する。緩和ケアチーム専従看護師は、今後の闘病に関する具体的な心配ごとに対するケア・調整していく

⑦**化学療法開始日が決定し、スムーズに導入される**

参考文献：「生活のしやすさに関する質問票」(森田達也・木澤義之・梅田恵・久原幸編『3ステップ　実践緩和ケア〔第2版〕』青海社、2018年1月)、佐久間由美「苦痛スクリーニングの運用の実際と課題」(2016年) p.29-35

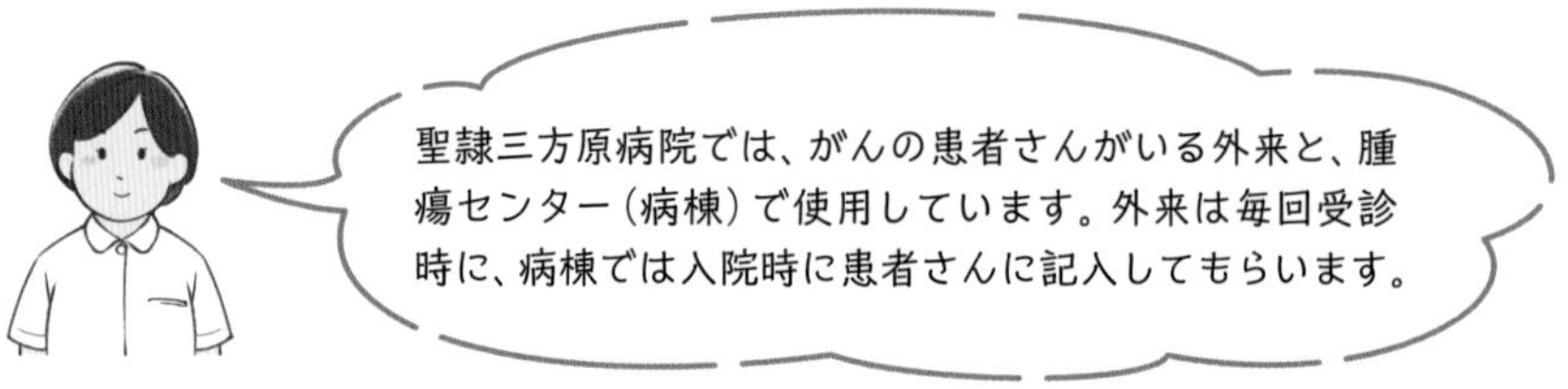
聖隷三方原病院では、がんの患者さんがいる外来と、腫瘍センター（病棟）で使用しています。外来は毎回受診時に、病棟では入院時に患者さんに記入してもらいます。

■この１週間で、以下の症状が一番強いときは、どれくらいの強さでしたか？

全くなかった ←→ これ以上考えられないほどひどかった

痛　み（一番強いとき）	0	1	2	3	4	5	6	7	8	9	10
（一番弱いとき）	0	1	2	3	4	5	6	7	8	9	10
しびれ	0	1	2	3	4	5	6	7	8	9	10
ねむけ（うとうとした感じ）	0	1	2	3	4	5	6	7	8	9	10
だるさ（つかれ）	0	1	2	3	4	5	6	7	8	9	10
息切れ（息苦しさ）	0	1	2	3	4	5	6	7	8	9	10
食欲不振	0	1	2	3	4	5	6	7	8	9	10
吐き気	0	1	2	3	4	5	6	7	8	9	10

嘔吐	なし	1日に1回	2～5回/日	6回/日以上	
睡眠	よく眠れる	時々起きるがだいたい眠れる	眠れない		
便通	毎日	週4～6回	週1～3回	なし	
	硬い	普通	やわらかい	下痢	
口の中の痛みや不快感	なし	あるが普段どおり食べられる	食事の工夫が必要	十分に食事ができない	

■１日を通して症状の変化はどのパターンに近いですか？（一番困っている症状についてご記入下さい）

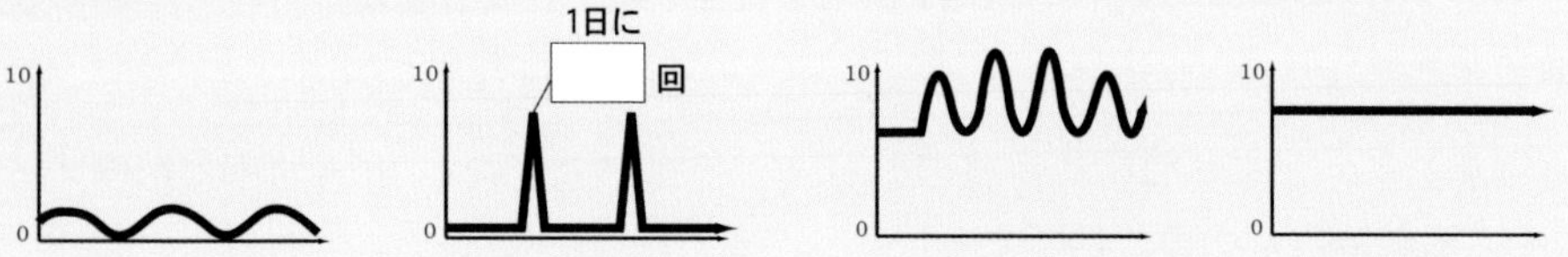
10
0
1日に
回

1. ほとんど症状がない
2. 普段はほとんど症状がないが1日に，何回か強い症状がある
3. 普段から強い症状があり，1日の間に強くなったり弱くなったりする
4. 強い症状が，1日中続く

症状の強さを点数で伝えるのは、難しいと思います。しかし、血圧と同じように数字で伝えていただくことで、医師や看護師があなたの症状を理解しやすくなります。

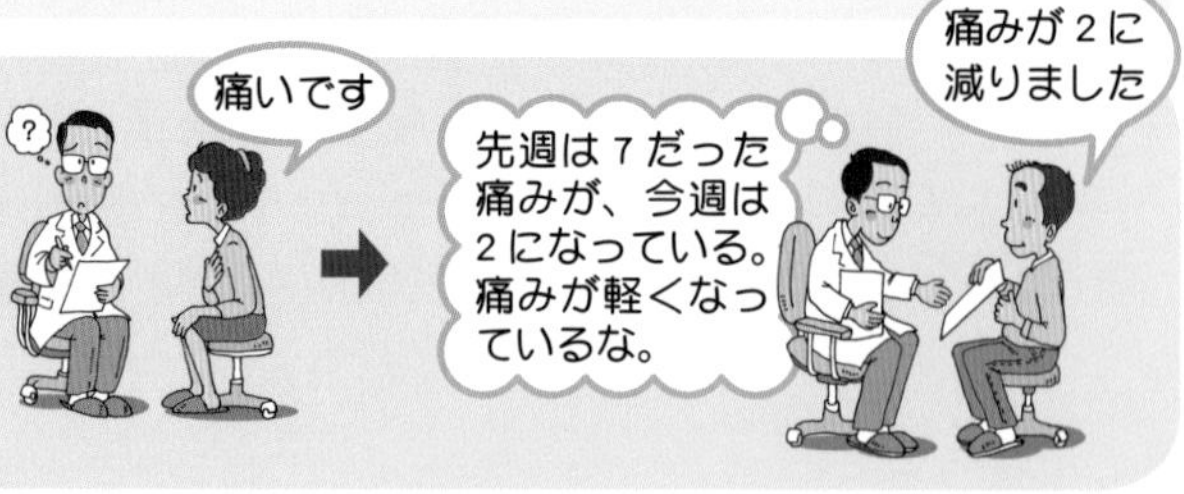
?
痛いです
痛みが２に減りました
先週は７だった痛みが、今週は２になっている。痛みが軽くなっているな。

1）聖隷三方原病院では現在、上記の質問票を改訂して使用しています。左頁の①に就労とチャイルドサポートに関する質問を追加し、「気持ちのつらさ」が5以上の場合に右頁を記入してもらっています。

生活のしやすさに関する質問票[1](P30〜31参照)

生活のしやすさに関する質問票

ID								

記入者　□患者さん　□ご家族　□医療者（　　　　）

記入日	
氏名	

① 気になっていること、心配していることをご記入下さい

（記入欄）

	あり
病状や治療について、詳しく知りたいことや、相談したいことがある……………	□
経済的な心配や制度で分からないことがある……………………………………	□
日常生活で困っていることがある（食事・入浴・移動・排尿・排便など）………	□
通院がたいへん………………………………………………………………………	□

② からだの症状についておうかがいします

現在のからだの症状はどの程度ですか？

4	我慢できない症状がずっとつづいている
3	我慢できないことがしばしばあり対応してほしい
2	それほどひどくないが方法があるなら考えてほしい
1	現在の治療に満足している
0	症状なし

症状は何ですか？（記入欄）

③ 気持ちのつらさについておうかがいします

この1週間の気持ちのつらさを平均して、最もあてはまる数字に○をつけて下さい。

最高につらい

中くらいにつらい

つらさはない

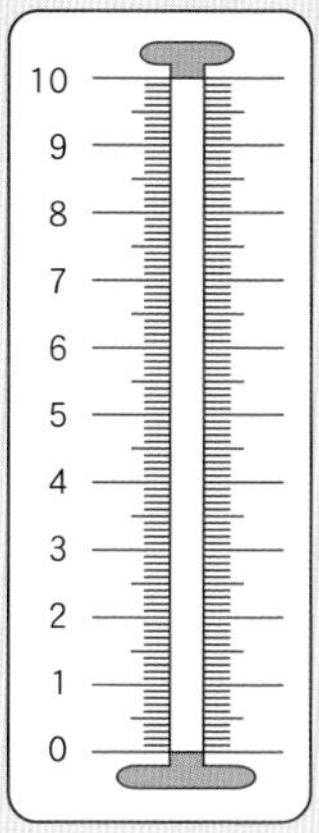

④ 専門のチームへの相談を希望しますか？

	希望する
■痛みなどからだの症状や気持ちのつらさに対応する緩和ケア医師、看護師 ……	□
■経済的な問題や、制度の疑問に対応する医療ソーシャルワーカー ………………	□
■自宅での生活がしやすいように、利用できるサービスがあるかを相談したい ……	□

からだの症状が2
気持ちのつらさが6
以上のときは、詳しく症状をうかがうため右ページにご記入下さい。

※化学療法（抗がん剤治療）を受けられている方は、症状がなくても右のページをご記入下さい。

出典：「生活のしやすさに関する質問票」森田達也・木澤義之・梅田恵・久原幸編『3ステップ　実践緩和ケア〔第2版〕』青海社、2018年1月

療養中のケア

生活の変化に対する患者さんの適応状態を探りつつ、未来への「希望」を尊重する一方で「心の準備」を促す働きかけを行います。

先が見えないのはつらい。でも何もかも知りたいわけではない

療養が始まると、これまでとは違う生活の中の問題点が生じることがあります（P29参照）。問題にどう対処していけばよいかわからず、「自分たち家族で解決しなければ」と思い詰める人もいます。また病状が進行して治療内容が変わり、治療時間が増え、生活の中に医療の占める割合が次第に大きくなることもあります。

患者さんやご家族は、こうした状況の変化に一生懸命対応しながらも「先がなかなか見通せない。この先の状況がイメージできない」と不安を抱くことが多いのです。

一方で、病気の受け止め方や死への向き合い方、生活の変化に対する適応の仕方には、大きな個人差があります。先の見通しが立たず不安な気持ちを抱いていても、看護師に今その話をしたい、何もかも詳しく知りたいと思うとは限りません。このような状況の患者さんやご家族に対して、どのようなケアを行えばよいでしょうか。

日々の困りごとを共に解決しつつ未来を語れる関係を築いていく

●患者さんやご家族の今の困りごとを共有し、チームで支援する（P30参照）

●「先が見えない」不安に応える

具体的な生活上の困りごとの相談に乗り、共に解決策を考えます。病気に関する不安に対しては、病気との向き合い方や、生活の変化への適応の仕方は一人ひとり異なることを念頭に置いて関わります。未来に関する質問や相談があった時は「患者さんがどれだけ先のことに備えていそうか」「情報提供によって患者さんが自ら、今困っていることに対処できそうか」を意識して向き合います。

看護師は、今後の患者さんの症状を予測し、生活の変化に備える必要を感じ取りつつも、先回りしてケアをするのではなく、患者さんにとってよいタイミングをチームで考えて、働きかけることが大切です。

●未来への「希望」を抱きつつ、「心の準備」を少しずつ行えるよう促す

自分の予後について説明を受け、内容を理解している患者さんも「いつ治るかな」「孫の成人式までは生きていたいな」など と、実現が難しそうな未来への「希望」を口にすることがあります。緩和ケアにおいては、こうした希望を尊重する一方、やがて訪れる死に向けた「心の準備」を促す働きかけを行っていくことが大切であるといわれています（左頁）。

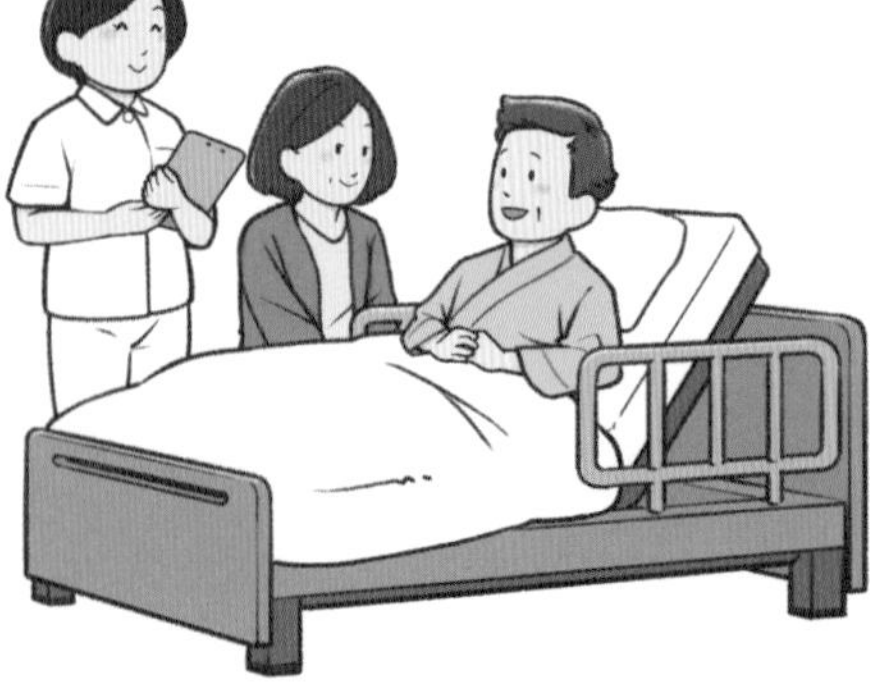

患者さんの「希望」と「心の準備」に対するケア

患者さんの「希望」を共有・支持し、実現に向けて行動する

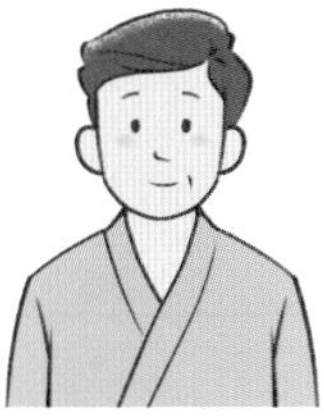

来年の桜が見たい

そうですね、見られるといいなあと思います

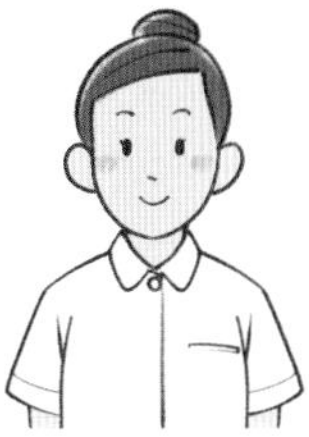

●「本当ですね、そうなるといいですね」という気持ちを乗せて返し、チームに報告する。

ここから先は、チームで今後のケアの方針について話し合い、以下のように支援を行います。

●患者さんは今後、看護師やチームと相談しながら、「希望を実現するために、今自身ができること」を、目標を立てて毎日少しずつ積み重ねていきます。

■チームは、患者さんの心の準備に合わせて目標を設定していきます。自分でてきぱき決めていく人もいれば、具体的に行動に移すのではなく、希望を何回も言葉にすることが「希望」になっている人もいます。

■患者さんが心身に負担の大きい目標を立てて行動に移そうとしていることがあります。こうした場合、看護師は「○○という目標ですが、△△さんの最近の体調ではどうでしょうね、疲れてしまうのではないかと思って心配しています」などと声をかけて、ご本人と相談して、目標を見直すことがあります。

一方で、希望がかなわなかった場合の「心の準備」を提案する

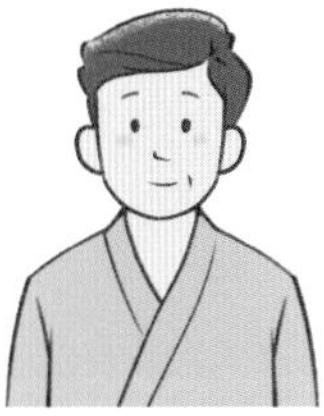

実現できたらいいなと思っているのですが、もし、それ(希望)ができなかった時を考えると心配になりますよね…そうなった時どうするか、もし考えておられたら教えてください

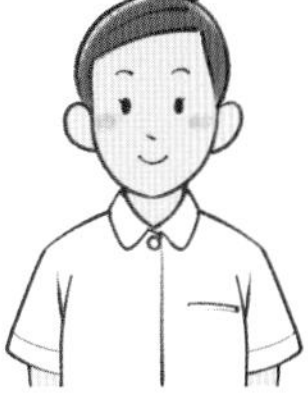

●表出された患者さんの思いを傾聴する。
●患者さんが触れられたくなさそうなら、この日はこれ以上踏み込まない。

●一連のやり取りをチームに報告し、共有して新たなケアにつなげていきます。

現状に向き合う①
シャットアウト

つらい現状に向き合っていない人とはどのような人か、どのようなケアが必要になるか、みていきます。

ちぐはぐな受け答えに気づいたら

緩和ケアを受ける患者さんは、病気になったことで、治療の開始と共に生活が変化します。次第に病状が進行し、治療の副作用が出現する人もいます。自分の身体や体調がどんどん変化していくことに、患者さんだけでなくご家族も、不安を抱きます。

治療のプロセスにおいては、病状や状況の変化のタイミングで適宜、医師から説明がなされます。しかし、患者さんやご家族の中には、あまりにも不安が強く「何が起こっているのかとても不安だが、知るほうが怖い」「死への恐怖があまりに大きく、今は考えたくない」という気持ちから、医師からの説明や、現状に向き合うことをシャットアウトしている人もいます。

そのような状態にある人には、例えば患者さんの病気や今後のことについて質問した時、次のようなサインがみられます。

- 話をそらす。話題を変える。
- 答えをぼかす。核心をついていない。
- 「心配していない」と言う。黙ってしまう。
- 「答えたくない」と言う。またはその意思を表明する。

このように、答えがずれている、答えを拒否するなどのサインがある人には、緩和ケアに携わるスタッフのチームケア（緩和ケアチームの介入を含む）が必要です。

自分の心を守っている患者さんを守るケア

ここでの留意点は、その人は今、現状をシャットアウトすることで、自分の心を守っているということです。その状態で、積極的に現状に向き合うように仕向けられることは、とてもつらいことです。もしその人が、向き合うつらさに心を閉ざしてしまえば、この先、信頼関係に基づいたケアが難しくなります。

患者さんやご家族が、つらい現状に向き合っていないことがわかった時、看護師はどのようにケアをすればよいでしょうか。

- **その場は相手の反応をそのまま受け止め、それ以上掘り下げない**

相手の反応を「そうなんですね」とそのまま受け止めましょう（左頁）。

- **情報をチームで共有し、チームで今後の介入を検討する**

チームに戻った後、一連の経過（どう質問して、どんな反応が返ってきたか）を報告します。報告をチームで共有し、ケアの方針や介入のタイミングを検討します。

- **「今、向き合えないほどつらい」その人の気持ちに共感して今後も関わっていく**

その時々の気持ちに共感を示し、その意味をチームで共有しながら、支え続けていくことが重要です。

シャットアウトのサインの例

●患者さんは50代の男性です。会社の健康診断で肺に影が見つかり、検査の結果、肺がんと診断され、1週間前に入院しました。看護師とは朗らかに話をしますが、病気や治療の話題になると表情が硬くなり、黙り込んでしまいます。場面は、明日の検査の説明に看護師が訪室したところです。

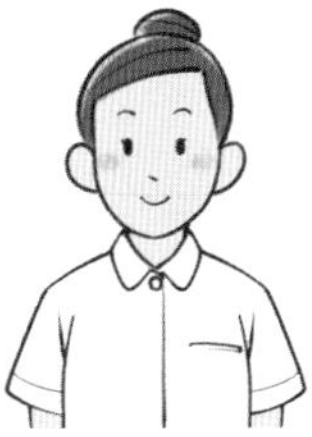

○○さん、明日の検査の説明に来ました。治療の前の大事な検査だって、先生から聞いておられますかね？

シャットアウトのサイン　例

●あっ、今日って何の日だったっけ？　さっきから考えてるんだけど思い出せないんだよね
●先生？　そういえば昨日の夜遅くに、そこの廊下を歩いてたよ
●…（黙って向こうを向く）
●あー、今日は疲れてるから、また今度にしてくれる？

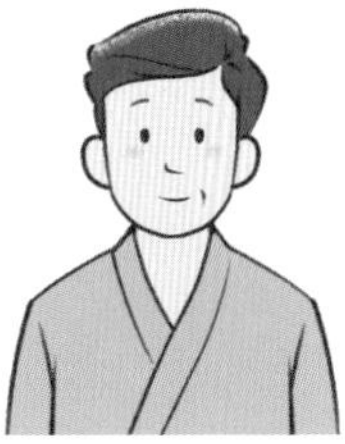

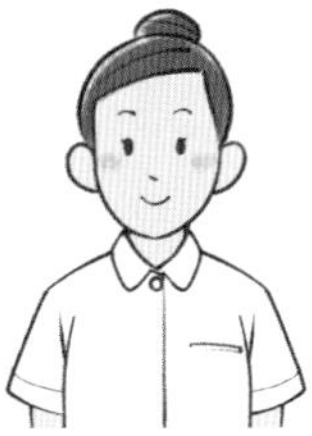

そうだったんですね。じゃあ、お熱を測りましょうか（体温計を渡す）

覚えておこう

□フィンクの危機理論

中途障害者が自らの障害を受容するまでに、以下の4つの段階を踏むとする理論です。

●衝撃　強い不安、混乱、身体化など
●防御的退行　現実逃避、無関心、否認、抑圧など
●承認　怒り、抑うつ、悲しみ、再度の不安や混乱など
●適応　現実の積極的な受容、新たな価値観や自己イメージの確立など

上の例のように、つらい現状に向き合えずシャットアウトしてしまう人は、防御的退行の段階にある行動をとることで、耐え難い心の痛みを懸命に鎮《しず》めようとしています。看護師やチーム、ご家族など周囲の人々は、それを妨げることなく支持的に見守ることが大切です。

現状に向き合う②
少しずつ促す

現状に向き合っていない人が、向き合う時のことを想定して、準備や働きかけを行っていきます。

いつか向き合う日のために

患者さんやご家族が、現状をつらいと感じてシャットアウトし、向き合わない選択をすることがあります。しかし、その間にも、患者さんの病状は進行していきます。

患者さんが現状に向き合わないまま、後日「本当はもう少し元気なうちに○○がしたかった。△△に会いたかった。でも向き合っていなかったから、それがかなわないままだった」と思うことになれば、ご本人には深い後悔が残り、ご家族にとってもつらいことです。

また、ご家族が現状に向き合っていない場合、患者さんとの死別後に、「向き合っていなかったから、ちゃんとお別れが言えなかった」などの後悔や自責の念に苦しみ、心の治療が必要になることもあります。

ここで考えておきたいのは、今後、患者さんやご家族が、なんらかの理由で気持ちや状況が変化したことをきっかけに、病気や今後のことに向き合う時がくるかもしれないということです。

つまり、今、現状に向き合っていない人は、「今は向き合えないほどのつらさを抱えている」としても、いつか向き合う可能性をもつ人だといえます。そんな人に、どのようなケアをしていけばよいでしょうか。

「あなたの未来に寄り添い、支える」ことを伝えるケア

その人が現状に向き合っていないことが最善ではないと思われる時、ケアチームは次のように、向き合うことを少しずつ促す介入をすることがあります。

● **その人に向けて「今のあなたを心配している」というメッセージを送る**（左頁）

この時、相手が拒否すればそれ以上踏み込まず、次回からまた「毎日の生活で、お困ったことができたりしていませんか。お身体は大丈夫ですか」などと言葉をかけます。そして生活や仕事のことで「実は○○が大変で」などと相談があれば、その都度、解決策を共に考えるプロセスを通して、少しずつ心を開いてもらいます。

● **次に、「その困りごとについては、この先心配になることもあるのではありませんか」と、その困りごとに限定して少し先の話を聞いてみる**

その人が考えられる範囲の、少し先の心配に話を移し、未来や今後のことを話せるような関係づくりをします。

日頃から少しずつメッセージと共感を示し続けることで、その人は「この看護師はずっと心配してくれ、踏み込まずにいてくれる」と安心と信頼感を抱き、心を開いていきます。そして「この看護師ならきっと、この先もずっと支えてくれる」と期待を寄せ、未来に目を向けるのです。

「今のあなたのことを心配している」メッセージ

病気や今後のことではなく、相手の今の体調や生活について、心配や気がかりを伝えます。

例1　患者さんとの会話

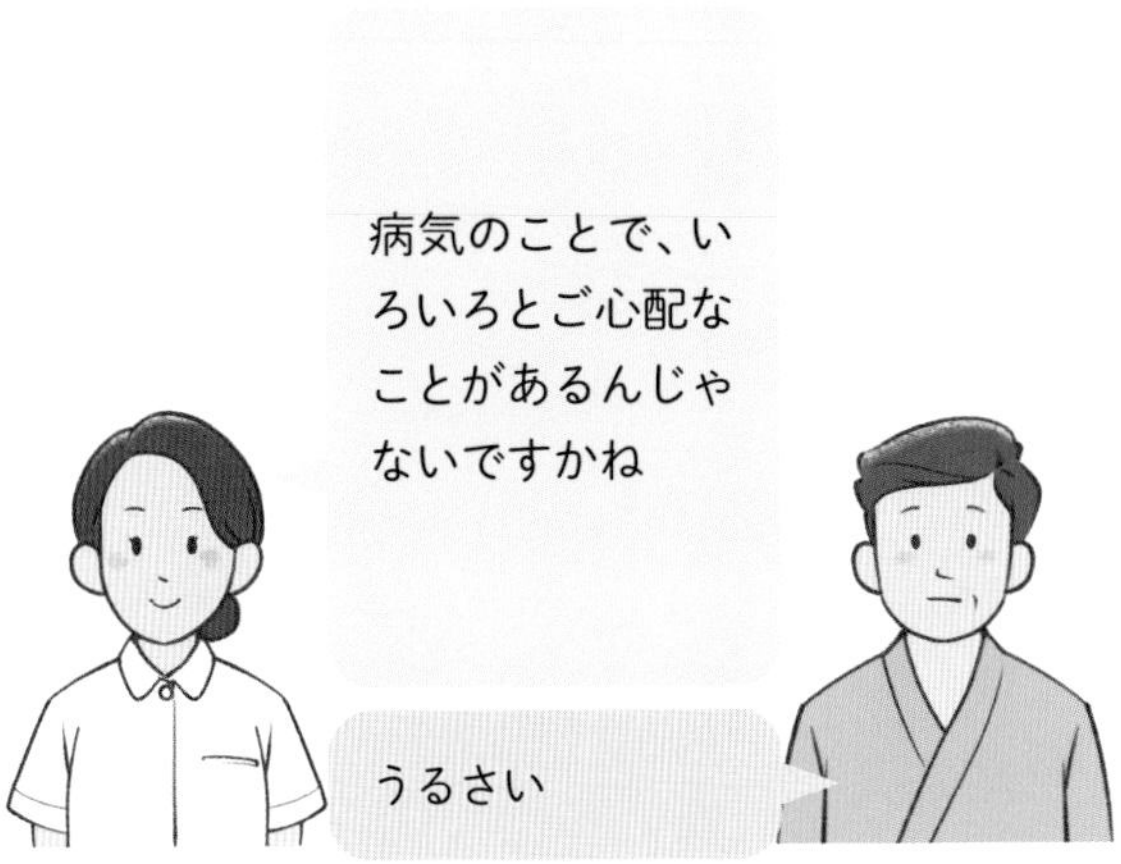
病気のことで、いろいろとご心配なことがあるんじゃないですかね
うるさい

拒　否

↓

それ以上踏み込まない

⬇

次の機会

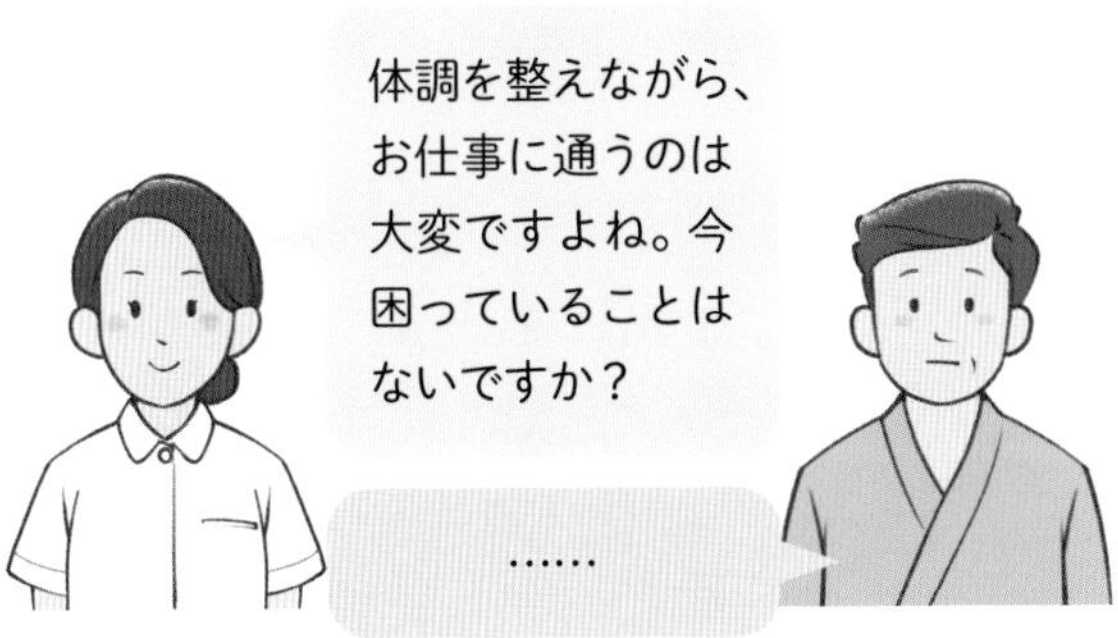
体調を整えながら、お仕事に通うのは大変ですよね。今困っていることはないですか？
……

例2　ご家族との会話

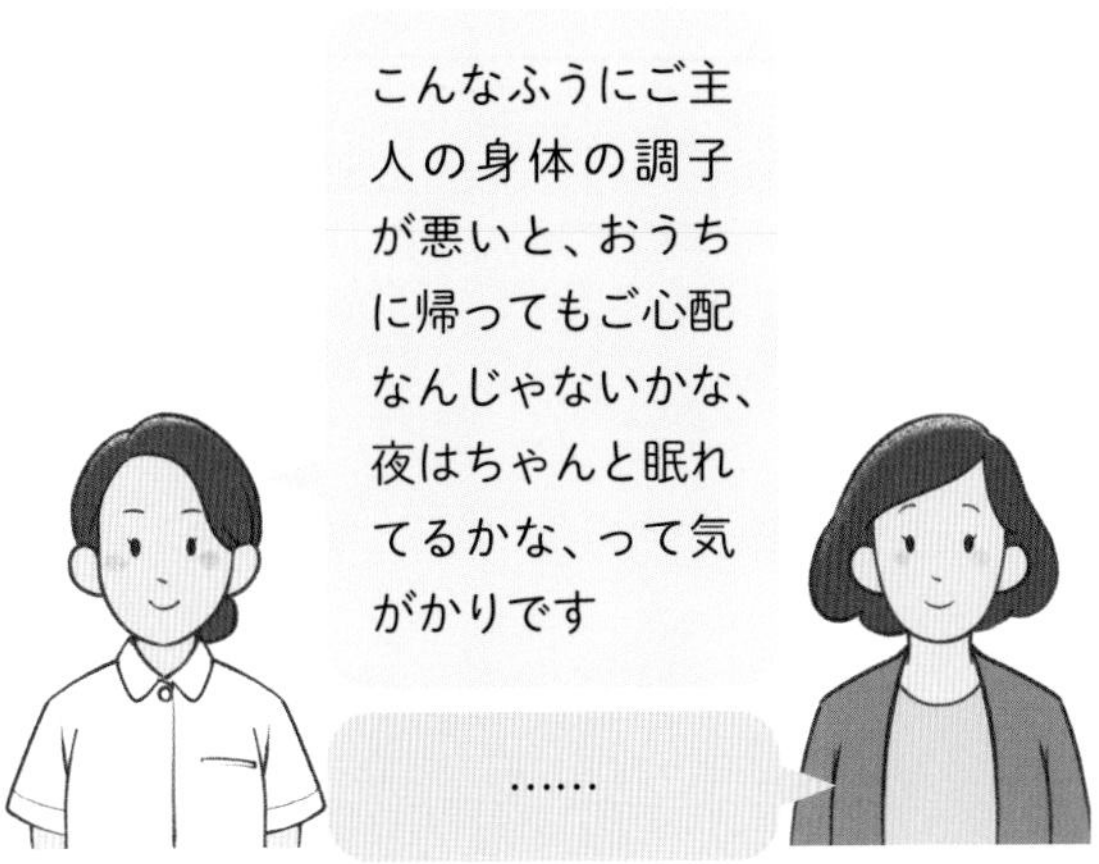
こんなふうにご主人の身体の調子が悪いと、おうちに帰ってもご心配なんじゃないかな、夜はちゃんと眠れてるかな、って気がかりです
……

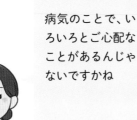

沈　黙

↓

それ以上踏み込まない

⬇

次の機会

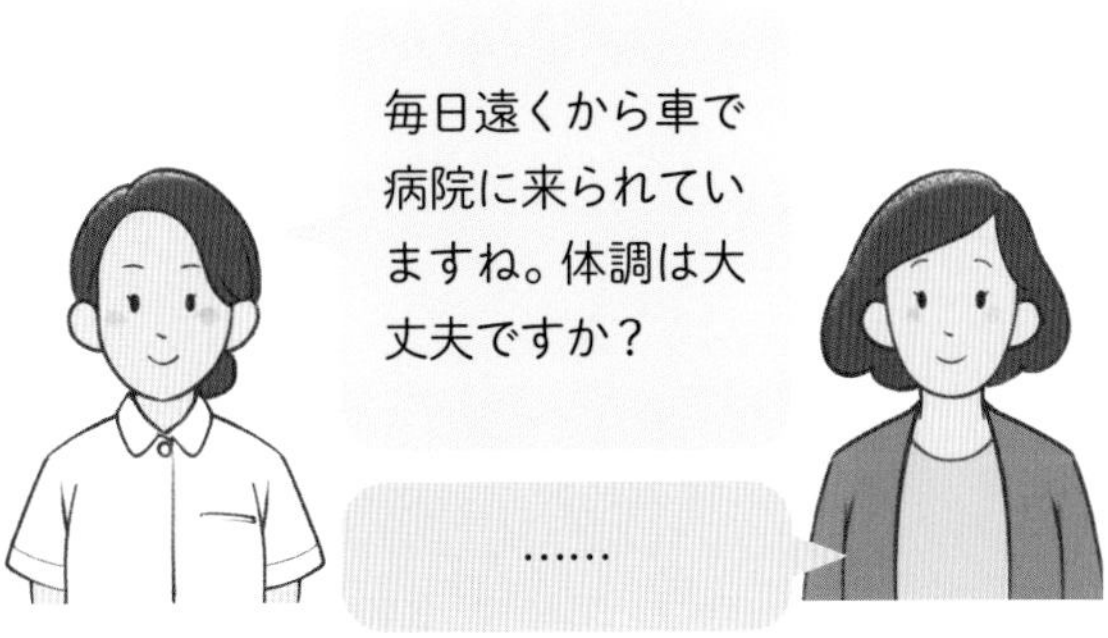
毎日遠くから車で病院に来られていますね。体調は大丈夫ですか？
……

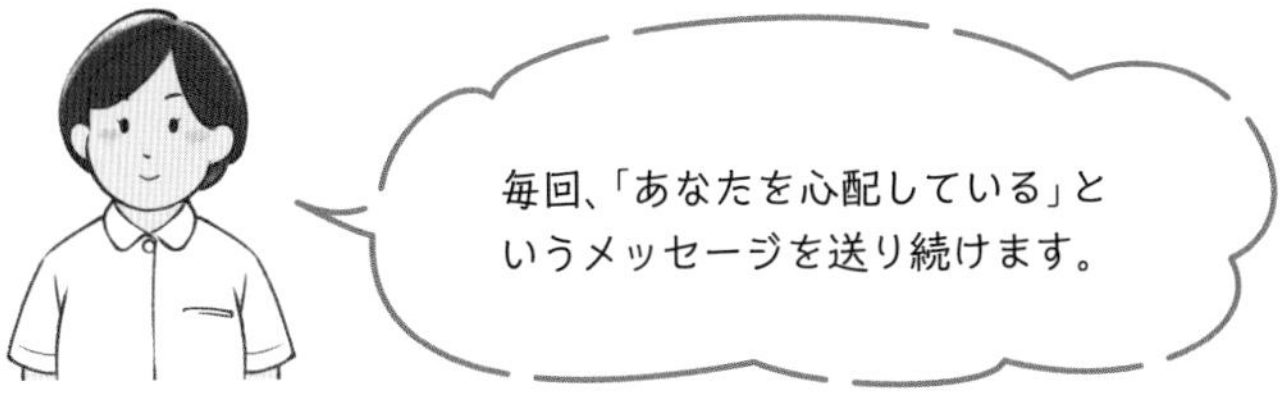
毎回、「あなたを心配している」というメッセージを送り続けます。

現状に向き合う③ 介入のタイミング

現状をシャットアウトしていた人が向き合おうとする時、看護師とチームはどのようにタイミングを見極めているでしょうか。

揺れる気持ちに寄り添い、介入の機会を待つ

緩和ケアを受ける患者さんやご家族は、患者さんの病状や治療、生活の変化などについて、さまざまな苦痛を抱えます。どうしても現状が受け入れられずにシャットアウトしてしまい、つらさに向き合えないままの人もいます。そうした人も、さらに病状が進むと「このままだと、なんだかいろいろとまずいような気がする」という気持ちが次第に大きくなります。

彼らは悩み、一人では抱えきれなくなる人も出てきます。そんな患者さんやご家族の中には、日頃からいろいろ話せて信頼できる看護師に、自分で「まずいのではないか」と思う部分について、聞いてみようと思い始める人もいます。人によって、それは診断についてだったり、薬の副作用のことだったり、仕事のことだったり、「怖い」という気持ちそのものだったりと、さまざまです。

このように、緩和ケアを受ける患者さんやご家族には、現状に向き合い今後のことを考え始める、その人なりの「タイミング」があります。看護師はこのタイミングを尊重して患者さんの揺れる気持ちに寄り添いながら待ち、タイミングが来たら、機会を逃さず、すかさず介入していくことが大切です。

未来について、今、何をどの程度聞き、話したいのか

それでは、介入のタイミングとは、どのような時でしょうか。2例をあげます。

● 少し先のことを尋ねてきた時

これは相手の心が未来に向けて動き始めたサインで、信頼する看護師とともに、現状に向き合おうとする瞬間です。看護師は、このタイミングを絶対に逃してはいけません。この場合、まずは患者さんが先々に思い描いている心配ごとを少しずつ探り、聞かれたことに答えて情報を提供するようにします。

● 少し先のことについて質問した時に、はぐらかさずに答えが返ってきた時

例えば「この先のことを考えるのが怖い」という言葉であったとしても、答えが返ってくるということは、未来のことを少しずつ考え、向き合い、話せるようになっているということです。

この2例共に、しっかり時間をとって傾聴します。その後チームで速やかに共有し、次の段階のケアにつなげられるようにします。

現状に向き合っていなかった人が、向き合う気持ちになった時、その人はもうすでに大変な恐怖や不安を抱えて、目の前にいます。その人が何をどこまで尋ねたいのか、またどのような話を聴いてほしいのか、看護師は傾聴しながら慎重に見極めていく必要があります。

向き合おうとする人への介入

例 「少し先のこと」を尋ねられた時

●午前2時、看護師が病棟を巡視していると、患者さんが人気のない廊下のベンチに一人で座っており「なんだか目が覚めちゃったんだよね」と朗らかに笑いかけてきました。看護師が患者さんの隣に座り、雑談を少ししているうちに、患者さんがふと真顔になりました。

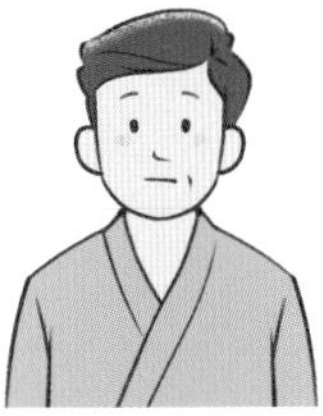

△△先生、これからのことを何も言ってこないんだよね。……これからどうなっていくんだろう

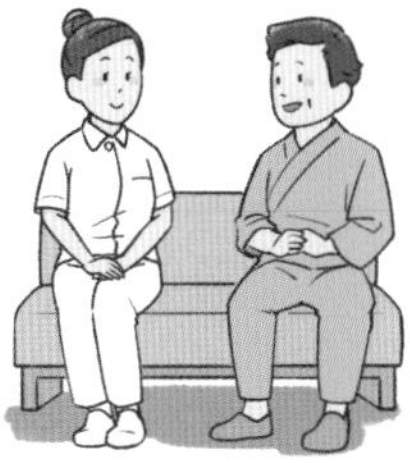

●ふとした瞬間にぽろっと出た患者さんの言葉を必ず拾い、ケアにつなげましょう。

彼は何を知りたいのか？　質問の例

●この先のこと／ご病気のことについて、先生に話を聞いてみたいと思いますか？
●点滴の治療がどんな治療なのか、内容を知りたいですか？
●ご家族から、何か聞かれていますか？
●これからのことが心配になられたんですね（と話しかける）

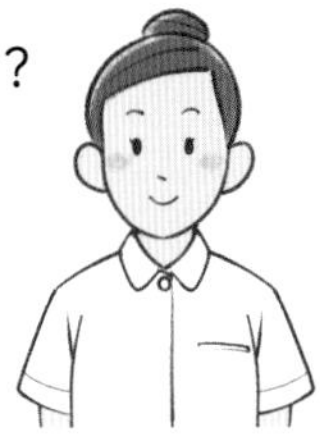

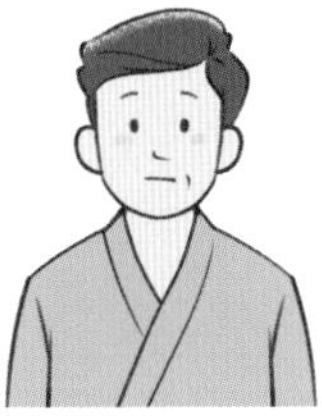

うん……考えたんだけど、妻が心配してるからさ、一緒に治療のこと、先生にもうちょっと詳しく説明してもらおうと思って

そうなんですね、わかりました。日勤の看護師とご相談できるように伝えておきますね。今からもう少し寝られそうですか

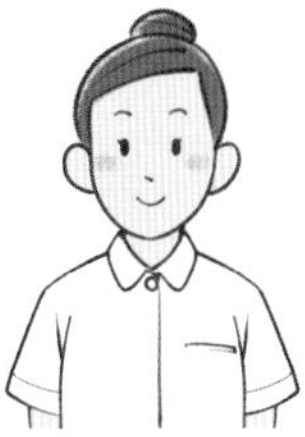

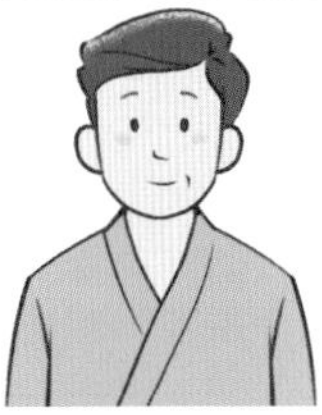

うん、そろそろ部屋に戻ろうかな。ありがとうね

●看護師は一連の流れをチームに報告し、共有します。
●この後は、日中の時間帯の看護師がさらに詳しく患者さんから聴き取った内容を医師に報告して、ご家族同席での面談が設定されていくことになります。

ご家族への緩和ケア

緩和ケアにおいて、ご家族は患者さんの大切な支援者であり、支えられてケアを受けるべき人でもあります。

患者さん中心に営まれる、緊張続きの多忙な生活

緩和ケアを受ける患者さんのご家族は、患者さんの病状や状況に合わせて、生活上の変化や適応を迫られます。さらに予期悲嘆[1)]、患者さん亡き後の経済的不安、家庭の問題（子どもの養育や親の介護など）などの苦痛も加わります。

毎日の生活は患者さんを中心に営まれ、患者さんのことが絶えず頭の片隅にあります。病院への送迎や各種の手続き、単独での家事などに追われ、疲労が日々蓄積していきます。病気の進行につれ医師との面談には悪い情報（バッドニュース）が増え、悲しみやつらさも増していきます。

こうした状況で看護師は、どのようにご家族をケアしていけばよいでしょうか。

「家族」の多様性を理解し関係づくりを早期から進んで行う

「家族」は、患者さんと同様に緩和ケアの対象であり、支援を受けるべき人です（P10）。したがって看護師は、患者さんへのケア同様に、ご家族一人一人の個別性に配慮しながら、診断後早期からケアにあたります。

緩和ケアにおいては、配偶者や親族・姻族のほか、患者さんとの合意があれば友人や知人、パートナーや同居人なども「家族」としてケアの対象になります。患者さんがご家族との関係に基づいて、どの人に今後どのように支えてほしいと思っているか、ご家族がその希望をどう受け止め、どう支えていきたいと思っているか、支援の際の困難事項など、診断後早期から意識して情報交換を行い、必要時調整を行います。

キーパーソンとなるご家族が、単独で患者さんの生活全般をケアしようとして負担が集中することがあるため、看護師は適宜ＭＳＷ（Ｐ１４７）などと連携して、キーパーソンを支援する具体策を考えます。

キーパーソン以外のご家族とも、話ができる関係づくりに早期から努めます。

ご家族との会話の機会には、多忙な日々を頑張っていることをねぎらい、共感を示し、心配していることを伝えます。つらさを我慢する人に感情の表出・吐露を働きかける場面では、パーソナルな空間（個室）を確保するのが望ましいでしょう。

患者さんの苦痛緩和や安楽につながる丁寧なケアは「（自分の大事な患者さんを）大事に思ってくれている」というご家族の喜びや信頼につながります。こうして生まれる看護師やチームとの信頼関係は、将来訪れる看取りの時にご家族を支えます。

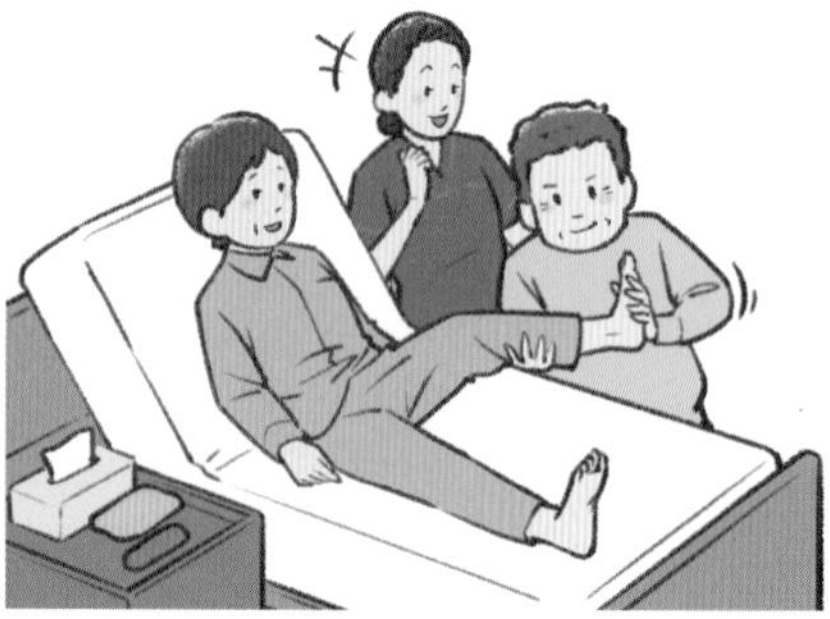

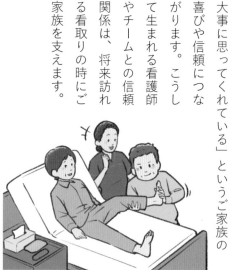

1）予期悲嘆：患者さんとの死別をイメージして感じる、悲しみや喪失感のこと。

相手から表出される感情を、どう聴くか

相手が本当に伝えたいことを知る

相手の話に集中します。コミュニケーションスキルに気を取られていると、「相手が今、本当に伝えたいこと」がわからなくなってしまいます。

言葉でも反応する

看護師が黙ったままでは、相手がこのコミュニケーションに対して、どのように自分の気持ちが届いたかわからず、不全感を抱きます。相手の気持ちの表出をどう受け取ったか、相手に共感を示し、心からの言葉を返すことが大切です。最後に一言でもいいのです。

相手の話に、どう返せばいいのか困ってしまった時

まずは相手の気持ちを丁寧に想像して、例えば

- 相手の気持ちがなかなか想像できない時「○○さんのその時のお気持ちはきっと、私には想像ができないくらいにつらかったのだろうなと思って……」
- うまく表現できない時「うまく言えないのですが……」「うまく伝わるか自信がないのですが……」

などと、誠実な気持ちで正直に伝えつつ、できる限り自分の言葉で表現しようと試みます。

“自分が相手の立場だったら、どう感じるだろう”と想像してみる

相手の気持ちをわかりきることはできませんが、“自分が相手の立場だったら、どう感じるだろう”と想像してみることはできます。そうやって感じた自分の心からの気持ちを、相手に返していきます。例えば「それはそうですよね。私が○○さんでも、きっとそう思うと思います」「おっしゃるとおりです。大事なお母さんですものね。子どもの立場で考えると本当に、私もそうしたくなると思いますよ」

相手は“この看護師に、自分の気持ちが伝わった”と感じ、自分が支持されていると実感して、安心感を得ます。そのことがさらに、相手の感情の表出を助けます。

反復

反復は、どんどん話してくれる相手には、とても有効なコミュニケーションのテクニックです。ただ、いつもそれだけでは、相手の言葉がそのまま積みあがっていくだけで、結局、相手の心の深いところに触れられないままです。

相手の言葉に対して自分が感じたことや、心配や労りの気持ちをきちんと返します。すると相手は“話をして気持ちが楽になった”と思うだけではなく、“この看護師が、話を聴いて共感してくれた、労わってくれた”と感じ、信頼を寄せてくれます。

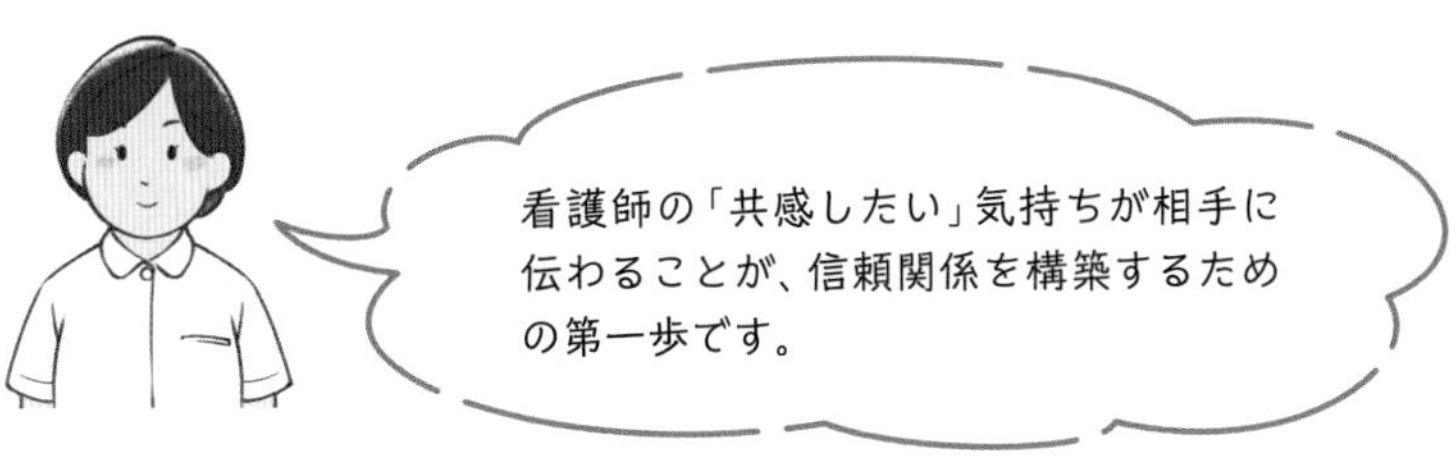
看護師の「共感したい」気持ちが相手に伝わることが、信頼関係を構築するための第一歩です。

尊厳を守る①

緩和ケアの倫理

緩和ケアにおいて患者さんの尊厳を守るために、看護師が根拠とする倫理にはどのようなものがあるでしょうか。

患者さんの尊厳を守るために看護師が根拠とする考え方

終末期医療では、患者さんではなくご家族の意見が優先されてしまうことがあります。それは、患者さんが最期を迎えるまでのいずれかの段階で意識が低下し、自分の意思を伝えられなくなることが少なくないからです。また、患者さんが元気な頃に表明していた意思が周囲の関係者に伝わっておらず、患者さんの望まない選択・決定を最後の最後でしてしまうことも起こりえます。

患者さんのＱＯＬを向上させるために、その尊厳を守りつつ、患者さんにとって最大の利益を目指したケアが求められます。

看護師には、医療・ケアの専門家として大切にし、職種やチーム内で共有している考え方がいくつもあります。そのなかには倫理に関するものがあります。たとえば「患者さんやご家族の意思を、最大限尊重する」「患者さんやご家族にとって、いちばん〝利益〟になることをする」といったことです。

医療・ケアの分野では、倫理的ケアの根拠が、専門職種ごとに各種の原理・原則・基準・ガイドラインなどとしてまとめられています（「医療倫理の4原則」や「看護職の倫理綱領」など）。緩和ケアに関するものもあります（Ｐ49も参照）。

患者さんにとっての希望や最善を考える

患者さんの意思を尊重し、倫理上の問題が起こらないようにするために、看護師は何をすればよいでしょうか。

看護師として倫理的に判断する時は、まず「患者さんの希望や、患者さんにとっての最善は何か」を考え、患者さんの意思がわかれば、それを尊重します。

わからない時は、患者さんにとっての最善を探ります。ご家族に病気になる前の患者さんらしさを振り返るなどしてもらい、話し合いを重ねて、患者さんの考え方や気持ちに近づく努力をし「患者さんならこう考えるだろう」と患者さんの意思を推定します（推定意思）。

ご家族がいない場合やキーパーソンが誰なのかわからない場合は、やはり患者さんにとっての最善を考えながら、患者さんに関わる医療・ケアチームが十分話し合います。最終的には、ご家族、緩和ケアチーム、患者さんの医療・ケアに携わる専門職スタッフなどが合意して、その意思を支援できるケアを行えるのが理想です。

患者さんとご家族の意向が対立して倫理的ジレンマ（2つの倫理的主張が、どちらも正しいにも関わらず対立し、決定できない状態）を感じた場合は、まずはいったん立ち止まって、複数の看護師で検討し、看護の立場から判断することが必要です。その後、緩和ケアチーム、関係する多職種とも十分な検討をします。

● 人生の最終段階における医療・ケアの決定プロセスに関するガイドライン ●

2018年に厚生労働省が作成した、終末期医療や緩和ケアに携わる医療・ケア従事者のためのガイドラインです。患者または利用者の意思を尊重し、適切なプロセスを経て、多職種チームによる症状緩和・全人的なケアを、療養の場を問うことなく行うものとしています。

[人生の最終段階における医療とケアの話し合いのプロセス]

十分な情報の提供

患者の意思が確認できない

- ●家族が患者の意思を推定できない
- ●家族がいない

↓

患者にとって最善の治療方針を、医療・ケアチームで慎重に判断（※家族がいる場合は十分に話し合う）

- ●病態などにより医療内容の決定が困難
- ●家族の中で意見がまとまらない

などの場合

→複数の専門家で構成する委員会を設置し、治療方針等の検討や助言

↓

- ●家族が患者の意思を推定できる

↓

患者の推定意思を尊重し、患者にとって最善の治療方針をとる

↓

患者の意思が確認できる

↓

患者と医療従事者とが十分に話し合い、患者が意思決定を行う

↓

人生の最終段階における医療とケアの方針決定

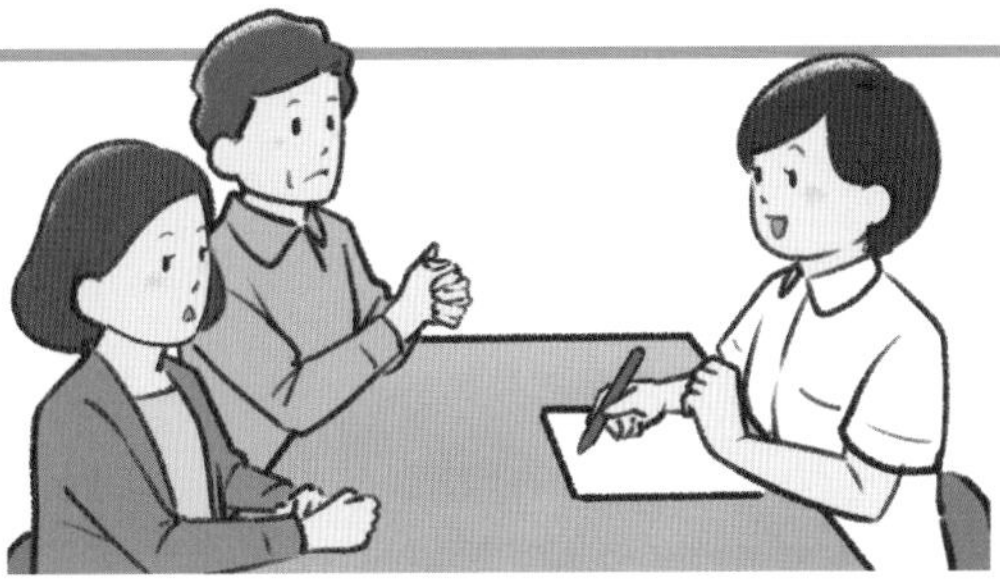

参考文献：厚生労働省（2015）｢「“人生の最終段階における医療”の決定プロセスに関するガイドライン」をご存じですか？」https://www.mhlw.go.jp/file/04-Houdouhappyou-10802000-Iseikyoku-Shidouka/0000079905.pdf（2024.1.4最終閲覧）

尊厳を守る②
意思決定支援

患者さんやご家族の意思決定にあたっては、決定を助ける情報が不可欠です。看護師は、どのように情報提供しているでしょうか。

判断の手がかりがなければ、何も決められない

緩和ケアを受ける患者さんとご家族は、診断後から多くの変化を経験し、その都度何かを決定する必要に迫られます。治療と仕事との両立、入院の間の子どもの養育や親の介護、今後の療養場所、薬の副作用である眠気をどの程度許容して過ごすかなど、決めることは生活全般にわたります。

患者さんやご家族にとって、病気や治療と共にある今後の生活は、未知の世界です。ここで未来のことを実感を伴って考え、決定していくのはとても難しいことです。何を拠り所に判断し、決定すればよいか見当がつかないからです。だからこそ、苦痛を和らげる医療や生活全般をサポートしてくれる制度などについて、十分な知識や、判断・決定のための手がかり、多くの選択肢が欲しいと思うことでしょう。

「今後の生活」のイメージ化を働きかけ、共に考えていく

患者さんやご家族に対する、治療・ケアの情報提供のポイントは次の通りです。

● 現状をどう認識しているか確認する

医療者の説明を、患者さんやご家族が正確にすべて理解しているとは限りません。誤った解釈や部分的な理解に留まっていることもあるでしょう。また、病状悪化などの悪い情報（バッドニュース）に向き合えずにいることもあります。まずはありのままの認識を確認したうえで、状態に合わせた介入を考えます（誤った解釈をしている場合、誤りを修正するなど）。

● イメージを喚起する働きかけを行う

患者さんやご家族が、今後の受療や療養に関する方針を決めるにあたっては、選択の結果が自分たちの生活にどんな影響を及ぼすかを知る必要があります。知るには、患者さんやご家族が生活への具体的な影響や変化をイメージして、今後困りそうな問題と解決策を考えられるように、医療者が働きかける必要があります。医療者は、患者さんやご家族の生活背景を確認し、並行して薬や治療場所などの提案をします。

ここまでの情報提供を行って初めて、患者さんやご家族は実感と共に、今後の生活や治療について判断・決定し、医療者と目的を共有することができます。

こうした話し合いの繰り返しは、患者さんやご家族、医療チーム間の情報交換の枠を超えて、お互いへの理解を深め、信頼関係を構築することにもつながっています。

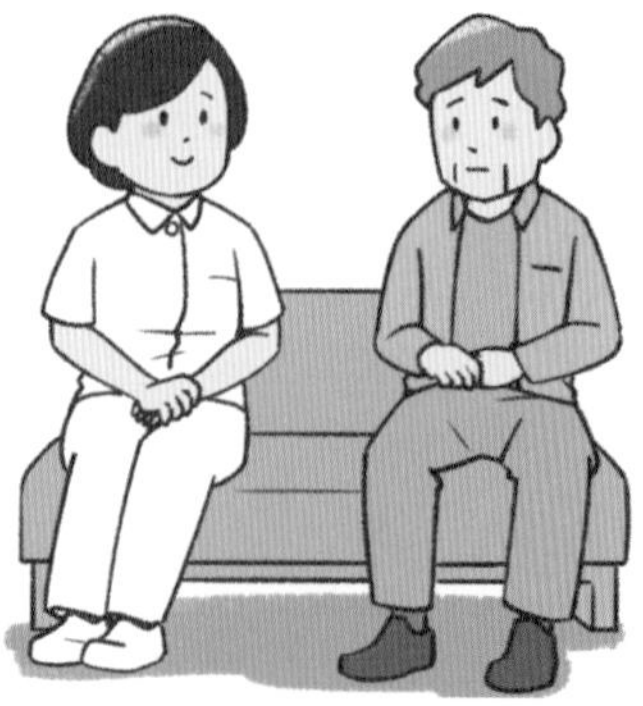

相手のイメージを喚起する働きかけの例

例　患者さんに、治療薬の副作用について説明する時

●痛み止めの内服治療が始まる患者さんに、看護師が内服中の生活の留意点について説明しています。

●この痛み止めには、眠気の副作用がある
●○○さんは会社で営業のお仕事をしている
●もし車で外回りに行くのなら、日中の眠気は危ないな。確認してみよう

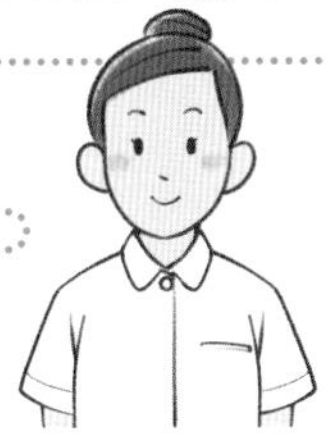

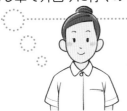

この痛み止めはよく効くんですが、眠気が出るんですよ。
たしか、お仕事中に車を運転されますよね？

営業マンだからね、顧客のところにもしょっちゅう車で行くよ。
眠気は確かに困るなあ……

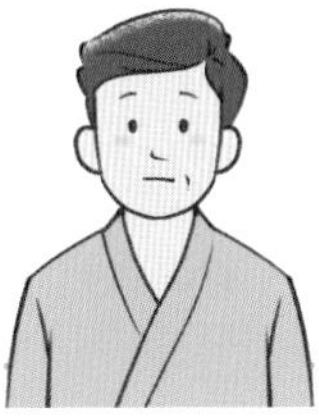

●眠気の出ない薬はないのかな、日中だけでも
●治療中は車を運転しない業務に替えてもらえないか、会社に相談してみようか
●内勤になったら給料下がるのかなあ……子供の教育費やローン、心配だなあ

●患者さんの生活に関連させて具体的に説明し、イメージを喚起します。イメージを言語化してもらうと、患者さんの困りごとを共有でき、さらに具体的な助言や提案につながります。

覚えておこう

□ACP[1)]（アドバンス・ケア・プランニング）

人生の最終段階における自分の希望・意思（生活や治療、支援、自分の死〈心肺蘇生の希望〉、意思決定が難しい場合の代わりの決定者など）について、事前に周囲（自分が信頼を寄せる人）と繰り返し話し合い、信頼関係を構築しながら目標を共有する自発的なプロセスを指します。厚生労働省は「人生会議」の愛称でACPの普及・啓発を推進しています。

医療の場では、重篤な状態の患者さんとご家族が、医療者と今後の治療や療養についてあらかじめ話し合い、また病状や意思の変化の都度話し合いを繰り返してACPを行っています。緩和ケアにおいても、患者さんへの丁寧な聴き取り、面談での意思決定支援など、ACPの概念と重なるケアが多いといえるでしょう。

なおACPでは話し合いの内容を記録に残しますが、医療の事前指示書などとは異なり、またなんらかの効力をもつものでもありません。

1）ACP：Advance Care Planning

尊厳を守る③
意思決定が難しい人

意思決定が困難な（状況にある）人とはどういう人たちで、またどのようなケアが必要でしょうか。

病気の知識と個人の特性を踏まえ支援者と共に、丁寧な支援を行う

患者さんの中には、病気や置かれた状況が原因で、自分で決定することが難しい、あるいはできない人たちがいます。彼らにはさまざまな事情があり、それぞれに配慮すべき事項があります。

例えば認知症・知的障害・精神障害のある人などは、意思決定や実行に関わるなんらかの機能が障害され、単独での決定ができないことがあるため、緩和医療・ケアにおいて、治療や生活に関する意思決定が困難なことがあります。また、身寄りのない人は単独で生活を営めていても、人生の最終段階において、例えば意識低下時、支援者がいない場合は自己決定が困難な状況に陥りがちです。こうした人々に、看護師はどのようなケアができるでしょうか。

ケアの前提として押さえたいことは、病気のために意思決定が困難な人も、適切な支援を受けることで、支障なく意思決定ができることがあるということです。最初から困難であると決めつけたり、あきらめたりすることは適切ではありません。

まずはそれぞれの病気の基礎知識を学び、個別ケアの視点でその人の特性を理解し、周囲の支援者（家族や友人・知人も含む）からその人の日頃の情報を得て、共に関わり、その意思をより丁寧に確認・推定していくことが大切です。

多職種・他機関との連携が必要になる場合もあります。彼らはその人との支援関係を通して、日頃のその人に関する多くの情報をもっています。人物像・生活の情報を得て、よりよいケアにつなげます。

意思決定が難しい人への支援の留意点

緩和ケアにおいて、意思決定が困難な（状況になりやすい）人の意思決定を、看護師が支援する際の留意点を二点述べます。

- 認知症の人のガイドライン（左頁）では、認知症の人への意思決定支援を「意思形成」「意思表明」「意思実現」の3段階に分け、意思決定前後の詳細なプロセスに着目しています。支援の際は、意思決定のプロセスの中でご本人が苦手なところを補い、ご本人に伝わりやすい形を考えて関わります。
- 身寄りがなく意思決定が困難な人の中には、成年後見制度（左頁）を利用している人がいます。被後見人（判断能力が不十分）であるからといって、本人の意思が確認できないわけではないということを念頭におきます（この場合、法的な契約関係に関する判断が難しいというだけです）。個別の疾患や状況をアセスメントして、ご本人の意思決定を支援していくケアは変わりません。

緩和ケアの場の意思決定支援に関するガイドライン

意思決定が難しい人を支援するための、厚生労働省のガイドラインです。

人生の最終段階における医療・ケアの決定プロセスに関するガイドライン(P45)

支援対象	人生の最終段階を迎えた人
対象とする場面	人生の最終段階における医療・ケアの場面
趣　旨	本人・家族等と、医療・介護従事者が、最善の医療・ケアを作り上げるプロセスを示す

認知症の人の日常生活・社会生活における意思決定支援ガイドライン

支援対象	認知症の人（診断の有無に限らず、認知機能の低下が疑われ、意思決定能力が不十分な人を含む）
対象とする場面	日常生活・社会生活における場面
趣　旨	認知症の人が、自らの意思に基づいた日常生活・社会生活を送れることを目指して、その人を支える周囲の人が行う意思決定支援の基本理念や姿勢、方法、配慮すべき事柄等を示す。支援を意思の形成・表明・実現の３段階に分けている

身寄りがない人の入院及び医療に係る意思決定が困難な人への支援に関するガイドライン

支援対象	医療に係る意思決定が困難な人
対象とする場面	医療に係る意思決定の場面（主に、本人の意思決定が困難な場合）
趣　旨	本人の判断能力が不十分でも、適切な医療を受けられるための医療機関の対応（人生の最終段階における医療・ケアの決定プロセスに関するガイドラインに準じる）や、医療に係る意思決定の場面で、成年後見人等に期待される具体的な役割を示す

障害福祉サービス等の提供に係る意思決定支援ガイドライン

支援対象	障害者
対象とする場面	日常生活・社会生活における場面
趣　旨	意思決定支援の定義や意義、標準的なプロセスや留意点をまとめ、事業者や成年後見の担い手を含めた関係者間での共有を通じて、障害者の意思を尊重した質の高いサービスの提供に資する

参考文献：厚生労働省社会・援護局地域福祉課成年後見制度利用促進室「検討テーマに係る関係資料（意思決定支援ガイドライン）」（令和3年6月2日）p.8-10

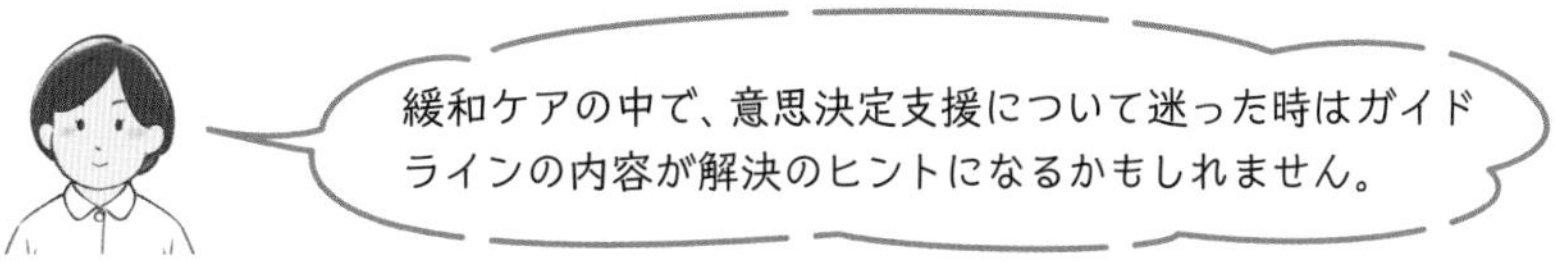
緩和ケアの中で、意思決定支援について迷った時はガイドラインの内容が解決のヒントになるかもしれません。

覚えておこう

□**成年後見制度**

判断能力が不十分な人を保護し、支援する制度です。「成年後見人」がご本人の代わりに法的な権限をもって本人の財産管理や、医療・介護・福祉サービス等の契約の締結を行うことができます。患者さんの中には、認知症や知的障害、精神障害があり、また身寄りがなかったりして、成年後見人の支援を受けている人がいます。

多職種連携①
連携の利点

病棟や外来、在宅で行われる緩和ケアにおける、多職種連携の利点やポイントについて考えましょう。

複合的な問題を協力して解決する

緩和ケアを受ける患者さんやご家族は、難しく複合的な問題を抱えがちです。病状の進行や状況の変化に伴って、患者さんの症状は次第に激しくつらいものになり、治療してもなかなかコントロールがつきにくくなることがあります。生活もこれまでの療養環境が合わなくなり、立つ、座る、トイレで排泄する、外出するという動作にも、次第に工夫や支援が必要になってきます。ご家族はそんな患者さんの療養を支えながら、自分の心のつらさや生活上のさまざまな問題（仕事、家庭、経済的心配など）も抱えて、諸々のことに対処していかなくてはなりません。

患者さんの療養（ご家族も含めた生活全般）について、より一層の苦痛緩和や、細やかな環境調整が必要であると考えられる時は、多職種連携によるチームケアが有効です。病棟・外来・地域の医療・ケアチームが各専門職チームと連携して行う緩和ケアを「基本的緩和ケア」といいます。より専門的なケアが必要な時は、緩和ケアチーム（P52）にサポートを依頼します。

患者さんやご家族の抱える問題について、看護師のケアでは対応しきれない、難しいなど、カバーしきれない部分を他職種に相談した場合、その職種の専門的視点から問題解決のための提案を得られるため、参考にしたり連携したりすることで、ケアの可能性が広がります。

また、現在の問題だけではなく、今後起こりそうな、困りそうな問題（潜在的な問題）についても相談しておくことができます。例えば、「薬を飲むのを忘れがちな人だが、家では確認してくれる人がいない。退院後はどうするか」といったことです。解決法が医療資源や地域資源により異なってくるため、多職種で問題を共有することで、解決の糸口が見えることがあります。その場では解決しなくても、「看護師がこうした問題で困っている」と多職種が認識してくれるため、後日、解決につながりそうな情報を提供してもらえることがあります。

他職種の役割をよく理解すれば効果的に連携・協働できる

緩和ケアの多職種連携のポイントは、それぞれの職種の人が緩和ケアの中でどういう役割を果たしているのか、どんな目的をもって患者さんのそばに行き、患者さんのどんな苦痛をどのように緩和しているのかということを、看護師がよくわかっていることです（Ｐ１５２も参照）。

もっとも、これはどの職種にもいえることです。お互いの仕事を十分理解して、効果的に連携・協働することで、患者さんやご家族の苦痛緩和の可能性が広がります。

多職種連携の実際の例

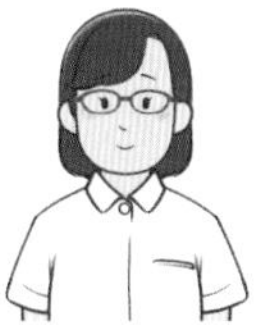

病院の外来看護師が、患者さんへの服薬指導や、薬の自己管理の指導でいつも悩んでいました。

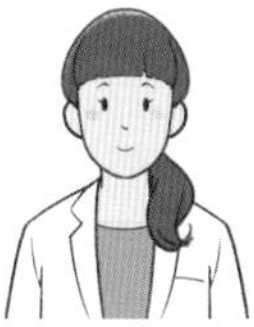

調剤薬局の薬剤師は、「調剤薬局は必要時、地域の患者さんの自宅に訪問して服薬指導や服薬状況のモニタリングを行う。他職種がこの機能を知って活用してくれたらいいのに」と常々考えていました。

↓

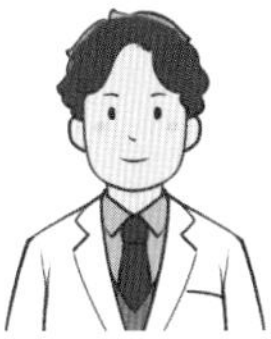

それを知った緩和ケアチームの薬剤師が、調剤薬局に、外来看護師へのプレゼンテーションを提案しました。調剤薬局が承諾したため、この情報を緩和ケアチームで共有しました。

↓

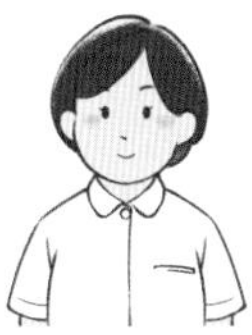

緩和ケアチームの看護師が窓口となって、外来看護師へ参加を呼びかけました。

↓

当日のプレゼンテーションは「こんなことができる！調剤薬局の仕事」というテーマで行われ、多くの外来看護師が参加し、質問が飛び交いました。そして外来看護師は、調剤薬局の機能を理解することができました。

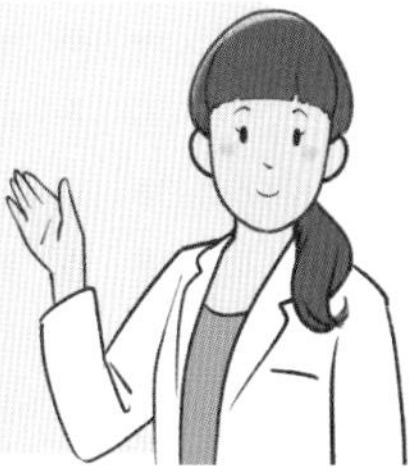

↓

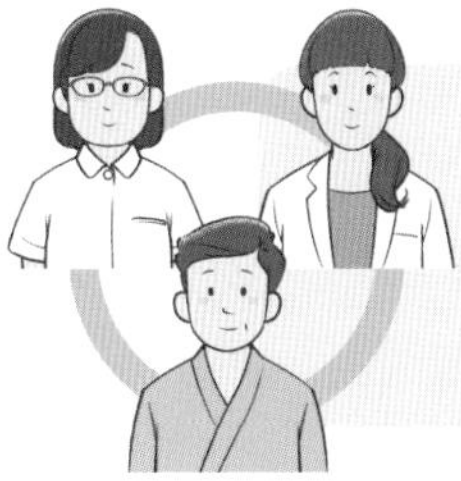

その後は病院外来と調剤薬局が、患者さんの個別性に合わせて適宜連携し、病院と地域においてより連続性のある服薬・自己管理指導が可能になりました。

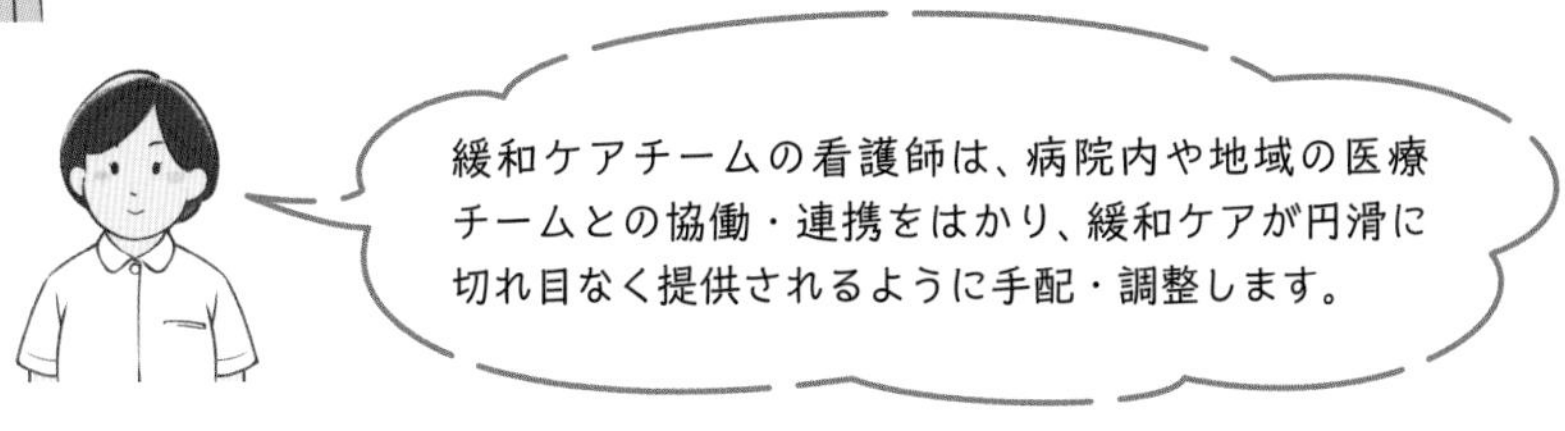
緩和ケアチームの看護師は、病院内や地域の医療チームとの協働・連携をはかり、緩和ケアが円滑に切れ目なく提供されるように手配・調整します。

多職種連携②
緩和ケアチーム

専門的緩和ケアを行う緩和ケアチームは、どのようなメンバーで構成され、どのような役割を担っているかをみていきます。

病院・地域の緩和ケアを高い専門性でサポートする

患者さんの中には「薬が合わず、つらい症状が治まらない」「在宅で療養したいが、システムが整っていない」など、苦痛緩和や療養生活上の困難があり、ご家族共々つらい思いをしている人がいます。このような場合、主治医や担当看護師が「緩和ケアチーム」に対応を依頼することがあります。

緩和ケアチーム（図参照）は、緩和医療・ケアに高い専門性をもつ多職種メンバーによって構成される専門チームです（設置病院ごとにメンバー構成が多少異なります）。依頼を受けて医療機関の活動をサポートし、依頼の範囲で直接、治療・ケアを行うこともあります。緩和ケアチームをもたない医療機関は、地域のがん診療連携拠点病院に設置された緩和ケアチームにサポートを依頼できます。

緩和ケアチームの看護師は、病院内（病

緩和ケアチームは病院内外のサポートを行う

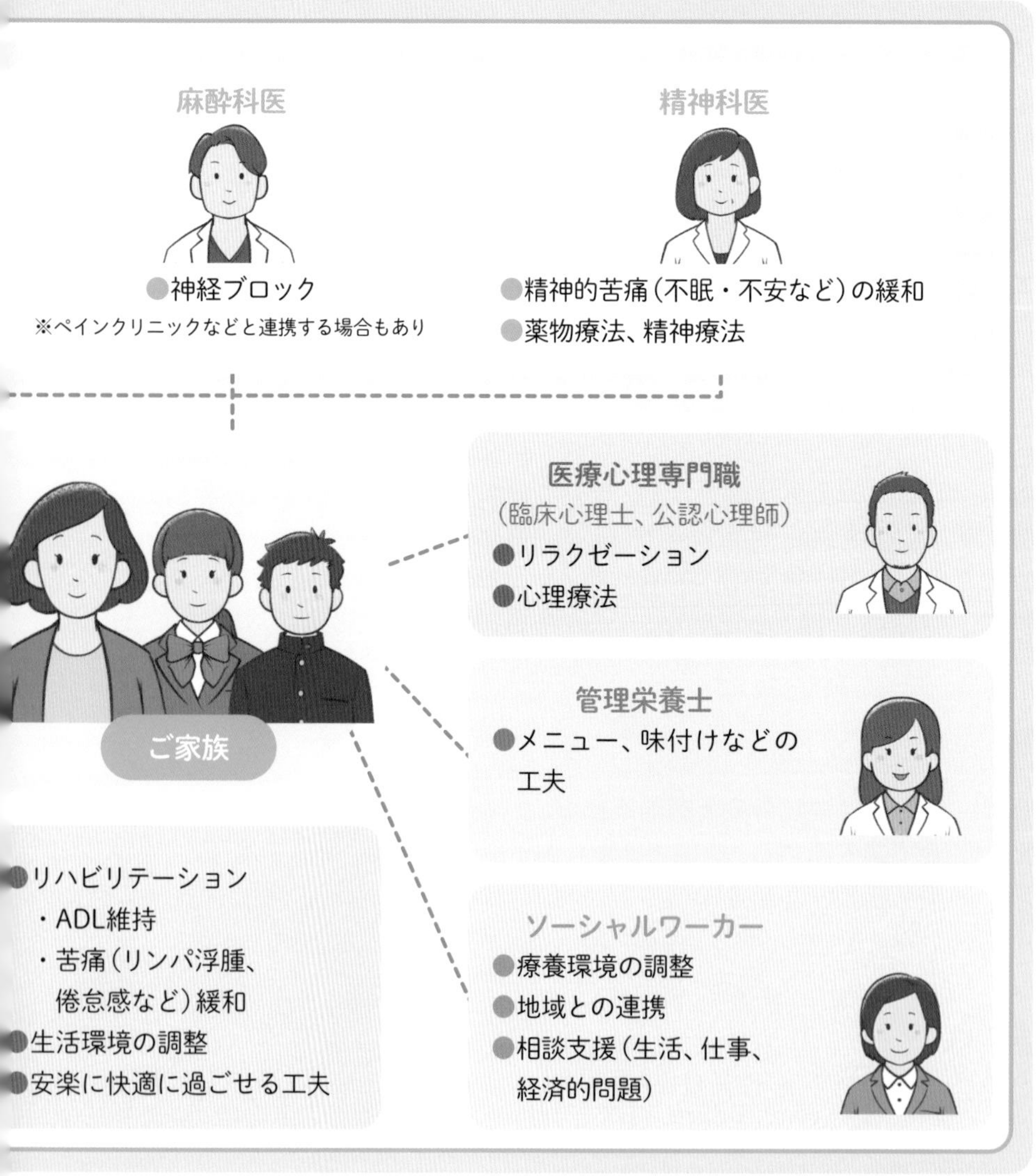
麻酔科医
●神経ブロック
※ペインクリニックなどと連携する場合もあり
精神科医
●精神的苦痛（不眠・不安など）の緩和
●薬物療法、精神療法
医療心理専門職
（臨床心理士、公認心理師）
●リラクゼーション
●心理療法
管理栄養士
●メニュー、味付けなどの工夫
ご家族
●リハビリテーション
・ADL維持
・苦痛（リンパ浮腫、倦怠感など）緩和
●生活環境の調整
●安楽に快適に過ごせる工夫
ソーシャルワーカー
●療養環境の調整
●地域との連携
●相談支援（生活、仕事、経済的問題）

棟・外来）の緩和ケアの患者さんやご家族を横断的にケアしながら、病棟・外来・地域医療機関との調整役を務めています。

一般の病院・病棟や地域で、標準的治療に基づいて実施可能な緩和ケアを「基本的緩和ケア」というのに対し、緩和ケアチームが行うケア（基本的緩和ケアでは対応が困難な、より専門的な緩和ケア）を「専門的緩和ケア」といいます。

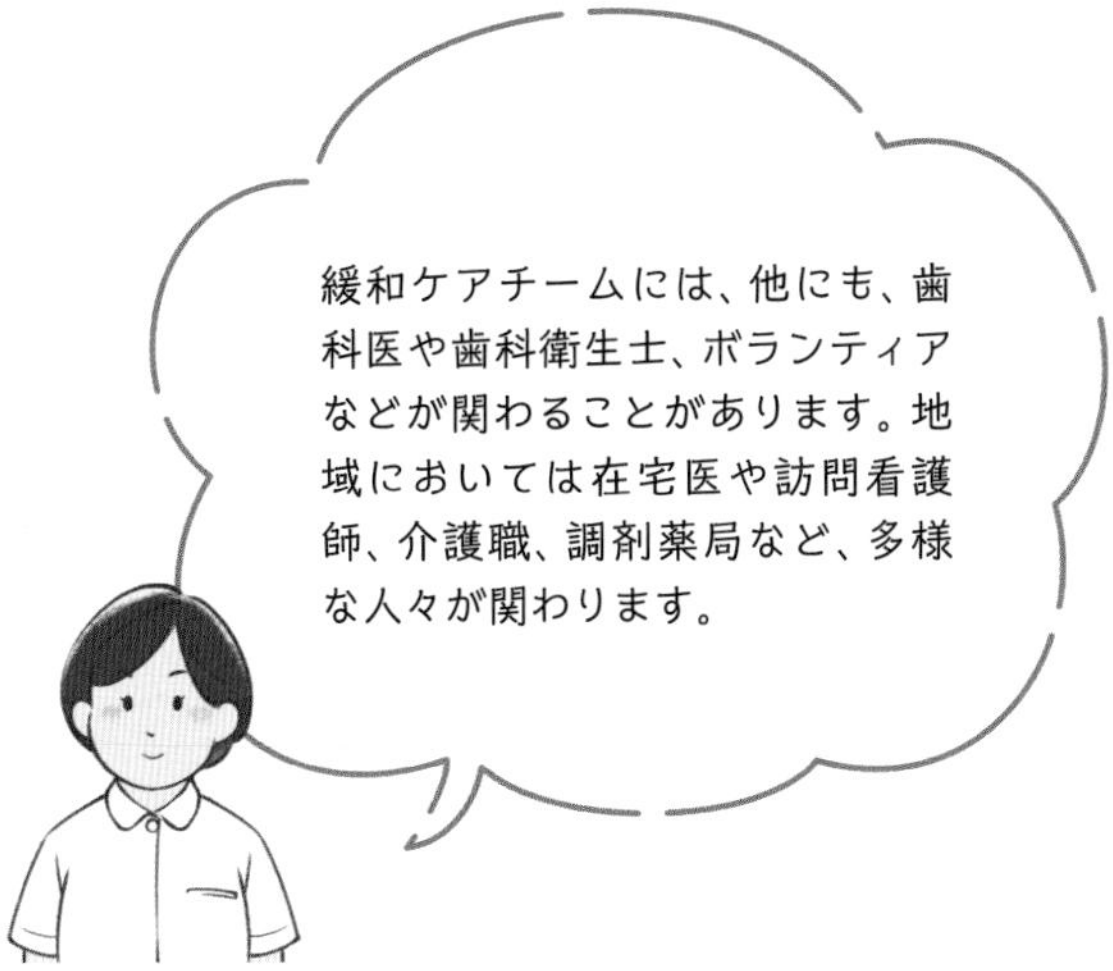
緩和ケアチームには、他にも、歯科医や歯科衛生士、ボランティアなどが関わることがあります。地域においては在宅医や訪問看護師、介護職、調剤薬局など、多様な人々が関わります。

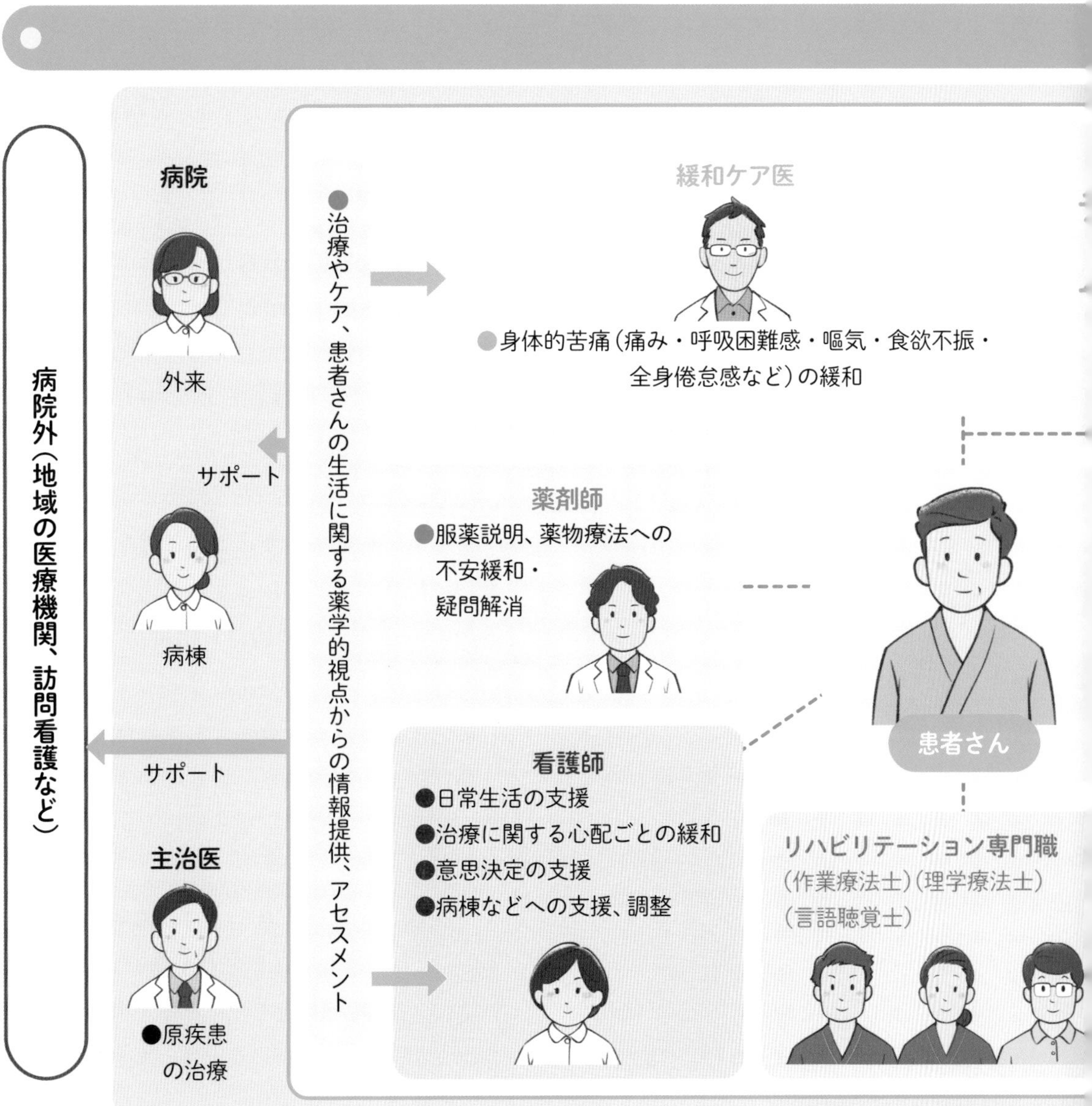
病院外（地域の医療機関、訪問看護など）
病院
外来
病棟
サポート
サポート
主治医
●原疾患の治療
●治療やケア、患者さんの生活に関する薬学的視点からの情報提供、アセスメント
緩和ケア医
●身体的苦痛（痛み・呼吸困難感・嘔気・食欲不振・全身倦怠感など）の緩和
薬剤師
●服薬説明、薬物療法への不安緩和・疑問解消
看護師
●日常生活の支援
●治療に関する心配ごとの緩和
●意思決定の支援
●病棟などへの支援、調整
患者さん
リハビリテーション専門職
（作業療法士）（理学療法士）
（言語聴覚士）

参考文献：聖隷三方原病院 緩和支持治療科 チーム医療（https://www.seirei.or.jp/mikatahara/section/palliative-support_2023/index.html）（2024.1.4最終閲覧）

［ 看護師のすごいところ —— コミュニケーション編 ］

仲良くならなきゃ！・理解しようととどまること

森田達也

臨床場面でのコミュニケーションについて、当院の看護師さんと働いていて、感心させられることをお伝えします。

緩和ケアチームに「対応が難しい患者さん」が紹介されることがよくあります。緩和ケアの普及に伴って、「痛いようなのでオピオイド（医療用麻薬）をお願いします」といった単純なことで紹介される事例は少なくなり、「込み入った事情」を抱えている人が紹介されます。そんな時、うちの看護師さんが最初に言う言葉が「まずは仲良くならなきゃ！」です。何か気になることがある時に、初対面のどこの誰だかわからない人に悩みを話そうかとか思わないですよね。

世間話が入口になることもありますが、看護師の場合はその日のこまごました希望にちゃんと対応することで信頼を得るという武器があります。「ちょっと背中に服のしわが当たって変な感じで……」——「(よしきた！）直してみましょう」、「口が渇いて仕方ないんだけど……」——「(よしきた！）ちょっと氷を持ってきますから数分お待ちを」といった、その日その時に頼まれたことにちゃんと応じていくことが目に見える信頼につながります。

「がんになって大事な人に疎まれるおびえがある」「死ぬかもしれないという恐怖が頭から離れない」といった患者さんの気持ちの奥底に踏み込むことはできません。その前提となる信頼を日々の積み重ねのなかで得ることの大事さを身に染みてわかっているところはすごく偉いと思います。

もう一つは、患者さんの発言そのものではなくて、その背景にある理由を「理解しようとする」ことです。かたちだけ傾聴するとか共感するとかではなく、「この人はなんでいま家に帰りたいって言ったんだろう」「この人はなんでいま治療がしんどいって言ったんだろう」と、「なんで？」がストンと腑に落ちるまで、そこにとどまり続けます。

僕たち医療者はどんなに頑張っても当人の気持ちが本当にわかることはありません。一番危険なのは、簡単にわかったつもりになって、「不安を傾聴した」「心配に共感的対応をした」で終わってしまうことです。

でも、うちの看護師さんたちは違います。本当に気持ちをわかることはできないことを知ったうえで、何か上手に答えようとするのではなく、最終的に、相手が「ああ、この人は私のことをわかろうとしてくれている！」と感じられるまで、そこにとどまり続けることが素晴らしいと思います。安易にわかったつもりにならないというところが大切です。

仲良くなる(信頼を得る)、本当の気持ちがわかるわけではないことを十分知ったうえで、ひたすら理解しようとする。本章を通じてこのあたりも伝わればいいなと思います。

Part
3

症状別
緩和ケア

緩和ケアを受ける患者さんは、痛みや吐き気、不安など、
さまざまな心身の苦痛に悩まされます。
そんな患者さんが少しでも楽に過ごすためには、
薬物療法も大切ですが、看護師の適切なケアが
苦痛を緩和させることを理解しておきましょう。

患者さんの「症状」を知る

患者さんの症状は一人ひとり異なります。症状を適切に評価して対処するための評価ツールが多数開発されています。

つらい症状は「全人的苦痛」に直結する

症状とは、傷病の状態をいいます。終末期の患者さんは、がんや心不全などの原疾患の症状を複数併せもつことが多いです。また、がんの骨転移の痛みによる不眠や不安など、原疾患に由来する二次的な症状をしばしば抱えます。

患者さんが感じているつらい症状がなぜ起こり、どうすれば緩和するかを知れば、看護師や医療チームは、患者さんの安楽につながるケアを行うことができます。

患者さんの身体や心のつらさを緩和・予防する治療や、苦痛が増強しないように工夫したケアは、全人的苦痛（P14）の緩和に直結するといえます。

症状（苦痛）は、その人だけの（固有の）ものである

●症状のつらさは、人と比べられない

例えば「痛み」はつらい症状ですが、痛みの強さを他人と比べることはできません。たとえ同じ痛みだとしても、その痛みをどれほどつらく、苦痛に感じるかは一人ひとり違ってきます。

●症状とのつき合い方は一人ひとり違う

例えば、痛み止めを使うと（副作用の）眠気がある場合、「痛みをできるだけ感じないほうがいい（だから痛み止めをしっかり使って、ずっと眠っていても問題ない）」という人もいれば、「（眠気は嫌だから、痛み止めをなるべく使わず）多少痛くても我慢する」という人もいます。

苦痛は患者さんの閾値《いきち》（現状に耐えうる限界）や価値観によっても、大きく左右されるものです。

患者さんの主観的評価が一番大事

緩和ケアは、「楽になった」「気持ちよかった」という患者さんの主観的な苦痛の緩和を目指すケアです。

したがって、患者さんの苦痛症状に対処するためにはまず、患者さん自身がその症状をどう感じているか、どの程度の苦痛だと思っているかを知ることが大切です。

苦痛症状を評価するためのツール

苦痛症状を評価するためのツールは、さまざまな種類が開発されています。

主観的評価には、ＮＲＳやフェイススケールなどのツールが有効です。その他、自己記入式の「生活のしやすさに関する質問票」（P30）など、各種の質問票があります。

客観的評価は、医師や看護師の観察とアセスメントによる指標で、ＳＴＡＳ-Ｊ[1]やＰＳ（パフォーマンス・ステイタス）などがあります。その他、認知症などで自己評価が難しい人の症状を評価するＲＤＯＳ（呼吸困難、Ｐ１３０）、アビー痛みスケール（Ｐ１３７）などがあります。

1）STAS-J（スタッスジェイ）：緩和ケアにおけるチームケア（患者さんを中心に、医療者が機能的に活動できているか）の評価ツールです。項目は症状、不安、病状認識、患者・家族・職種間のコミュニケーションに関する９項目です。「STAS-J症状版」は、より多様な症状のマネジメントを目的として国内向けに開発されました。

症状評価ツール

NRS（Numerical Rating Scale）　痛み以外にも、呼吸困難や倦怠感などの評価に使用できます。

患者さんが、自身の症状をどの程度つらく苦痛だと感じているか、主観的な評価を知ることができます。

0	1	2	3	4	5	6	7	8	9	10

フェイススケール（FPS：Faces Pain Scale）

痛みの度合いが「どの表情に近いか」で表します。小児に使用できます。

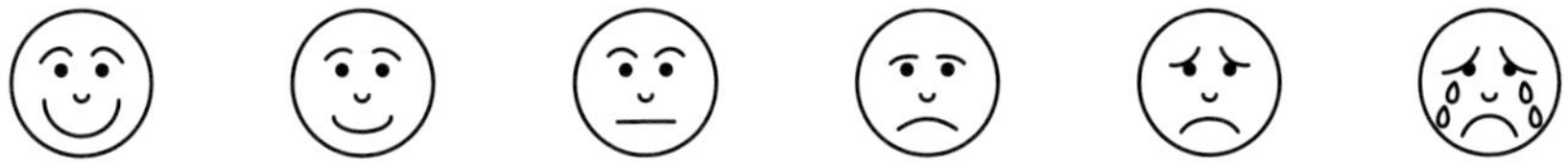

参考文献：森田達也・木澤義之監修、西智弘・松本禎久・森雅紀・山口崇編『緩和ケアレジデントマニュアル 第2版』医学書院、2022年5月、p.480

STAS-J（〈Support Team Assessment Schedule〉日本語版）　症状版

患者さんをよく知るスタッフ（受け持ち看護師など）が患者さんの状態を、0～4の5段階で評価・記入します。評価にあたっては、一部の項目のみを使用することもできます。

症状が患者に及ぼす影響

0＝なし
1＝時折、断続的。患者は今以上の治療を必要としない。（現在の治療に満足している、介入不要）
2＝中等度。時に悪い日もあり、日常生活動作に支障をきたすことがある。（薬の調節や何らかの処置が必要だがひどい症状ではない）
3＝しばしばひどい症状があり、日常生活動作や集中力に著しく支障をきたす。（重度、しばしば）
4＝ひどい症状が持続的にある。（重度、持続的）
＊ 評価不能（認知機能の低下、鎮静、緩和ケアチームが訪室できなかった場合など）

疼痛	0	1	2	3	4	*
しびれ	0	1	2	3	4	*
全身倦怠感	0	1	2	3	4	*
呼吸困難	0	1	2	3	4	*
せき	0	1	2	3	4	*
たん	0	1	2	3	4	*
嘔気	0	1	2	3	4	*
嘔吐	0	1	2	3	4	*
腹満	0	1	2	3	4	*
口渇	0	1	2	3	4	*
食欲不振	0	1	2	3	4	*
便秘	0	1	2	3	4	*
下痢	0	1	2	3	4	*
尿閉	0	1	2	3	4	*
失禁	0	1	2	3	4	*
発熱	0	1	2	3	4	*
ねむけ	0	1	2	3	4	*
不眠	0	1	2	3	4	*
抑うつ	0	1	2	3	4	*
せん妄	0	1	2	3	4	*
不安	0	1	2	3	4	*
浮腫	0	1	2	3	4	*
その他（　　）	0	1	2	3	4	*

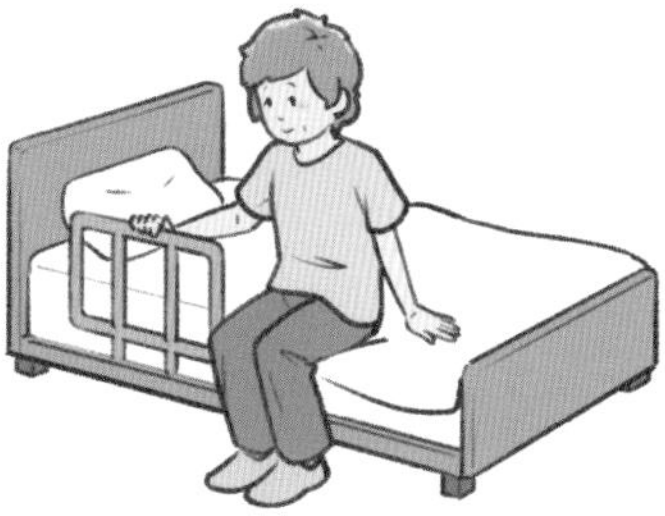

苦痛の評価スケール質問の例

いちばん痛かった時を10としたら、今の痛みはどれくらいですか？

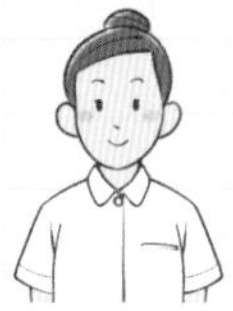

今日のつらさは、お薬を飲む前の数字はいくつですか？／飲んだ後はいくつになりましたか？

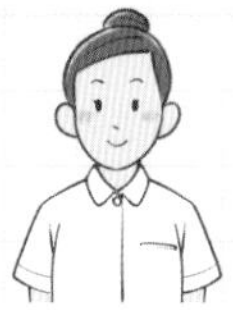

参考文献：STAS ワーキング・グループ編「STAS-J（STAS日本語版）スコアリングマニュアル　―緩和ケアにおけるクリニカル・オーディットのために―」第3版、2007年11月

予後予測の評価ツール

PPS（Palliative Performance Scale）

医師により緩和ケアを受ける患者さんの、予後（余命の見通し）の評価に用いられます（左頁の表を参照）。項目は左から順に優先度が高い順に配列され、判定方法は以下の通りです。

①まず「起居」の列で、患者さんに最もあてはまるレベルを探します。

②「活動と症状」より右の列を、左から順番に見て患者さんに最もあてはまるレベルを探します。

- 「起居」より下のレベルがある場合、5項目中一番下のレベル（%）となります。
- 右に「起居」以上のレベルがあっても、レベル（%）は「起居」またはそれ以下となります。

<table>
<tr><th>%</th><th>起居</th><th>活動と症状</th><th>ADL</th><th>経口摂取</th><th>意識レベル</th></tr>
<tr><td>100</td><td rowspan="3">100%起居している</td><td>正常の活動が可能</td><td rowspan="4">自立</td><td rowspan="2">正常</td><td rowspan="4">清明</td></tr>
<tr><td>90</td><td>いくらかの症状はあるが、正常の活動が可能</td></tr>
<tr><td>80</td><td>いくらかの症状はあるが、努力すれば正常の活動が可能</td><td rowspan="6">正常
または
減少</td></tr>
<tr><td>70</td><td rowspan="2">ほとんど起居している</td><td>何らかの症状があり通常の仕事や業務が困難</td></tr>
<tr><td>60</td><td>明らかな症状があり趣味や家事を行うことが困難</td><td>時に介助</td><td rowspan="2">清明
または
混乱</td></tr>
<tr><td>50</td><td>ほとんど座位か横たわっている</td><td>著明な症状がありどんな仕事もすることが困難</td><td>しばしば
介助</td></tr>
<tr><td>40</td><td>ほとんど臥床</td><td>著明な症状がありほとんどの行動が制限される</td><td>ほとんど
介助</td><td rowspan="3">清明
または
混乱±傾眠</td></tr>
<tr><td>30</td><td rowspan="3">常に臥床</td><td rowspan="3">著明な症状がありいかなる行動も行うことができない</td><td rowspan="3">全介助</td></tr>
<tr><td>20</td><td>数口以下</td></tr>
<tr><td>10</td><td>マウス
ケアのみ</td><td>傾眠
または
昏睡</td></tr>
</table>

参考文献：聖隷三方原病院　症状緩和ガイド　VII-E．予後の予測　https://www.seirei.or.jp/mikatahara/doc_kanwa/contents7/71.html（2024.3.18最終閲覧）

PPI（Palliative Prognostic Index）

医師が用いる、短期的な予後の予測のための指標です（P173）。

		点数
Palliative Performance Scale（PPS）	10〜20	4.0
	30〜50	2.5
	60以上	0
経口摂取量*	著明に減少（数口以下）	2.5
	中程度減少（減少しているが数口よりは多い）	1.0
	正常	0
浮腫	あり	1.0
	なし	0
安静時呼吸困難	あり	3.5
	なし	0
せん妄	あり（原因が薬物単独のものは含めない）	4.0
	なし	0

＊：消化管閉塞のため高カロリー輸液を施行している場合は０点とする

参考文献：聖隷三方原病院　症状緩和ガイド　Ⅶ-E．予後の予測　https://www.seirei.or.jp/mikatahara/doc_kanwa/contents7/71.html（2024.3.18最終閲覧）

Q 聖隷三方原病院での症状評価ツールの運用は？

苦痛対応の仕組みを作るために使用しています

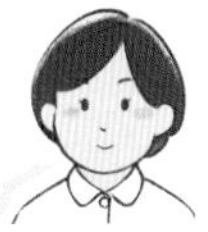

●生活のしやすさに関する質問票（P30〜33）

●STAS-J　症状のみ活用しています。各勤務で受け持ち看護師が評価して電子カルテに入力し、検温表に記録として残します。緩和ケアチーム看護師は「週２回以上、STAS２以上が付いている患者」を週１回スクリーニング[1]し、カルテレビュー[2]しています。その中でまだ何も対応されていない患者さんについて、関係する専門看護師・認定看護師間で情報を共有し、病棟ラウンドしてアセスメントや介入のアドバイスなどを実施しています。

●客観的評価ツール　主観的評価が難しい患者さんの場合、呼吸困難にRDOS（P130）、痛みにアビー痛みスケール（P137）を使うことがあります。緩和ケアチームなどが病棟に評価表を持参して看護室に置いておき、記入したものを皆で評価する形を取っています。

重要なのはツールを使用することではなく、苦痛に対応する仕組みを作ることです。使用の目的を患者・家族・医療者全員で共有し、教育・フィードバックを繰り返しながら運用を継続することが大切です。　（佐久間）

1）スクリーニング：（ここでは、STAS使用によって）治療が必要な患者さんをふるい分けること。２）カルテレビュー：カルテを精査して、患者さんの苦痛緩和のための治療やケアが適切になされているかを評価すること。

痛み

患者さんの痛みの体験と緩和の目標を共有する

痛みとは、心身の損傷（またはその恐れ）に伴う、感覚や情動の不快な体験で、個別性の高い、主観的な経験です。

緩和ケアの「全人的苦痛（トータルペイン）」の概念は、苦痛とは身体的なものばかりではなく、精神・社会・スピリチュアルな苦痛もあること、また4側面の苦痛は相互に密接に関わり、緩和に影響することを表しています。中でも身体の痛みは、ほかの側面の苦痛の表れ方に多大な影響を与えるため、最優先で緩和治療・ケアを行うのが基本です（P14）。

患者さんは、病気の進行に伴ってさまざまな痛みを経験します。患者さんが感じている痛みを聴き取り、可能な限りその人のイメージに近い緩和を実現できるような治療・ケアを目指していくことが大切です。

緩和ケアにおいて、痛みの緩和は最も重要な使命の一つです。患者さんの体験している痛みを丁寧に聴き取り共有することが大切です。

痛みの原因

痛みはいろいろな表れ方をします。患者さんの自覚症状や特徴などからアセスメントして、原因を探っていきます。痛みの性質も押さえましょう。

<table>
<tr><th></th><th>骨転移など</th><th>腹部腫瘍など</th><th>神経叢や脊椎への浸潤など</th></tr>
<tr><td>原因</td><td>皮膚、骨、関節、筋、結合組織などの損傷</td><td>管腔臓器（消化管など）の内圧上昇、固形臓器（肝、腎など）被膜の急激な伸展など</td><td>神経系の圧迫・断裂</td></tr>
<tr><td>自覚症状</td><td>疼《うず》く、脈打つ感じ</td><td>鈍く、圧迫される感じ</td><td>灼ける、走る感じ</td></tr>
<tr><td>特徴</td><td>持続する局所痛。体動で増強</td><td>痛みの位置が曖昧</td><td>障害された神経の支配領域に痛み、しびれ</td></tr>
<tr><td>随伴症状</td><td>関連痛（骨転移がある場合）</td><td>関連痛（肝臓に病変がある場合）、悪心、発汗など</td><td>知覚低下、知覚異常、運動障害</td></tr>
<tr><td rowspan="2">痛みの性質</td><td>体性痛</td><td>内臓痛</td><td rowspan="2">神経障害性疼痛</td></tr>
<tr><td colspan="2">侵害受容性疼痛</td></tr>
</table>

急性痛と慢性痛

痛みの持続時間で分類する場合もあります。

急性痛

急に出現し、原因が明らかである。時間と共に自然に治まる

慢性痛

痛みの原因（組織の炎症や損傷）が、治癒した後も持続する

痛みの観察項目

□	現在の痛み
□	部位
□	強さ
□	性状（どう痛むか）
□	パターン（いつ、どんな時に痛くなるか）
□	これまでの経過
□	増悪因子と軽快因子
□	その他の影響を与える因子（薬への不安や懸念など）
□	日常生活への影響（ADL、睡眠など）
□	レスキューの効果
□	副作用（便秘、悪心・嘔吐、眠気など）

身体所見、血液検査、画像などと合わせて、総合的にアセスメントします。

［留意点］

- 症状評価ツールをもとに、クローズドクエスチョン（「はい」または「いいえ」で答えられる質問）を多く用いて聴き取りをします。
- 患者さんの認知力や理解度に合わせた症状評価ツール（痛みに関する評価スケール）を活用します。
- 苦痛（痛み）の評価スケール（NRS、フェイススケールなど）を使用すると、患者さんの感じている痛みを共有することができます。
- チームの看護師やスタッフとよく情報交換して、直近の質問が重ならないようにします。さもないと、患者さんは「痛みのことばかり話している」気分になり、苦痛かもしれません。
- 痛みは主観的な苦痛であり、どのように痛むのかはその患者さんにしかわかりません。患者さんの痛みの体験を丁寧に聴き取ることが大切です。

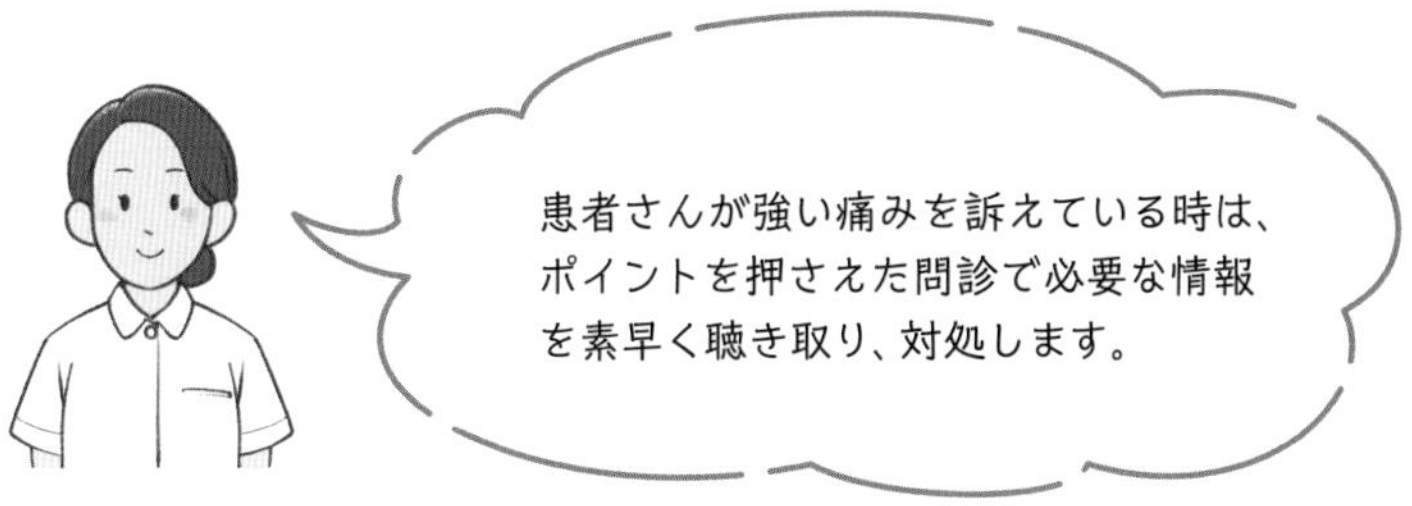
患者さんが強い痛みを訴えている時は、ポイントを押さえた問診で必要な情報を素早く聴き取り、対処します。

痛みの治療

痛みの緩和目標（WHO方式がん疼痛治療法[1]〈例〉）

患者さんの状態と生活に合わせた現実的な目標を設定します。

第1目標
痛みを気にせず、
夜間睡眠がとれる

→

第2目標
日中の安静時に、痛みが
軽減した状態で過ごせる

→

第3目標
体動時の痛みが
軽減する

- 患者さんの日常生活に即した目標であることが大切です（WHO方式の通りでなくてもよいとされます）。患者さんが痛みによって、生活上の何に困っているかを聴き取り、対処します。例えば「痛みで夜眠れない」なら、夜間の痛みを緩和します。
- 患者さんの価値観や、痛みに対する考え方を知っていくことが大切です。例えば、鎮痛薬の多くに副作用の眠気がみられますが、患者さんによって「痛いのは嫌、ウトウトしているほうが楽」という人もいますし、「多少痛くても、日中ちゃんと起きて過ごしたい」という人もいます。患者さんの生活や希望に合わせた、細やかな痛みのマネジメントが求められます。

痛みの治療方法

薬物療法（P62～65）

非薬物療法

- 神経ブロック
- 放射線治療
- IVR
- リハビリテーション
- 心理社会的・行動学的アプローチ

放射線治療前に、体位固定のために痛み止めを用いる場合は、患者さんの情報（安楽な姿勢、前回治療時の薬効など）を毎回申し送れるといいですね。

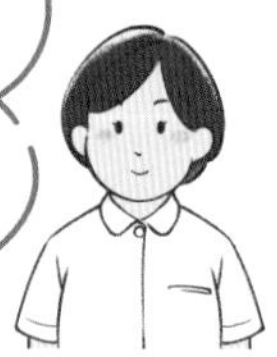

３段階除痛ラダー（WHO方式がん疼痛治療法）

鎮痛薬は、痛みの強さと薬の効力に応じた選択の目安があります。痛みが軽度なら１から始めますが、強い時はオピオイドをまず選択します。例えばNRS（P57参照）7以上の場合は３から始めます。

非オピオイド併用で、鎮痛効果の増強が期待できます

3 強オピオイド
中等度から高度の強さの痛みに用いるオピオイド

2 弱オピオイド
軽度から中等度の強さの痛みに用いるオピオイド

1 非オピオイド（NSAIDs、アセトアミノフェン）

±鎮痛補助薬

参考文献：厚生労働省医薬・生活衛生局監視指導・麻薬対策課「医療用麻薬適正使用ガイダンス～がん疼痛及び慢性疼痛治療における医療用麻薬の使用と管理のガイダンス～」平成29年4月、p.3-4

1）WHO方式がん疼痛治療法：WHO（世界保健機関）による、がんの疼痛マネジメントに関するガイドライン。2018年改訂。

痛みのコントロールは「ベース＋レスキュー[1]」

ベースで持続痛を緩和しつつ、時々出現する突出痛を早めのレスキューで抑えてコントロールします。

持続痛（半日以上経験される平均的な痛み）➡ベースで緩和

突出痛（突然発生、または増強する一過性の痛み）➡レスキューで抑える

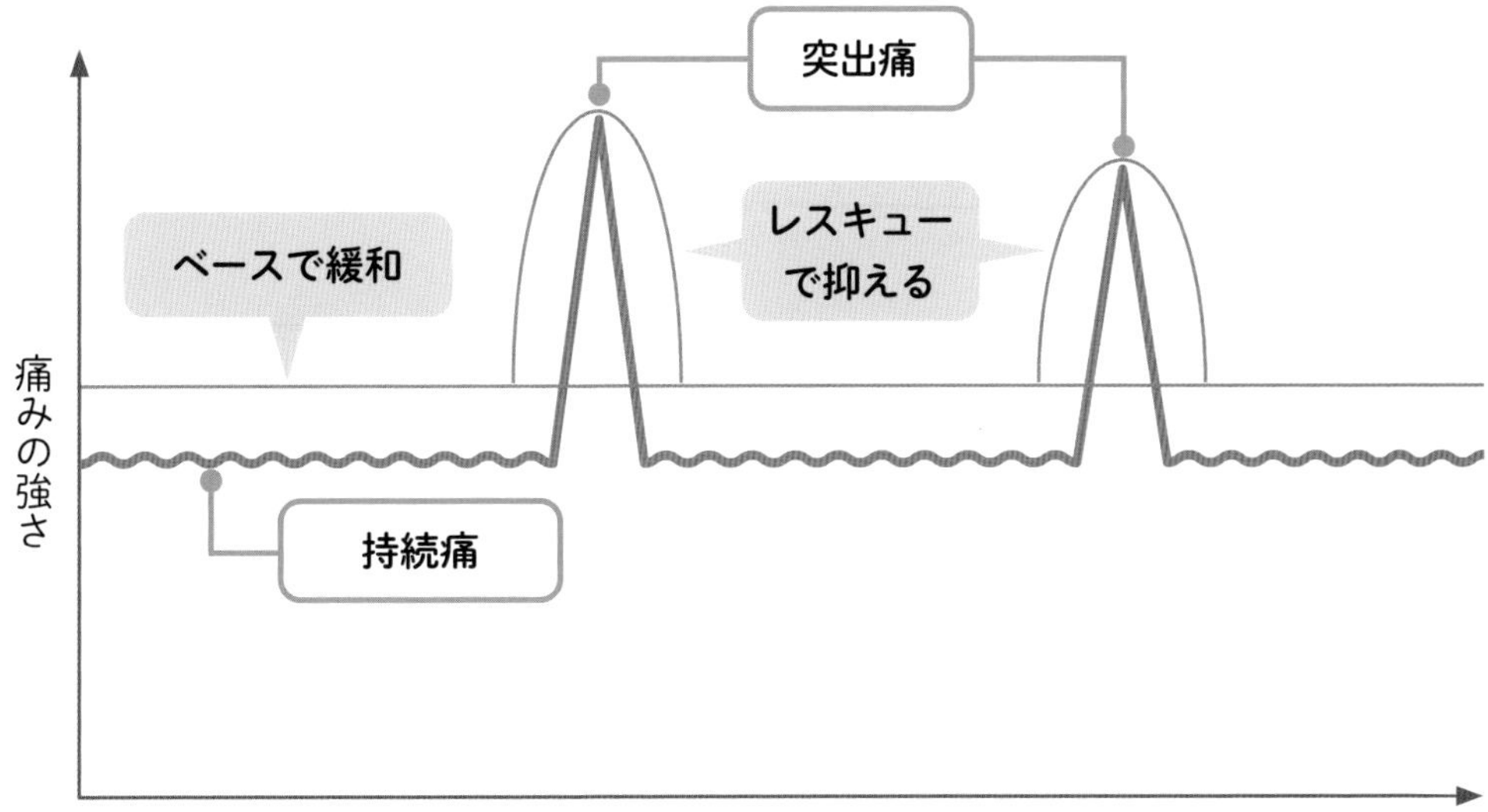
突出痛
ベースで緩和
レスキューで抑える
痛みの強さ
持続痛

参考文献：森田達也・木澤義之・梅田恵・久原幸編『3ステップ　実践緩和ケア〔第2版〕』青海社、2018年1月、患者・家族用パンフレットp.17-20

ベースとレスキューの量は、患者さんの生活や痛みのパターン、副作用との兼ね合いを評価しながら、適量を探っていきます。

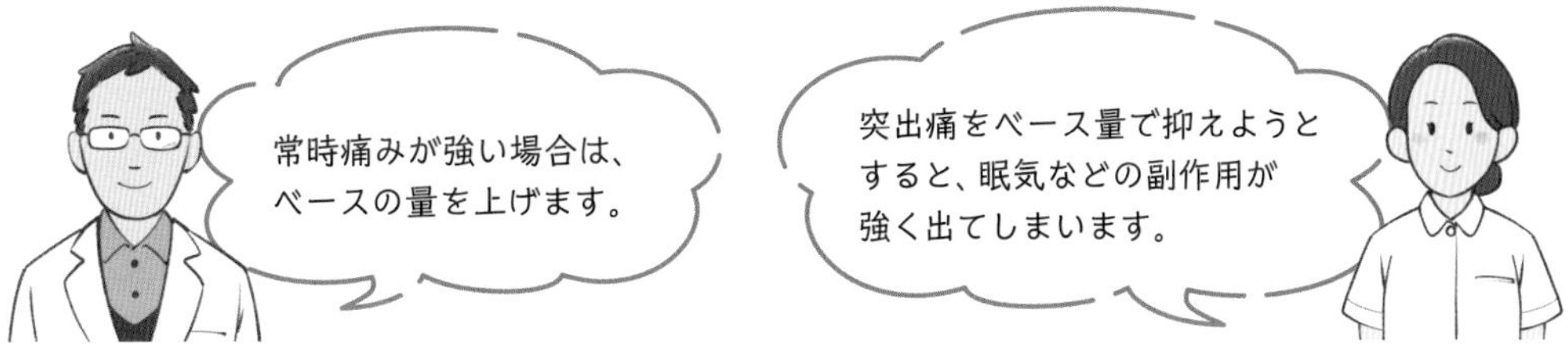
常時痛みが強い場合は、ベースの量を上げます。
突出痛をベース量で抑えようとすると、眠気などの副作用が強く出てしまいます。

鎮痛薬使用の４原則（「WHO方式がん疼痛治療法」）

1	2	3	4
経口的に	時刻を決めて	患者ごとに	細かい配慮をもって
基本は内服。安全で効果が安定する	規則正しい使用で、緩和状態を保つ	その人の痛みに合わせて量を調節する	さらに副作用など、個別性に沿った治療

1）ベースは定期薬、レスキューは頓用薬・頓服薬のことです。緩和ケアではこのように呼ぶことがあります。

痛みの治療

非オピオイド

NSAIDs

消化性潰瘍や腎機能障害の既往・リスクがある場合は、アセトアミノフェンを選択します。

例）

ジクロフェナクナトリウム	経口、坐	作用発現：15～45分 作用持続：6～10時間
ロキソプロフェンナトリウム	経口	作用発現：15～30分 作用持続：5～7時間
フルルビプロフェンアキセチル	注	作用発現：15分～ 作用持続：9時間

アセトアミノフェン

抗炎症作用はありません。副作用として、重篤な肝障害が起こる可能性があります。

アセトアミノフェン	経口、坐、注

オピオイド

- 種類によって投与量や副作用が異なります。
- 投与経路を切り替えることができます。
- オピオイドに耐性がついて効果が弱まってきた場合、ほかの種類のオピオイドに切り替える「オピオイドスイッチング」で、十分な効果を得ることができます。
- WHO方式がん疼痛治療法では、コデインとトラマドールは弱オピオイド、そのほかは強オピオイドに分類されています。

弱オピオイド

コデイン	経口	肝臓代謝。≧120mg/日なら強オピオイドへの変更検討
トラマドール	経口、注	SSRIとの併用や、けいれん発作の既往があれば使用注意。維持量200mg/日なら強オピオイドへの変更検討。ベース、レスキューどちらも使える

強オピオイド

モルヒネ	経口、坐、注	腎機能障害患者は鎮静や呼吸抑制などの副作用が生じやすい。剤型が豊富で、ベース、レスキューどちらも使える
オキシコドン	経口、注	ベース、レスキューどちらも使える
ヒドロモルフォン	経口、注	肝臓代謝。ベース、レスキューどちらも使える。ベース用は1日1回内服のタイプがある
フェンタニル	貼付剤、口腔粘膜吸収剤（舌下、バッカル）、注	主に肝臓代謝。腎機能低下や透析の影響を受けにくい。ベース、レスキューどちらも使える。持続注射投与中のレスキュー投与は、患者本人でPCAポンプを用いて行うことができる
タペンタドール	経口	肝臓代謝。ベース使用のみ
メサドン	経口	肝臓代謝。ベース使用のみ。神経障害性を伴う難治性がん疼痛にのみ使用する。他の強オピオイドからのオピオイドスイッチング時のみ適応。投与後７日間は増量不可 【重篤な副作用】QT 延長の増大

メサドンには重要な注意事項が多いため、処方や流通に厳しい規制が設けられています。

鎮痛補助薬

例）

抗うつ薬	デュロキセチンなど
抗けいれん薬	プレガバリンなど
抗不整脈薬	リドカインなど
NMDA受容体拮抗薬	ケタミンなど
ステロイド[1]	デキサメタゾン、 ベタメタゾンなど

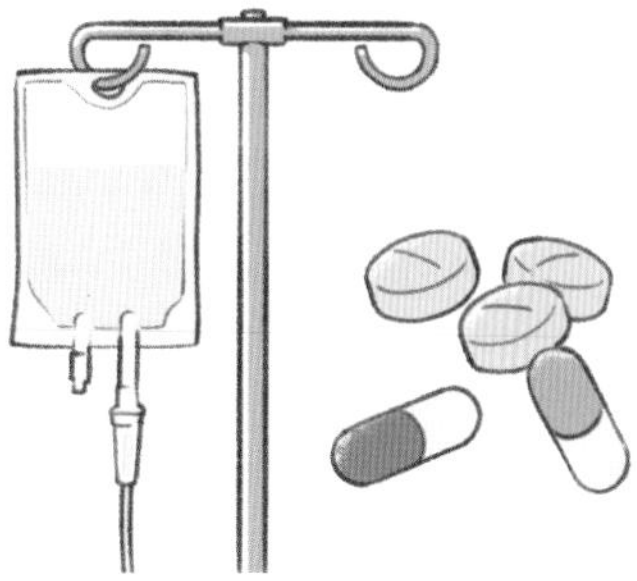

痛み別、鎮痛薬の使い分け

体性痛	非オピオイド、オピオイド。突出痛に対するレスキューが必要
内臓痛	多くはオピオイドが有効
神経障害性疼痛	多くは難治性。鎮痛補助薬が必要

内服薬以外の投与経路と、そのメリット／デメリット

	メリット	デメリット
経皮	簡便（貼るだけ）。長時間作用	量の細かい調整が困難。体温や皮膚の状態、部位によって吸収条件が不安定
皮下注射	吸収が速い。量の調節がしやすい	出血傾向がある場合使用不可。チューブの扱いや拘束感がストレスに。穿刺部位の浮腫を増強させる
口腔粘膜	吸収が速くレスキューに向く	使用にルールが多い。1日の使用量に上限がある
直腸内	吸収がそこそこ速い	準備体勢を整える必要がある。羞恥心が伴う
静脈注射	吸収が最も速い。量の調節がしやすい。投与の際の流速の上限がなく、大量の投与が可能	血管注射のストレス。抜去時の出血のおそれ。感染のリスク

1）ステロイド：腫瘍周囲の浮腫・炎症による痛みに有効

痛みのある患者さんへのケア

薬の副作用へのケア

［便秘］

使用中は便秘対策を継続する（オピオイド耐性[1]が形成されないため）

- 患者さんの排便の頻度、腹部の状態などに合わせて、適宜下剤を増減する。可能な範囲で運動・水分摂取・離床を促す
- オピオイド中止時はナルメデジン（オピオイド誘発性便秘〈OIC〉の薬）も同時に中止する（患者さんに説明して、回収や破棄など）

［悪心］

多くは導入後1～2週間で消失する

- 症状がみられる間は制吐薬の使用、環境調整（においの除去、安楽な姿勢、物品の位置の調整など）や食事の工夫（患者さんが食べやすいもの）などで苦痛の緩和に努める

［眠気］

開始後数日で自然に軽快する

- オピオイド耐性形成までは特に安全な環境づくりを考える。室内を整頓し、車の運転を避けるように説明する
- 痛みに合わせて、非オピオイドや非薬物療法、オピオイドスイッチング（P64）が検討されるため、オピオイド以外の要因も検討する

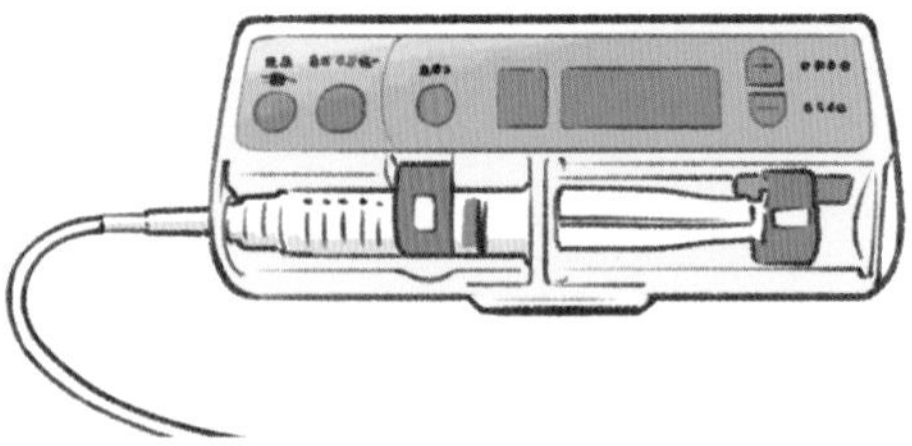

10mLシリンジをセットした携帯用シリンジポンプ。オピオイドの早送り[2]も可能です。

日々のケアの注意点

- オピオイド使用中は、基本的に車の運転は控えてもらう。食事や仕事、旅行などは可能なことを伝える
- 痛みがつらい時間、病状、患者の好み（使いやすさなど）、食事や他剤との飲み合わせなどに応じて、使用時間や投与経路（剤型）を相談する
- 痛みが増強する動きを避ける（例えば骨転移のある患者さんは、患部をひねる動きで痛みが増す）
- マットレスや、身体の位置を安定させるクッション類を検討する。横になっていて痛くない、褥瘡が発生しにくいなど、患者さんの生活やADLの状況に応じて選択する
- 夜間よく眠れるためのケアを患者さんと考え、取り入れてみる。眠れないと不安・不眠を引き起こしやすく、不眠があると痛みを強く感じやすい
- 痛みに意識が集中すると、痛みが増強することがある。痛みの閾値（P56）を上げるため、リラックスにつながること、痛みから気持ちをそらせてほかに集中できることを患者さんと話し合い、実践する。趣味、運動、外出、人との交流など

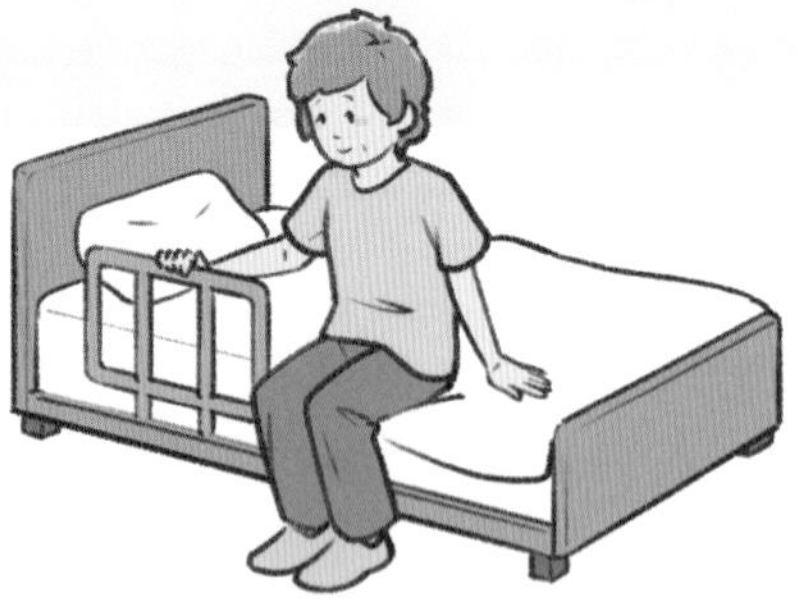

端座位の保持や、端座位からの立位が困難になってきたら、柔らかめのマットレスを勧めてみます。

痛み止め導入時のケア

- 痛みの観察を行う（P61）
- がんではない痛みもある。慢性的な神経痛などの情報は医師に報告する。臥床時間の長い患者さんの筋肉痛や廃用症候群による痛みには、リハビリテーションが有効なこともあるため医師や他職種に相談する
- 症状評価ツールの活用、評価を行う
- 痛みや痛み止め使用に関して、心配なことができた時の相談窓口や緊急連絡先を伝えておく

継続して行うケア

- 痛み増強時は、今までの痛みとの違い（強さや部位、出現の時間帯、副作用の表れ方など）も合わせて確認し、その都度緩和の方法を共に考える
- オピオイドの増量に伴い、眠気は増す。痛みと眠気のバランスは適当か（よい時間を過ごせているか）、患者さんと話し合い、ケアを考えていく

薬の説明のポイント

- オピオイドに対する抵抗感をもつ人には、なぜそう思うのかを確認する。誤解（中毒、副作用の心配、寿命が縮まるなど）を解く。オピオイドについて患者さんが抱きがちな心配・不安をまとめた説明書やパンフレットを医療の場に常備しておき、これに基づいて説明するとよい
- オピオイドが痛みの緩和のために必要で適切な薬だとの理解を得る
- 副作用や気がかりは、いつでも知らせてもらうよう伝える
- ベース、レスキューの説明を行う（必要性、使用方法、評価の方法）
- 薬剤の使用状況を確認する（特に開始直後の数日程度は、副作用の有無や、服薬状況が正しいかも合わせて）
- レスキューのタイミング、回数、使用前後の痛みの変化を確認、観察する
- レスキュー薬を自己管理している人に対して、指示通り（「○時間おきに」など）正しく使えているか確認する
- 食後や体動時に痛みが常に起こる場合、レスキューの効果が出る時間を考えて食前やケアの前に予防的に薬を使うと、楽に生活できることを説明する

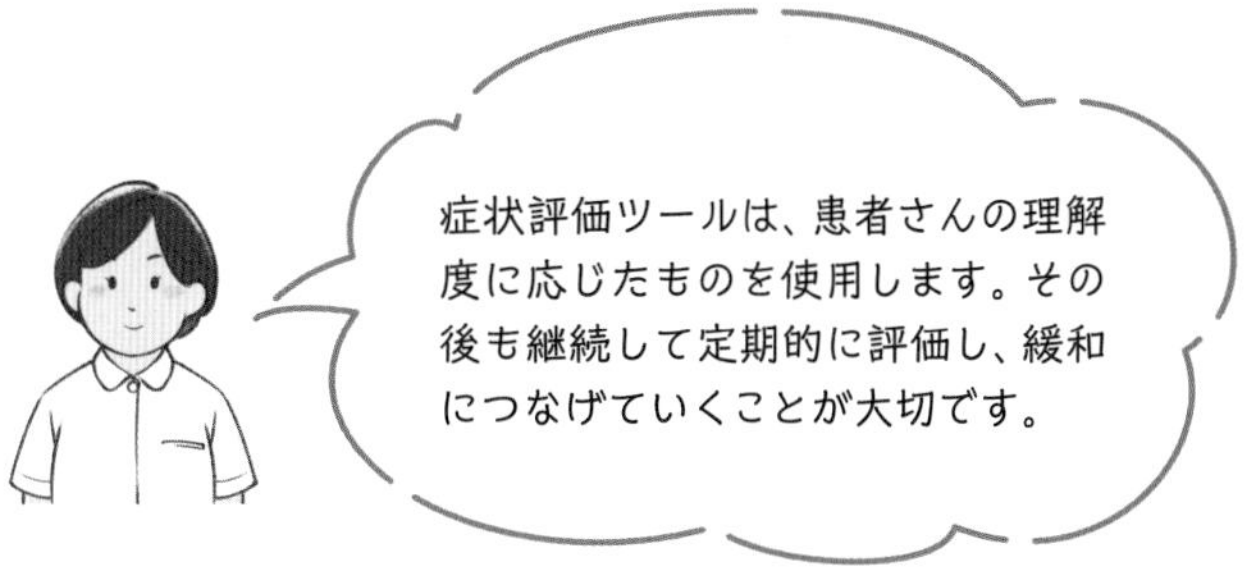
症状評価ツールは、患者さんの理解度に応じたものを使用します。その後も継続して定期的に評価し、緩和につなげていくことが大切です。

1）耐性：人の身体が、薬が常時体内にある状態に慣れていく（生理的に順応する）こと。薬によって、何に耐性ができるかは異なります。オピオイドの場合は、悪心や眠気には耐性が形成されますが、便秘には耐性が形成されない（身体がいつまでも慣れない）ため、オピオイド使用中を通して便秘予防が必要になります。
2）早送り：持続静注ポンプを使ってレスキュー薬を一定量注入できます。医療スタッフの指導を受けた患者さんやご家族にも使えます。

食欲不振

食欲不振は、まずその原因を取り除くことが重要です。解消のためには食事の工夫や口腔ケアも大切です。

原因を理解して、食欲の改善や体調を整えるケアを行う

食欲不振とは、食欲低下または食欲喪失の状態です。がんや心不全など、進行性の慢性疾患の患者さんによくみられる症状で、治療の副作用であることもあります。

食欲不振そのものは病気ではありませんが、食欲不振の原因が、まだ出現していないなんらかの病気や不調である可能性があります。例えば、がんや心不全など基礎疾患の病状の進行、基礎疾患以外の心身の不調などが考えられます。したがって、食欲不振がある場合、まずは原因をしっかり突き止め、対処する必要があります。

また、食事摂取量が十分でも、実は無理をして食べていたり、食事の量が多くて、食べることがつらいと思っていたりすることがあります。こうした場合も食欲不振にあたります。

食欲不振の原因

例）

口腔内	●嗅覚や味覚の変化 ●口腔内の汚れ、口内炎、義歯の問題 ●嚥下困難、嚥下機能障害
消化器	●悪心・嘔吐 ●消化管への圧迫（腫瘍、腹水）、消化管閉塞 ●胃炎、潰瘍 ●便秘
口腔内・消化器以外	●全身の苦痛（痛み、呼吸困難、倦怠感など） ●不安や抑うつ ●腫瘍熱や感染症 ●意識障害（せん妄） ●中枢神経系（脳転移、頭蓋内圧亢進） ●代謝・電解質異常（肝不全、腎不全、悪液質、高カルシウム血症、高血糖） ●認知症（認知機能障害、BPSD）
環境	●社会的孤立、孤独 ●刺激の強いもの（におい）
治療	●薬剤（症状緩和のための薬、輸液） ●放射線治療、化学療法

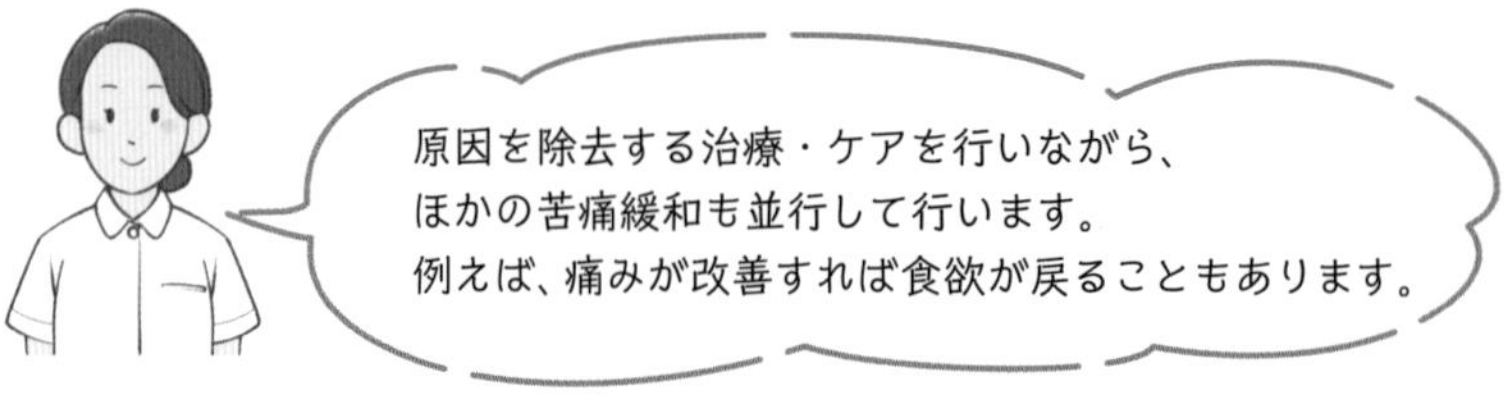
原因を除去する治療・ケアを行いながら、
ほかの苦痛緩和も並行して行います。
例えば、痛みが改善すれば食欲が戻ることもあります。

食欲不振の治療

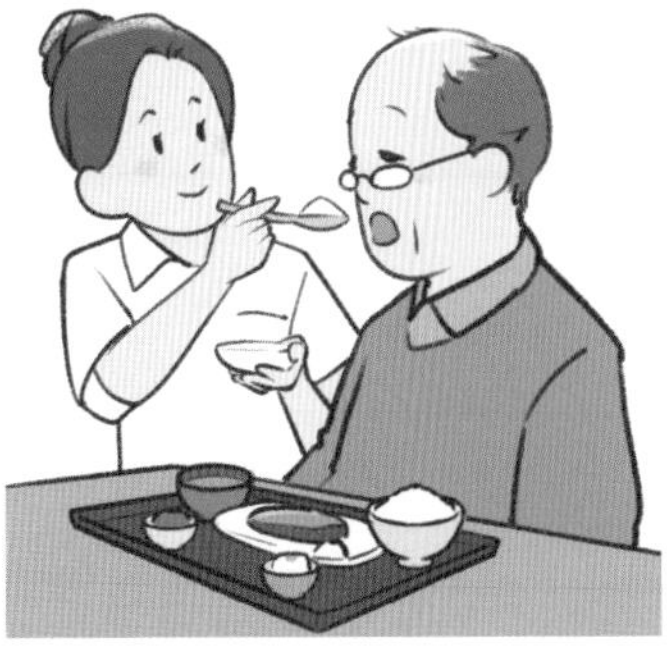

1

■食欲不振の原因となっている症状への治療

●痛みの緩和、口腔カンジダに抗菌薬、高血糖に対する血糖コントロール、便秘の解消と排便コントロール、腹水の除去など

■食事の工夫（P70）

■口腔ケアの徹底（P71）

↓

2

■食欲不振を改善する薬物療法

●がん悪液質➡アナモレリン、ステロイド

●悪心➡オランザピン、プロクロルペラジン

●すぐに満腹になる場合
➡メトクロプラミド、ドンペリドン

●口内炎、口腔内の痛み
➡ロキソプロフェン、ジクロフェナク含嗽

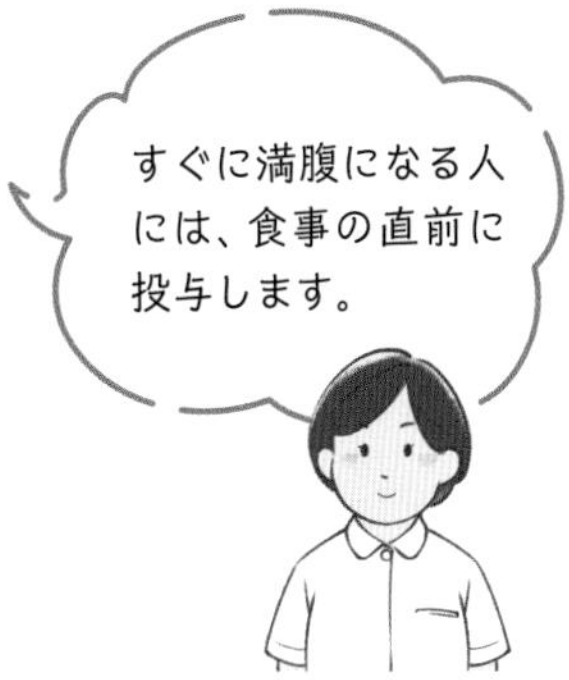
すぐに満腹になる人には、食事の直前に投与します。

↓

3

■輸液、経腸栄養による栄養療法

予測される生命予後や全身状態から判断する（週単位になると効果がないため）

Point

化学療法前後の患者さんの食欲不振

化学療法を受ける前の患者さんは、病気や治療、今後のことなど大きな不安を抱き、その影響で嘔気や嘔吐がみられることがあります。治療当日以降は、主に薬剤の影響により嘔気や嘔吐がみられます。味覚障害や口内炎、下痢、便秘、倦怠感などの症状も次第に表れ、治療後数週間、1か月たっても続く場合もあります。こうした副作用症状が食欲不振の原因となります。

食欲不振の改善のためには、まず対処できる症状（口内炎、味覚障害、消化管潰瘍など）を治療します。また、ステロイドや漢方薬で食欲が改善することがあります。

患者さんには、化学療法前後の食事の基本として、

●食べたいものを食べられる時に、食べられる分だけ食べる

●消化がよく、少量でも高エネルギーで高タンパクなものを選んで食べるようにするとよい

などを指導します。また、ご家族の協力を得ることの大切さや、医療チームで治療を支援していくことを合わせて伝えていきましょう。

食欲不振がある患者さんへのケア

食事の工夫

形状を変える

軟らかくする

- 咀嚼力、嚥下力が低下した人に
- ごはんは軟らかめに炊く
- 圧力鍋などを利用して作る
- テリーヌやポテトサラダなど

細かく刻む

- 歯がない人、義歯が入れられない人に。嚥下障害のある人は、かえって誤嚥しやすいため注意
- 食感、風味が残りやすい
- ミキサーにかけると調理が楽

すりつぶす、こす

- ペースト状にする。ポタージュなど
- 元のメニューが分かりにくいため、説明しながら提供する

液状、ジェル状

- 患者さんの状態に合わせて、とろみをつけて硬さを調整
- すまし汁、ジュース、重湯など

食べ方を工夫する

- 少しずつ食べる。おむすび、サンドイッチなど
- 分割して食べる
- 温める／冷やす
- だしをきかせる
- 酸味をつける
- 食事に制限がなければ、味を濃くする、香辛料を使用してみる　など

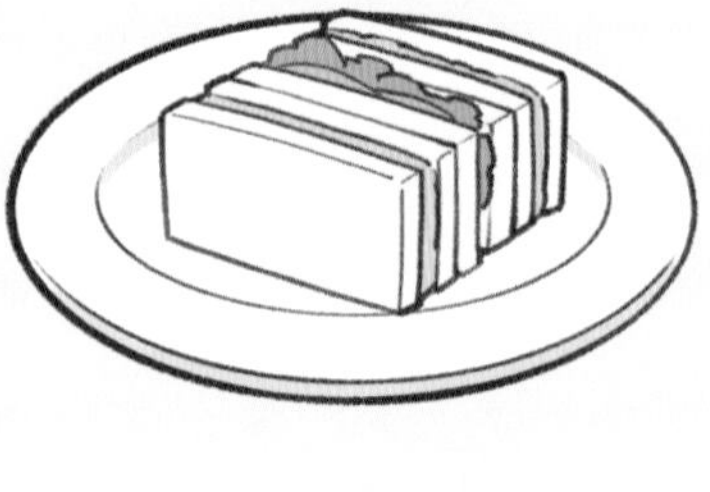

冷たくてさっぱりしたものをすすめる

- かき氷、アイスクリーム、果物

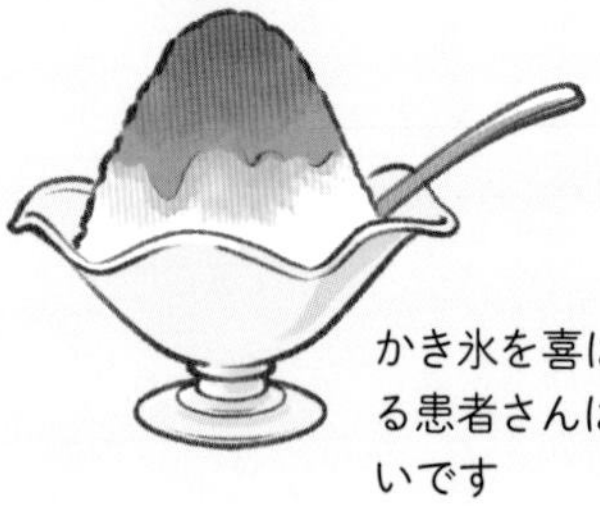

かき氷を喜ばれる患者さんは多いです

その他

- 栄養士にアドバイスをもらう
- 経腸栄養剤、栄養補助食品も利用できることを説明する

食欲不振と口腔ケア

［意義］

■おいしく味わう

正しい歯磨きや口腔ケア、口腔内の保清、唾液の分泌促進などによって、食事をおいしく味わうことにつながります。

■トラブルを回避する

終末期の患者さんの口腔内のトラブルは、さまざまな原因で多様な表れ方をします。

- 化学療法や放射線治療の影響で、口内炎が起きやすくなる
- がんなどの基礎疾患によって免疫力が低下し、口腔カンジダなどの感染症が出現する
- 終末期や老衰の人は、唾液や逆流した胃液を少量ずつ誤嚥して（不顕性誤嚥）、肺炎を起こすことがある（誤嚥性肺炎）
- その他、齲歯、義歯トラブル、口腔内出血など

口腔内は粘膜組織であることから、非常に傷つきやすく敏感なため、上記のトラブルを回避する意味でも、日々の口腔ケアは重要です。

［全介助で行う口腔ケア］

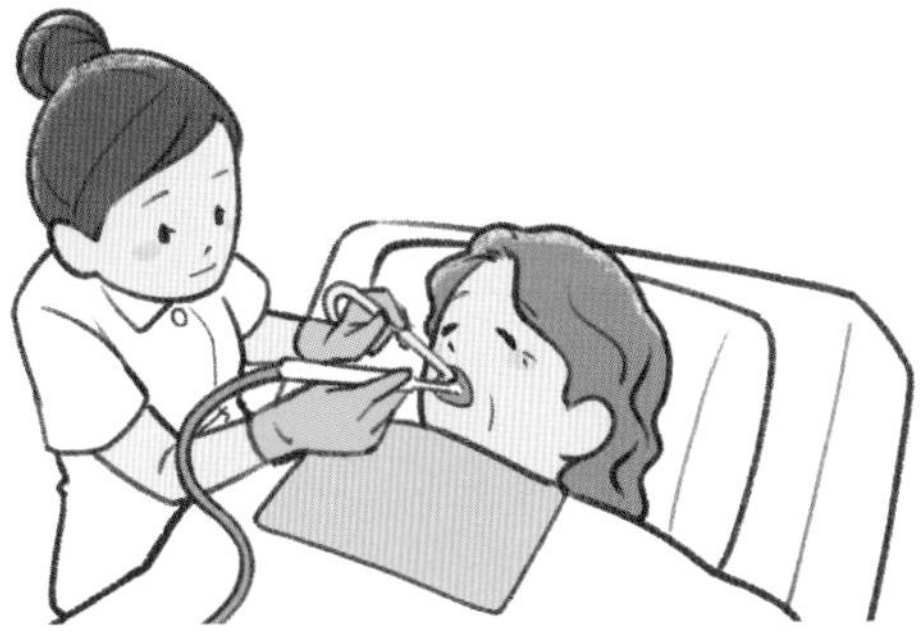

❶保清　加湿・吸引しながら、スワブでブラッシング。加湿したスワブ・綿棒で、愛護的に汚れをふき取る

❷保湿　口腔内保湿剤を軟化させ（体温でゆるめる）薄く塗布する

［留意点］

- 口の中はデリケートな部分です。また開口したままでは患者さんは疲れます。適度に休憩を挟みつつ、手際よく行います。
- 認知症や、せん妄のある患者さんは、口腔ケアの意味を理解できずに拒否する場合があります。毎回わかりやすく説明し、短時間でも行えるようにします。
- 傷、義歯、痛み、激しい汚れなどは歯科医師に相談します。
- ケアに困った時は、具体的なアドバイスを歯科チームからもらいましょう。

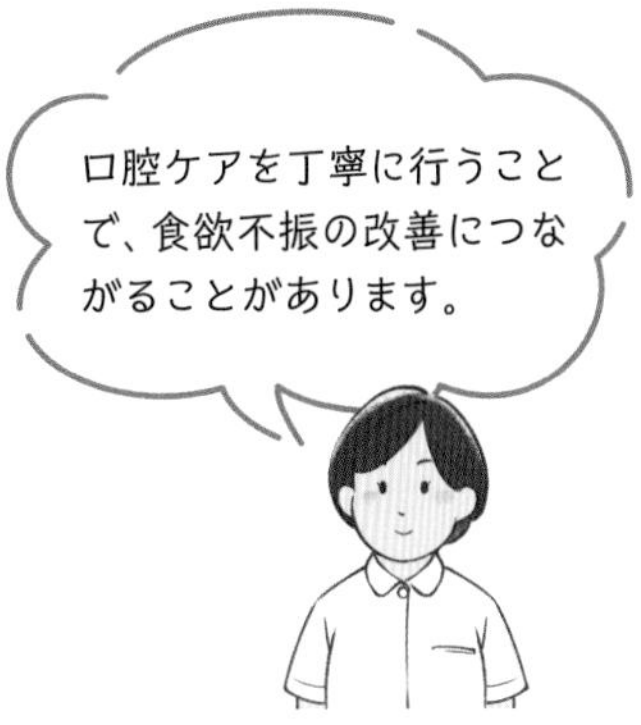
口腔ケアを丁寧に行うことで、食欲不振の改善につながることがあります。

悪液質

進行性で不可逆的な病態

悪液質は、体重減少や活動性の低下を引き起こし、QOLの低下や生命の危機につながる、進行性で不可逆的な病態です。

原因は、がんや慢性心不全・慢性腎不全・慢性肝不全などの慢性的な基礎疾患によって起こる代謝異常です。この代謝異常が、患者さんの食欲不振や全身の機能低下を引き起こします。その結果、疲労感や活動性の低下、筋肉量や脂肪組織の減少による体重減少が出現します。

終末期にあり、がんや心不全など原疾患の治癒が望めない患者さんは、悪液質によりどんどん痩せて筋力が衰え、生命予後にも悪影響を及ぼすことになります。

悪液質になる前の段階で予防すること、または悪液質を早期に発見し、多職種で介入して状態を改善していくことが必要といえます。

悪液質は進行性です。徴候を見逃さず早期に介入し、チームで患者さんとご家族をサポートしていきます。

がんの悪液質の進行

	悪液質の前段階	悪液質	不可逆的な悪液質
観察	食欲不振	体重減少 経口摂取量の低下	
治療・ケア	薬物療法 理学療法 栄養療法		症状緩和

参考文献：一般社団法人日本がんサポーティブケア学会・内藤立暁・髙山浩一・田村和夫監修「がん悪液質ハンドブック―『がん悪液質：機序と治療の進歩』を臨床に役立てるために」2019年3月、p.6

参考 悪液質の診断基準

①過去６か月間の体重減少＞５％
②ＢＭＩ＜20 かつ体重減少＞２％
③サルコペニア かつ体重減少＞２％
①②③のうち、１つを満たすこと

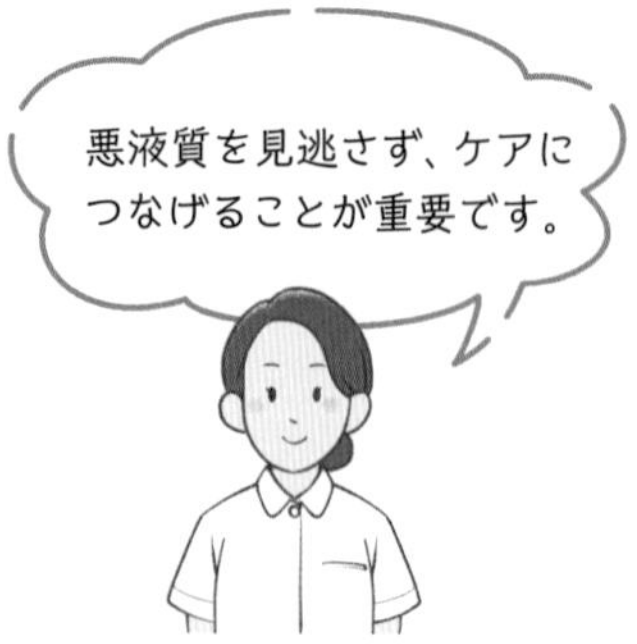
悪液質を見逃さず、ケアにつなげることが重要です。

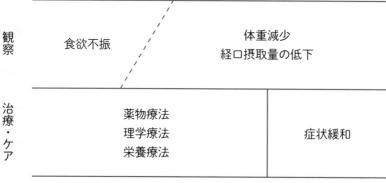

予防が可能な段階には、体力を保持するための支援を行う

がんの悪液質は、放置しておくとどんどん進行していくため、可能な限り早い段階で進行を食い止め、全身状態の維持・改善に努めます。

治療の柱は次の４つです。

- ●薬物療法
- ●運動療法
- ●栄養療法
- ●ご家族を含めた心理面のサポート

悪液質の治療とケア

薬物療法

●コルチコステロイド
- ・食欲改善効果がある
- ・体重増加、予後改善効果はない
- ・副作用に睡眠障害やせん妄の可能性
- ・1か月程度の投与で効果が減弱するため、開始時期、やめ時も大切。患者さんのQOLを考えて使うことになる

運動療法

- ●骨格筋量の維持をめざす
- ●理学療法士と連携し、患者さんに合った形でできる運動を工夫していく
- ●症状緩和と並行して行う
- ●臥位の時間を短くする。例えば座位保持、軽い運動（体操など）、散歩、車いす使用など
- ●気分転換を兼ねて、何かのイベント（例えば、近くに咲いている花を見に行く）に誘う

栄養療法

- ●好きなものや食べられそうなものを聞く
- ●管理栄養士、栄養士などから助言をもらいながら、働きかけを試してみる、工夫する
- ●栄養補助食品も、好みに合いそうなものを勧める
- ●併存疾患（例えば、高血圧や糖尿病、心機能・腎機能・肝機能低下など）のため食事制限がある場合、制限の解除が有効な場面もある。ご本人、チームに相談する

患者さんとご家族それぞれの食への思いを大切に

悪液質の患者さんには食欲不振、食事摂取量の低下がみられ、食べているとしても量が少なくなりがちです。しかし、それだけで痩せるわけではありません。

基礎疾患による代謝異常のため、患者さんのエネルギー消費量は増加します。たとえ動かずに、食べてエネルギーを補給したとしても、消費されるエネルギーはそれらを上回るため、どんどん痩せていくのです。

ご家族は患者さんが痩せていくのを心配し、食べるように勧めます。一方で、患者さんは食べたくない、食べられない、食べても痩せていくという状況で、家族に心配をかけたくない気持ちと、自分の心身のつらさの間で揺れています。

看護師とチームは、患者さんにとって「食べること」と、ご家族にとって「患者さんが食べてくれること」の意味を丁寧に聴き取り、共有したうえで、それぞれの状況に合わせたケアや働きかけを考えていく必要があります。

悪心・嘔吐

不快感や症状が、少しでも和らぐ時間を持てるようなケアを

悪心とは、消化管の内容物を口から吐き出したいという、切迫した不快な感覚です。また、嘔吐は、消化管の内容物が口から強制的に排出されることです。

両者の違いは、悪心が主観的な感覚を、嘔吐が客観的な症状を指すという点です。悪心から嘔吐に至る場合と、悪心があっても嘔吐しない場合があります。また脳腫瘍などでは、悪心がなくても突然嘔吐することがあります。

がん、非がんを問わず、終末期の慢性疾患の患者さんの多くが、さまざまな原因（複合的な場合もあります）により悪心・嘔吐に苦しみます。フィジカルアセスメントによって除去できる原因を除去し、制吐薬で症状の軽減を図りながら、患者さんのQOLを可能な限り維持・向上するためのケアを考えていくことになります。

悪心・嘔吐の原因と機序を理解して制吐薬を選択します。消化管閉塞時や化学療法中の治療・ケアについても確認しましょう。

悪心・嘔吐の原因

例）

A　化学的な原因（薬物、代謝物、誘発物質）	
薬物	化学療法、オピオイド、抗うつ薬（SSRI、SNRI）、抗菌薬など
代謝物	高カルシウム血症、低ナトリウム血症、腎不全、肝不全など
誘発物質	エンドトキシン（感染）、サイトカイン（腫瘍）など
B　消化器系の原因（消化管運動異常、消化管刺激、内臓への刺激）	
消化管運動異常	便秘、消化管閉塞、腹水、肝腫大、腫瘍による圧迫、下痢、放射線治療など
消化管刺激	薬物（NSAIDs、抗菌薬、ステロイド、鉄剤など）、アルコール、胃炎や潰瘍など
内臓への刺激	がん性腹膜炎、肝被膜伸展など
C　中枢神経系の原因（頭蓋内圧亢進、髄膜刺激、前庭系）	
頭蓋内圧亢進	脳腫瘍、脳浮腫、脳出血など
髄膜刺激	がん性髄膜炎など
前庭系	頭蓋底への転移、乗り物酔い、オピオイド、アスピリンなど
D　精神的な原因（心理的なもの）	
心理的な要因	不安、予期性嘔吐、痛みなど

原因は４つの系統に大別されます。これらの原因で嘔吐中枢が刺激された結果、嘔吐運動と悪心の自覚症状が現れます。

悪心・嘔吐の治療

主な制吐薬

患者さんの悪心・嘔吐の原因にきちんと合った薬を選ぶことが大切です。

	症状の原因（疑い）	制吐薬の種類
A	オピオイド使用中	ハロペリドール、プロクロルペラジン、クロルプロマジン、オランザピン
	代謝異常（高カルシウム血症、尿毒症）	
B	消化管の運動が低下している	メトクロプラミド、ドンペリドン
	腸管浮腫（腫瘍周囲、炎症）	デキサメタゾン、プレドニゾロン
C	前庭系への刺激（体動時のめまい）	ジフェンヒドラミン、ヒドロキシジン
	迷走神経反射	ブチルスコポラミン
他	複合的要因がある	オランザピン

制吐薬以外の治療

薬物以外の治療には次のようなものがあります。

A	代謝異常	高カルシウム血症：ビスホスホネート製剤、輸液 低ナトリウム血症：ナトリウム補正、SIADH治療
B	消化管閉塞	ドレナージ：経鼻胃管チューブ、イレウスチューブ、胃ろうチューブ
	消化管潰瘍	潰瘍治療薬：プロトンポンプ阻害薬（PPI）など
C	頭蓋内圧亢進	放射線治療、コルチコステロイド、D-マンニトール

A：化学的な原因、B：消化器系の原因、C：中枢神経系の原因（右頁表参照）

悪心・嘔吐のある患者さんへのケア

- 「吐き気」が1日何回、いつ頃、どんな時に起こるか、持続しているかについて確認し、チームで共有する
- 吐き気はどうすれば楽になるか、いつもしている対処方法があれば確認する。どのような姿勢や状況が楽か尋ね、それを保持できるようにチームで共有する
- 原因（においや汚れ、刺激物など）を除去する。換気や清掃、保清や口腔ケア、食事、視聴覚の刺激除去などの工夫を、患者さんと相談しながら行う
- 悪心・嘔吐への恐怖感や、ほかの不安、心配ごとが関係していることもある。話をゆっくり聴く時間をもつことや、気分転換やリラクゼーションで軽減することがあるため、患者さんと話し合う

化学療法の副作用としての悪心・嘔吐とケア

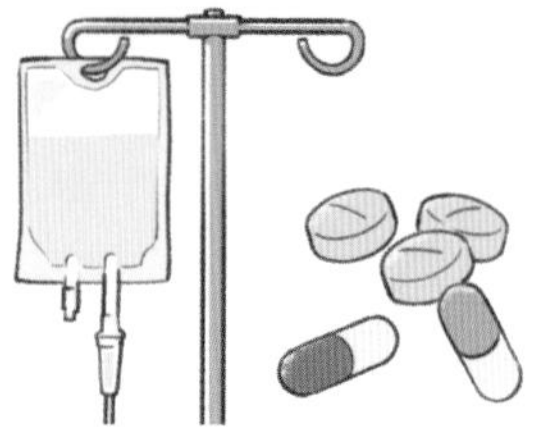

化学療法の副作用に、悪心・嘔吐があります。治療においては

1　悪心・嘔吐を起こしやすい薬剤がある

2　悪心・嘔吐の起こしやすさに合わせて制吐薬を選択する

ということを患者さんにあらかじめ伝え、安心してもらいます。

悪心・嘔吐が起こりやすい抗がん剤（制吐薬未使用の場合）の例は以下の通りです。

嘔吐の出現リスク	抗がん剤
高度（＞90%）	シスプラチン、シクロホスファミド（血液がん）、AC治療（ドキソルビシン〈アドリアシン〉＋シクロホスファミド〈エンドキサン〉）
中等度（30～90%）	オキサリプラチン、ドキソルビシン、カルボプラチン、ピラルビシン、シクロホスファミド（血液がんを除く）、イリノテカン、ベンダムスチン
低度（10～30%）	パクリタキセル、ゲムシタビン、ドセタキセル、フルオロウラシル、エトポシド、メソトレキセート、ペメトレキセド
最小（≦10%）	ベバシズマブ、ビンクリスチン、リツキシマブ、ビノレルビン、セツキシマブ、トラスツズマブ、ペルツズマブ、ボルテゾミブ

ほとんどの化学療法が、複数の薬を組み合わせて行われます（多剤併用）。標準的な組み合わせのパターン（非常に種類が多いため、ここでは省略）は、制吐薬を含む使用薬剤や投与スケジュールと共に「レジメン」として公開されています。悪心・嘔吐は多剤併用により起こりやすく、また薬によって悪心が出る時期が違います。こうしたことを患者さんに事前に説明し、「その時期が終われば治まる」という安心感をもって治療に臨んでもらうことが大切です。

化学療法中のケア

- ●教　育　治療に先立ち自分の体調を整え、体力を温存しながら生活を送ることの重要性を説明する。また、スタッフも共に治療を乗り切りたいと思っていること、異常があれば必ず早目に報告してほしいことを伝える
- ●衣　服　ゆったりしたものを選ぶ。身体を締めつけない
- ●食　事　治療の数時間前にすませておく。消化のよいものを選び、乳製品は控える。氷や飴をなめると不快が治まることがある
- ●制吐薬　初回の治療時に、悪心の出現時期（何日目からいつまで続いたか）をメモしておき、次の治療からはその時期の制吐薬の使い方を工夫する（その時期に強化するなど）。悪心予防のために、治療前にレスキューとして使用したり、注射薬と経口薬を組み合わせたりする方法がある。使用方法を看護師に相談する
- ●安　静　側臥位で身体を丸くすると、楽になることを説明する
- ●環　境　においや音などの刺激を避け、空気が適度に循環するようにする

参考文献：聖隷三方原病院「本のお医者さん よくわかる抗がん剤の副作用対策」p.20-22

Point

消化管閉塞のある患者さんへの治療・ケア

消化管閉塞とは、なんらかの理由で、消化管の内容物(飲食物、ガス、消化液)が口から肛門側に流れていかなくなる状態です。腸管腫瘍の増大や転移性腫瘍、播種性腹膜炎、腹水などが原因で起こるため、終末期の患者さんによくみられる症状です。閉塞の原因によって治療法が違ってくるため、注意が必要です。

原因

大きく分けて2つあります。

1 「詰まる」ことで起こる

消化管腫瘍の増大による閉塞、消化管周囲の腫瘍や腹水による圧迫、手術や放射線治療後の癒着などが原因として考えられます。また、完全に詰まっている「完全閉塞」と、内腔が狭くなっているがわずかに内容物が流れる「不完全閉塞」があります。

2 「動かない」ことで起こる

蠕動運動が低下した状態です。薬剤(オピオイド、抗コリン薬)や電解質異常、腸管麻痺などが原因として考えられます。

治療

閉塞の原因に合わせた治療をします。

1 消化管は周囲の原因を除去、最小化する

- **メトクロプラミド**　蠕動亢進作用があるため、完全閉塞の場合は使用禁忌です。不完全閉塞の場合のみ使用可能です。
- **ブチルスコポラミン**　蠕動が亢進して、蠕動痛がある場合に使用します。

腸管の炎症や浮腫を改善するため、ステロイドが有効なことがあります。そのほか消化管ステントや手術で、狭窄・閉塞箇所を広げるという方法がありますが、ある程度の体力が必要なこと、術後の経過が順調かどうかはケースによること、再閉塞の可能性もあることなどから、患者さんが治療方法を選択するにあたっては、十分な情報提供を行う必要があります。

2 蠕動を亢進させる

- **メトクロプラミド**　蠕動痛に注意します。
- **ナルデメジン**　オピオイド鎮痛薬で蠕動が低下している場合に有効です。

3 消化管内部を減圧する

消化管内部のガスや消化液を排出して、消化管を安静に保ちます。経鼻胃管チューブ、イレウスチューブ、胃ろうチューブがあります。消化液の分泌を抑制する薬には、オクトレオチド、ブチルスコポラミンがあります。

ケア

- 腸の蠕動音を聴診器で確認し、金属音(カンカン、キンキンした音)を聴取した場合は蠕動が亢進しており完全閉塞の疑いがあるため、医師に連絡します。
- 患者さんの「食」への希望、価値観を確認します。「多少嘔吐してもよいから食べたい」などと経口摂取希望時は、絶飲食など指示の必要性、食事形態の工夫で対応できるかどうかなどを、栄養士を含めたチームで検討します。ほかにも「咀嚼して味わった後に出す」「飲料の嚥下後、胃管チューブから吸引回収する」「ご家族や友人と、食事の時間を楽しく過ごす」ことが有効なこともあります。
- 悪心・嘔吐のある患者さんへのケア(P75)も参照

便秘・下痢・腹部膨満

便秘・下痢の予防と排便管理は、患者さんの尊厳に関わる大切なケアです。腹部の苦痛症状である腹部膨満と合わせて学びましょう。

排便コントロールはほぼ必須。体調と生活に合わせてケアを行う

便秘とは排便の際、本来体外に排出すべき量を十分出せない、そして排便後もすっきりしない状態をいいます。がんの患者さんは、大腸がんなどの器質的な理由で、腸管の内容物が停滞して排便困難に陥ることがあります。また、オピオイド治療中のオピオイド誘発性便秘（OIC[1]）が、機能性便秘症の一つとして知られています。

緩和ケアを受ける患者さんにとって、排便コントロールがうまくいくことは、QOLの向上のためには不可欠です。

便秘の原因は一つではないことが多く、いろいろな要素が複雑に絡み合っています。一人ひとりの排便習慣や治療の違いを意識しながら、患者さんの生活や体調に合わせてケアを行います。

便秘の原因

疾患の進行	腸管閉塞、高カルシウム血症、神経障害、水分制限、活動性の低下など
薬剤	オピオイド、抗コリン作用のある薬剤（ブチルスコポラミン、三環系抗うつ薬など）、利尿薬、免疫チェックポイント阻害薬など
二次的な要因	脱水、経口摂取量の低下、併存疾患（糖尿病など）、不安などの心理的要因など
環境	排便環境の変化（使い慣れた便器ではない、周囲に人の気配がするなど）

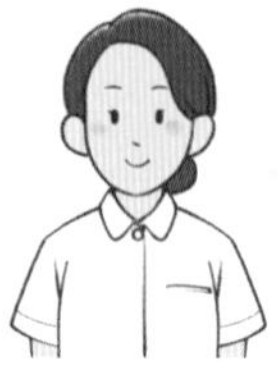

非がんの患者さんは、利尿薬や水分制限、努責をかけにくいなどの原因が多いです。

便秘になるのが嫌で、痛み止め（オピオイド）を使いたがらない患者さんもいます。
丁寧に患者さんの気持ちを聴いていきましょう。

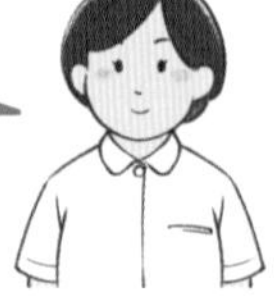

1) OIC:Opiodoid-induced constipation

便秘の治療

1 ●便秘を誘発する薬剤の中止・減量

↓

2 ●浸透圧性下剤（マグネシウム、ポリエチレングリコール、ラクツロース）
●上皮機能変容薬（リナクロチド）

↓

3 ●刺激性下剤（センノシド、ピコスルファートナトリウム）
●座薬、浣腸、消化管運動賦活薬（連用）

並行して
●腸管疾患の治療（腫瘍や癒着に対して、減圧、ステロイド、輸液など）
●併存疾患の治療（痔核や裂肛など）、
●食事（水分制限がなければ、心がけて多めにとってもらう）

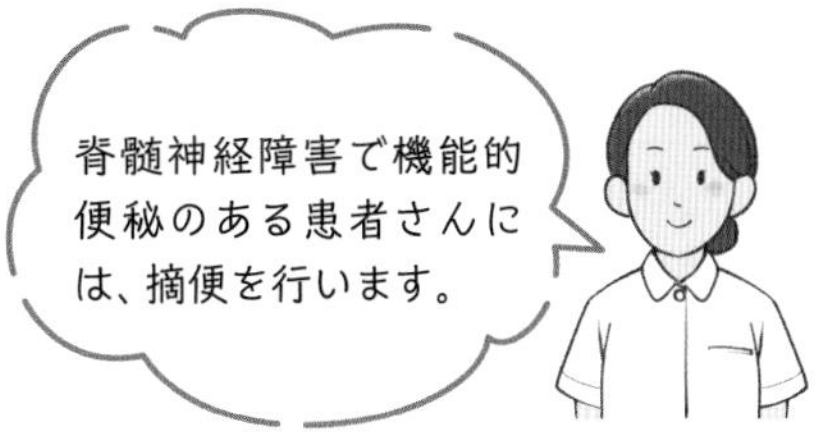
脊髄神経障害で機能的便秘のある患者さんには、摘便を行います。

便秘の患者さんへのケア

便秘治療薬の調整

●チームで患者さんの排便習慣をアセスメントし、日々評価していく
●日々の細やかな調整のために、看護師が対処できるよう医師からあらかじめ指示をもらっておく

皮膚（肛門周囲）の観察とケア

●洗浄便座使用でスキントラブルが起こることがある（低温やけど、洗浄による荒れ）ことを説明し、適宜観察する
●脱肛、潰瘍の有無を観察して保湿に努め、軟膏塗布を適宜行う

日々の排便ケア

●もともとの排便習慣や、便秘の時のセルフケア（対処法）を把握しておく
●定期的に、腹部マッサージや腰背部への温罨法を行う
●便意がある時はすぐに対処する（我慢しなくてよいケア体制を整備する）
●痛みや衰弱で姿勢保持困難な場合は、患者さんと相談して安全な排便方法を考える。例えば洋式便座なら、背部とタンクの間にクッションを入れたり、便器横に手すりを設置したりして上体を支えられるようにする。また、両足底全体がつく高さに足台を設置すると、排便姿勢が安定し努責をかけやすい

覚えておこう

□オピオイド誘発性便秘（OIC）

OICとは、オピオイドの開始後に新たに出現する、あるいはオピオイドを変更・増量したことで悪化する便秘をいいます。一般的な便秘と同様、強い努責が必要で、残便感がつらい状態です。オピオイド使用中の患者さんの半数以上にみられる病態です。耐性を形成しない（体が慣れて便秘が自然に改善することはない）ため、便秘対策が継続的に必要になります。治療・ケアの基本は一般的な便秘に同様です。

OICが進行すると、溢流《いつりゅう》性便秘（直腸管内で貯留した便塊の脇を、水様便のみがすり抜けて排出される状態。口側に便塊がますますたまっていく）になることがあり、注意が必要です。

OICの治療薬にはナルメデジン（スインプロイク®）があります。ナルメデジンは腸管の末梢神経に作用して、オピオイドによる便秘を予防・改善する効果があります。

がんの患者さんの下痢はまず化学療法の影響を疑う

下痢とは、便中の水分が過剰になり、液状〜泥状の排便を頻回にきたす状態です。

がんの患者さんで化学療法・放射線療法を受けている人は、腸管粘膜への刺激や、薬剤の代謝・排泄と関連して、急性の下痢を起こしやすくなります。また、終末期に薬物や活動性低下の影響で便秘に傾きがちにもかかわらず、下痢がみられた場合は原因を精査し、しっかりと対処していく必要があります。

下痢の原因

疾患の進行	腸管閉塞・狭窄、放射線療法など
薬剤	化学療法（細胞障害性抗がん剤〈イリノテカン、フルオロウラシルなど〉、分子標的治療薬、免疫チェックポイント阻害薬）、便秘治療薬、抗菌薬など
二次的な要因	経腸栄養剤などの高脂肪食、過敏性腸症候群、不安などの心理的要因など
感染	MRSA、大腸菌、ノロウイルスなど

下痢の患者さんへのケア

■環境
- ●体動の負担を減らす。ベッドを近くに設置する、ベッドのそばにポータブルトイレを設置するなど
- ●カーテンや扉を閉めて羞恥心に配慮する
- ●換気をする。排便後はすぐに片付ける

■スキンケア
- ●肛門周囲の保清と保湿を行う

■食事
- ●消化のよいものをすすめる。高脂肪食、乳製品、食物繊維は少なめにし、刺激物を避ける。輸液に切り替えて消化管の安静を考えるのもよい

■その他
- ●排便コントロール、保温など

下痢の治療

脂肪性下痢	消化酵素薬など
感染性下痢	抗菌薬など
化学療法による下痢	各治療のガイドラインなどに沿って、治療薬の中止も検討される。ステロイド使用など
放射線治療による下痢	ステロイドなど

腹部膨満はＡＤＬを制限し、心身の苦痛も大きい

腹部膨満とは、腫瘍や便、腸管ガスなどによる消化管の閉塞や、腹腔内の大量の腹水が原因で、腹部の大きさが非常に増大した状態をいいます。

腹水とは、腹腔内に生理的な量を超えて貯留した体液を指します。終末期の患者さんは代謝異常などによって、胸水や腹水の形で体内に水分が貯留しやすくなります。特にがんの患者さんは、腹膜播種や腫瘍の浸潤によって、大量の腹水が貯留します（悪性腹水）。

腹部膨満のある患者さんは、腹腔内の圧迫感や呼吸困難感、痛み、体動時のつらさなど、多くの大きな苦痛を抱えています。肝硬変や心不全の患者さんの場合は、水分や塩分制限を継続しなくてはなりません。

がんなどの基礎疾患がある限り、腹部膨満の状態が完全になくなることは望めません。しかし、治療やケアの工夫で少しでも安楽な時間が過ごせるよう、患者さんとも相談しながら、薬物治療や腹水穿刺など、日々のケアを行っていくことが大切です。

腹部膨満の治療

利尿薬	スピロノラクトン、フロセミド
輸液量の検討	腹水として貯留される分を減らす
腹腔穿刺	ドレナージにより、腹水量を一時的に減量
腹水ろ過濃縮再静注法（CART）	いったん排出した腹水をろ過・濃縮し、静注
オピオイド	オキシコドン、フェンタニル

腹部膨満の原因

腹水	がん性腹膜炎、低アルブミン血症、門脈圧亢進、リンパ液のうっ滞など
腫瘍	腫瘍の増大（肝臓がん、大腸がん、卵巣がんなど）、腹膜播種など
消化管閉塞	血管・臓器周囲の腫瘍増大・癒着などによる閉塞、オピオイドや抗がん剤など薬剤の影響による腸管運動の低下など

腹部膨満の患者さんへのケア

- 「おなかの張り」の具合を確認する
- 原因（腹水・腸閉塞・腫瘍）によって対処方法が違うことを説明する
- 腹満が強まる、あるいは楽になる状況を確認し、ご家族やスタッフとも共有する。楽になる時間が増える生活を送れるようにケアを行う
  - 体位、姿勢の調整：腹部の圧迫や緊張を避ける。セミファウラー位の場合、膝を屈曲した姿勢を保持できるように、ベッドの角度を調整し、膝の裏や下肢にクッションを入れて腹筋の緊張を緩める
  - 日常生活：【食事】1回量を減量し、回数を増やす。【排便】努責をなるべくかけずに済むように、下剤を使用するなどして調節する。【衣類】腹部を圧迫しないようにゴムは緩くし、前で打ち合わせるものや軽い素材を用いる。【スキンケア】腹部の皮膚を保護するため、十分に保湿し、創傷を予防する。【環境】床からの立ち上がりが大変になるため、ベッドや椅子をすすめる。物品は取りやすいように高めの位置に置く

倦怠感

活動と休息のバランスをとり 体力を消耗しないよう支援する

終末期の患者さんが感じている、日常生活を妨げるほどの極度の疲労を「倦怠感」といいます。倦怠感は痛みなどと同様に主観的な苦痛で、患者さんからは「身の置きどころがない」「経験したことがないほど全身がだるくてつらい」などの表現がしばしば聞かれます。

倦怠感は終末期に次第に増強しますが、死亡直前期の意識レベルの低下と共に訴えは少なくなります。

終末期の患者さんの倦怠感を緩和するためのポイントは、次の2つです。

①倦怠感の原因を知り、可能な限り原因を除去し改善に努める。

②改善が困難な場合でも、「エネルギー温存療法」の考え方に基づいて、少しでもつらさを和らげながら生活を送れるように、ケアを日々工夫していく。

倦怠感の原因

倦怠感には一次的なものと二次的なものがあり、原因も異なります。

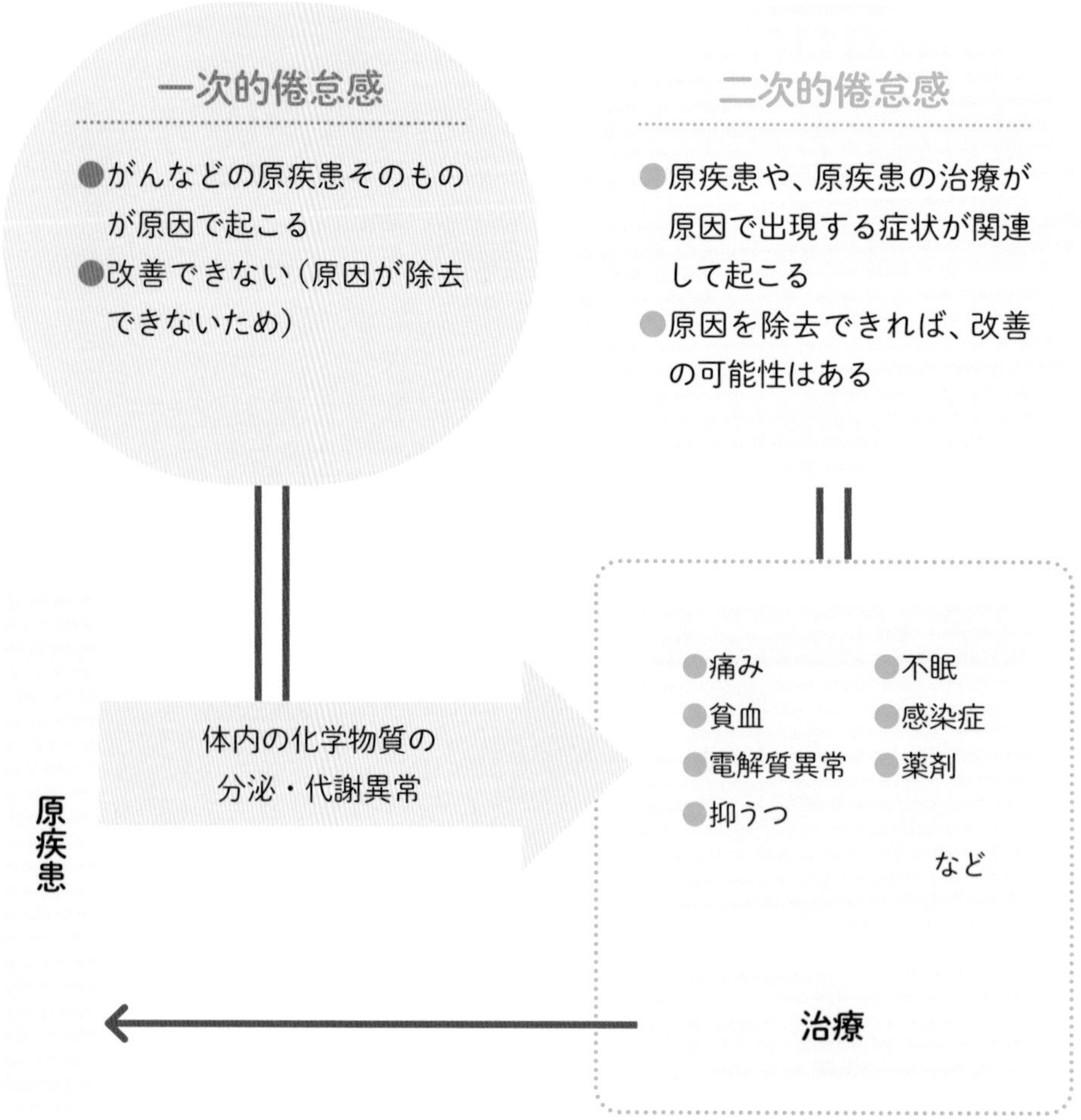

一次的倦怠感
●がんなどの原疾患そのものが原因で起こる
●改善できない（原因が除去できないため）
二次的倦怠感
●原疾患や、原疾患の治療が原因で出現する症状が関連して起こる
●原因を除去できれば、改善の可能性はある
体内の化学物質の分泌・代謝異常
●痛み
●不眠
●貧血
●感染症
●電解質異常
●薬剤
●抑うつ
など
原疾患
治療

倦怠感のある患者さんへのケアにあたっては、二次的倦怠感とエネルギー温存療法について理解しておくことが必要です。

倦怠感の治療

治療の流れ

1

- 原因の除去
  二次的倦怠感に対する治療
- 非薬物療法
  エネルギー温存療法、ケア

➡

2

- 薬物療法（ステロイド）
  予後を考慮して投与量を調整し、短期に反復する
  予後3か月未満の患者さんには、大事なイベント時に最大の効果が出るように工夫して用いる（イベント前パルス療法）

二次的倦怠感の治療とポイント

貧血

- 化学療法中の副作用で多くみられる。血球が回復すれば改善することを説明する
- 症状緩和を目的とした輸血を、イベント前などの目的に合わせて検討する

薬剤

- 抗がん剤、オピオイド、ベンゾジアゼピン系薬、抗精神病薬、各種鎮痛補助薬、ステロイドなどは使用を見直す
- 夜間の不眠や、日中の眠気を生じる薬剤が原因になることがあるため留意する

電解質異常

- 高カルシウム血症では、傾眠やせん妄、便秘、悪心など多様な症状がみられるため、ほかの疾患との鑑別が必要。ビスホスホネート製剤や輸液で補正が可能だが、終末期の避けがたい症状であることも多く、治療の必要性については個別の検討が必要になる
- 低カリウム血症は、利尿薬やステロイドの使用を見直す
- 低ナトリウム血症の原因には、SIADH[1]、薬剤がある

痛み

- 痛みの治療（P62～65参照）により倦怠感の軽減を図る
- 痛みによる不眠（P108）や不安（P102）も倦怠感の原因になる

感染症

- 抗菌薬や解熱薬の投与で改善の可能性がある

抑うつ

- 疲れやすさ、意欲の低下はうつ病と共通
- 希死念慮に早く気づく。気持ちのつらさが大きい時は、精神科医への紹介や抗うつ剤が検討される

睡眠障害

- 不眠（P110）、過眠など、睡眠状況に合わせて対応する

1）SIADH：抗利尿ホルモン不適切分泌症候群

倦怠感のある患者さんへのケア

病気が進行すると、薬物療法などの治療で倦怠感を改善することが困難になります（一次的倦怠感、P82）。その時期には、倦怠感と「うまくつきあう」ことを目標にして生活を工夫しましょう。

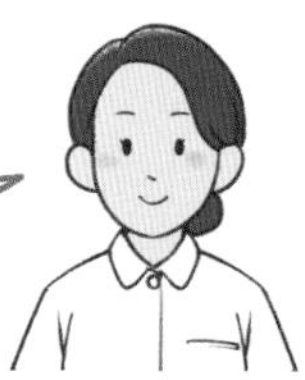

どうつらいのか確認する

- 生活や仕事が難しい
- だるくて眠れない
- すぐに疲れる、いつも疲れている
- 集中力が続かない
- 二次的倦怠感につながる自覚症状がある（痛い、眠れない、気分が落ち込むなど）

リラックス・気分転換をすすめる

- ほかに集中できること、リラックスできることを話し合い、すすめる（趣味や好きなこと、入浴、手・足浴、散歩などの軽い運動、マッサージ、緩和的リハビリなど）
- ご家族と一緒にしたい人も、一人で過ごしたい人もいるため、配慮する

倦怠感とは何か説明する

- 原因、対処の方法、改善・緩和の方法について説明する
- 上記の説明を患者さん、ご家族、スタッフで共有する

その他

- エネルギー温存療法の考え方を参考に、生活空間を整える
- 気分が落ち込む人もいるため留意する。不眠（P108）、不安・抑うつ（P102）のケアを参照

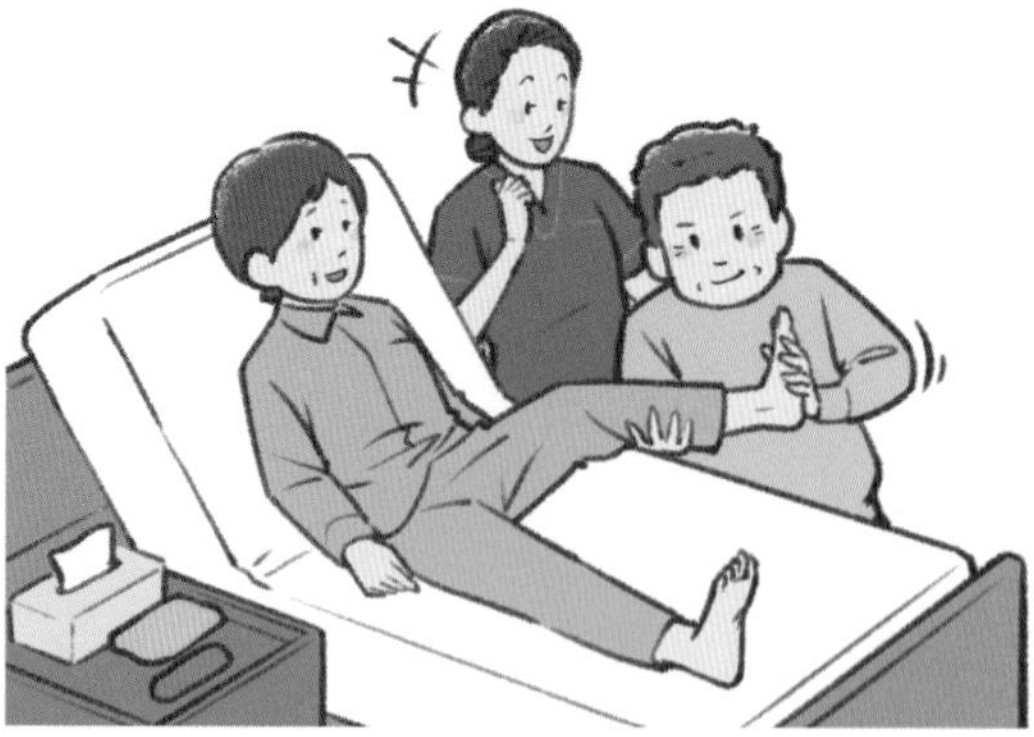

ご家族が協力して行う緩和的リハビリテーション

「エネルギー温存療法」の考え方

体力を温存・配分する

- 1日の生活の中で、前もって体力の配分を考えておく

優先順位を設ける

- 1日の生活の中で、自分がしなくてはならないことに優先順位をつける
- 手が回らないところは、ほかの人に支援・代行を求める

動けない時には無理せず休息する

- 休息をとって安静を保つ

活動や休息を小分けにする

- 例えば、3つの活動を1日で完了するのではなく、3日に分けて行う
- 1日の中で何回かに分けて休息をとる（午前中は休んで、午後に活動するなど）
- 休息と活動のバランスを、自分で計画する

より負担の少ない動作を習得してもらう

- 生活の中での移動の方法や姿勢の変え方などを具体的に医師、看護師、理学療法士などに確認してもらう
- 日用品をベッドの周りに置いておく

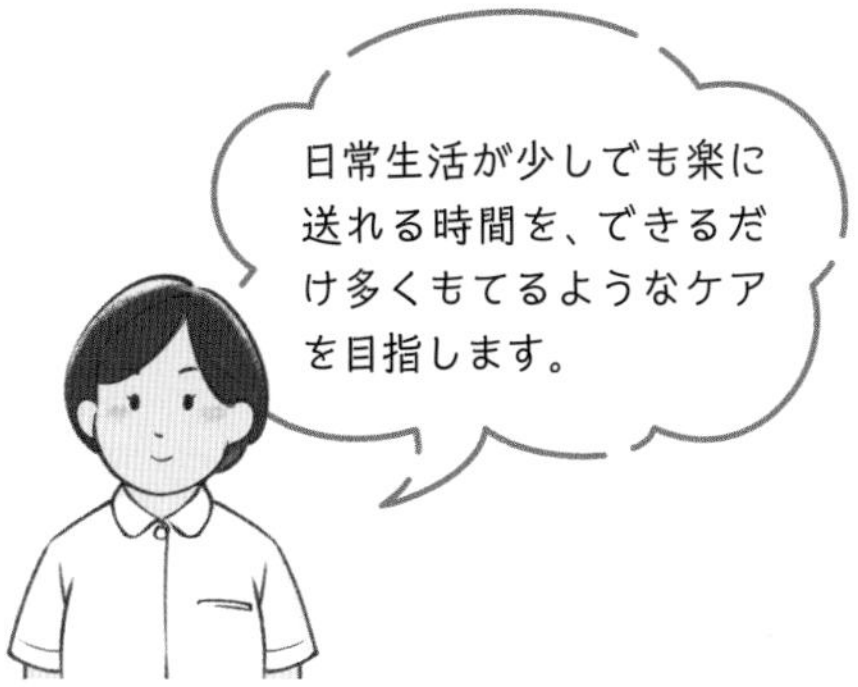
日常生活が少しでも楽に送れる時間を、できるだけ多くもてるようなケアを目指します。

ご家族へのケア

- 患者さんに寄り添い、そばで声をかけたり身体をさすったりするだけでも、安らぎとなることを伝えます。
- ご家族が協力できそうなことで、患者さんの安楽につながることを話し合います。話し合ったことを実際に行うことで、「これをしてあげられている」という効力感をもってもらいます。

呼吸困難

酸素が足りていても「呼吸困難」になる

終末期の患者さんは、息苦しさなど呼吸時の不快な感覚を訴えることがよくあります。こうした感覚を「呼吸困難」といい、痛みなどと同様の主観的な症状です。

似た言葉に「呼吸不全」がありますが、呼吸不全は「動脈血酸素分圧〈PaO_2〉60ｍｍＨｇ以下」との定義があり、客観的な病態です。

したがって、たとえ患者さんのSpO_2[1)]が安定していて、呼吸機能に異常がなくても、患者さんが「呼吸が苦しい」と感じるなら、それは「呼吸困難」です。

緩和ケアにおいては「呼吸不全」の改善に努める一方で、「呼吸困難」を緩和するために可能な限りの治療・ケアを行います。

呼吸困難は、心身に激しい苦痛を引き起こす

終末期の呼吸困難は、よくみられる症状の一つです。がんの患者さんの場合、亡くなる10日前くらいから症状が急激に増悪する場合が多いといえます。呼吸困難のある終末期の患者さんのケアにあたって、2つのポイントをあげます。

●「呼吸」は運動

全身状態が悪化して衰弱も激しい終末期の患者さんは、呼吸するだけでも体力を消耗し、とてもつらい時間を過ごしています。

●呼吸困難は不安と結びつきやすい

「この先どんどん苦しくなったら、どうなるのか、怖い」という不安や恐怖感から、ご家族や看護師などにたえずそばにいてほしいという患者さんもいます。こうした患者さんの孤独感のケアや安心の提供のために、チームで知恵を出し合い、日々その時々の対応をしていく必要があります。

呼吸困難に伴う心身のつらさに思いをはせて、日々、その時々の治療・ケアを丁寧に行うことが重要です。

呼吸困難と呼吸不全の違い

呼吸困難	呼吸不全
主観的な感覚	客観的な数値
呼吸時の不快な感覚	定義「動脈血酸素分圧（PaO_2）≦60mmHg」
緩和ケアの対象	疾患に対する治療の対象

SpO_2が正常の範囲でも、患者さんが呼吸困難を感じることはよくあります。

1）SpO_2：経皮的動脈血酸素飽和度。採血をしてではなく皮膚を通して、パルスオキシメータで測定します。

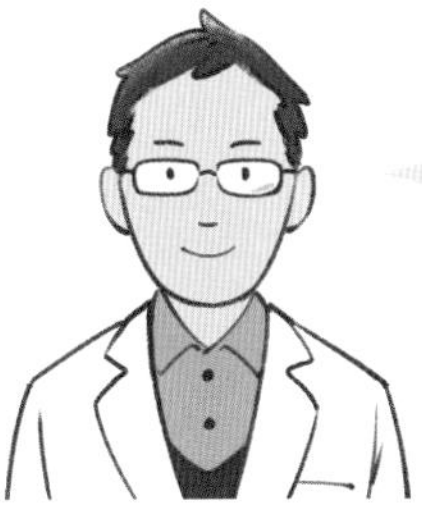

- 呼吸困難の評価ツールには、NRSやフェイススケール（P55）などの主観的評価ツールが用いられます。
- 患者さんが自分で、呼吸困難の程度を申告できない場合（話すことが非常につらい人、認知症のある人など）には、医療者が客観的評価ツールを使って評価することがあります。

抗がん剤治療を受ける患者さんの副作用の1つに、間質性肺炎があります。呼吸困難や乾性咳嗽、発熱を早くキャッチして、速やかな治療につなげます。

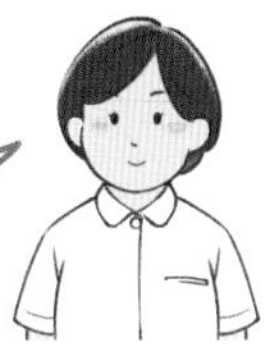

呼吸困難の原因

がんの進行や治療だけではなく、心不全やCOPD、喘息などの非がん疾患に起因することがあります。また、不安や抑うつ状態から呼吸困難が引き起こされることもしばしばあります。

がんに関連する	がん性リンパ管症、転移性肺がん、腫瘍（無気肺）、胸水、腹水、痛み、貧血、気胸、気道狭窄、呼吸筋機能不全、横隔神経麻痺、心嚢《のう》、上大静脈症候群、便秘、肝腫大、腎不全、悪液質、発熱、ステロイドミオパチーなど
がんの治療に関連する	肺切除手術、薬剤性肺炎、放射線照射後の肺線維化など
がん・がんの治療に関連しない	感染性肺炎、心不全、COPD、喘息、間質性肺疾患、肺塞栓症、虚血性心疾患、不整脈、神経・筋疾患など
心理・精神的苦痛	不安、パニック発作、過換気、抑うつなど
環境	空調、通気性、温度、湿度、においなど

原因を突き止めるための検査には、身体への負担が大きいものもあります。全身状態や予後、治療開始による患者さんの利益を考え併せて、治療を進めることになります。

呼吸困難の治療

非薬物療法

リハビリテーション

- 呼吸リハビリテーション（運動療法、栄養療法）
- 運動療法、コンディショニング（安楽な体位、口すぼめ呼吸、呼吸介助手技、排痰法、リラクゼーション（呼吸補助筋のストレッチ、ADLトレーニング、セルフマネジメント教育、栄養療法など）

酸素療法

- 低酸素血症（労作時のみや、頻呼吸で代償している場合に有効な時あり）
- 酸素療法（経鼻カニューレやO_2マスク、顔の近くで流すだけでも可）

送風

- 顔に風を送る、うちわであおぐ、携帯用扇風機、窓やドアを開けて通気・換気を行う

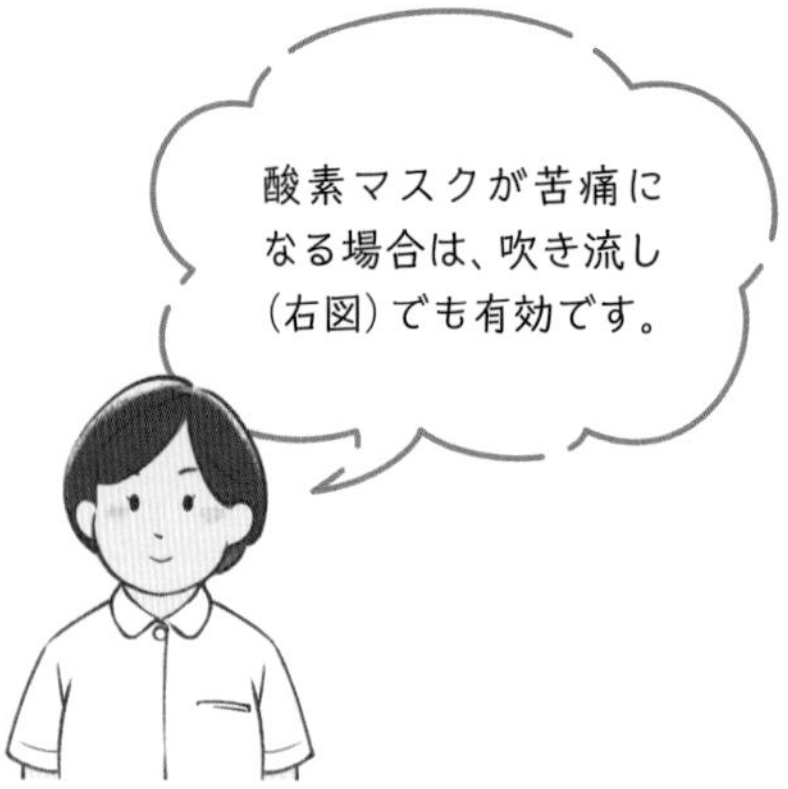
酸素マスクが苦痛になる場合は、吹き流し（右図）でも有効です。

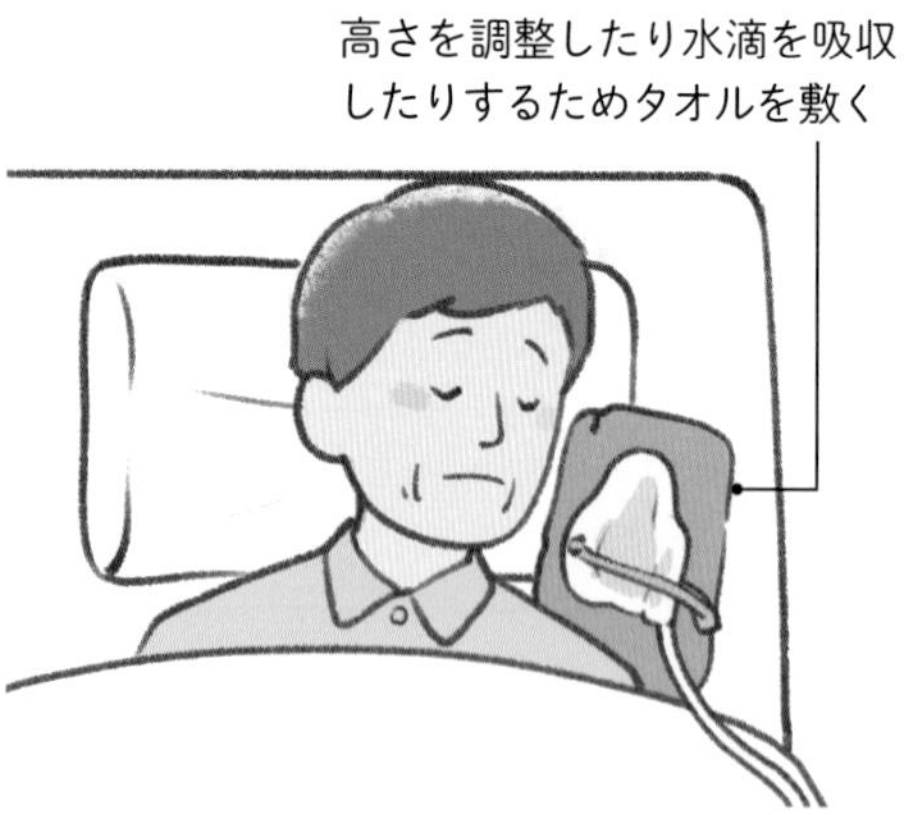
高さを調整したり水滴を吸収したりするためタオルを敷く

顔の近くで酸素を流します。

薬物療法

モルヒネ

- ほかのオピオイドからの変更（オピオイドスイッチング）も有効
- 初回処方、症状が強くない時、出現する場面が限定している場合（労作時だけなど）は頓服で使用する
- 頓服から始めると、モルヒネ使用に対する患者さんやご家族の抵抗感が少ない
- 咳嗽もみられる患者さんには、コデインを処方する（代謝されて、一部がモルヒネに変わる）
- オピオイドで効果不十分な時、不安の要素が強い場合は、ベンゾジアゼピン系薬を併用する

ステロイド

- 抗炎症作用がある
- 非がん疾患（COPDや気管支喘息）の症状改善に効果がある

Point

「モルヒネ」が効きやすい患者さん

- モルヒネには、呼吸を抑制する作用があります。この性質を利用して、モルヒネの量を調節することで適度に呼吸数を抑制して、呼吸困難を緩和します。
- 例えば「息苦しいあまりに、頻呼吸になる」といった、呼吸数の多い（だいたい呼吸数≧30回/分）患者さんに効果があります。こうした患者さんの場合、モルヒネによって「浅くて効率の悪い呼吸」が「深く有効な呼吸」になるため、かえって酸素が体内によく行き渡り、酸素を有効に使える（酸素化がよくなる）というわけです。
- そのほか、低酸素血症がみられない、痰が少ない患者さんも、モルヒネが効きやすいといえます。

呼吸困難のある患者さんへのケア

日常生活

- 患者さんが苦しくなる場面（排泄、洗面、行為、入浴など）をまず把握したうえで、安楽につながるケアを考える
- ケアのたびに評価し、準備や調整を細やかに行う
- 動作前にモルヒネを服用できるように、具体的な決めごとをしておくとよい

ご家族へのケア

- 「ご家族が患者さんのためにできること」を共に考え、実行のための調整を行う
- そばにいることが、患者さんの大きな安心につながっていることを伝える
- 送風のケアには、モルヒネと同等の呼吸困難の改善効果があることを説明する。うちわや携帯用小型扇風機を用意してもらい、患者さんの希望時に適宜お願いする

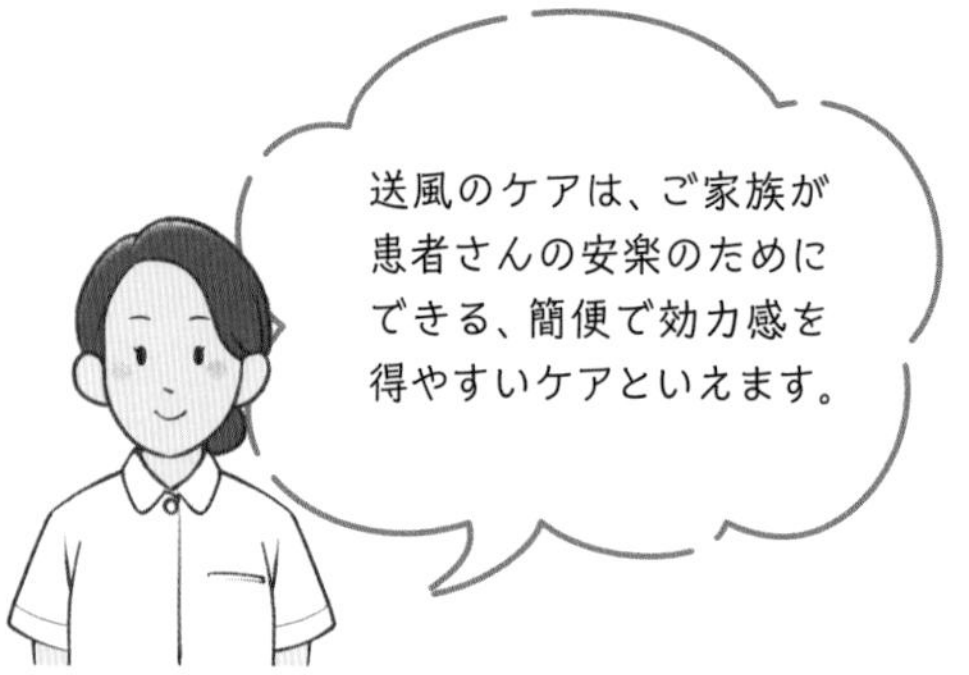
送風のケアは、ご家族が患者さんの安楽のためにできる、簡便で効力感を得やすいケアといえます。

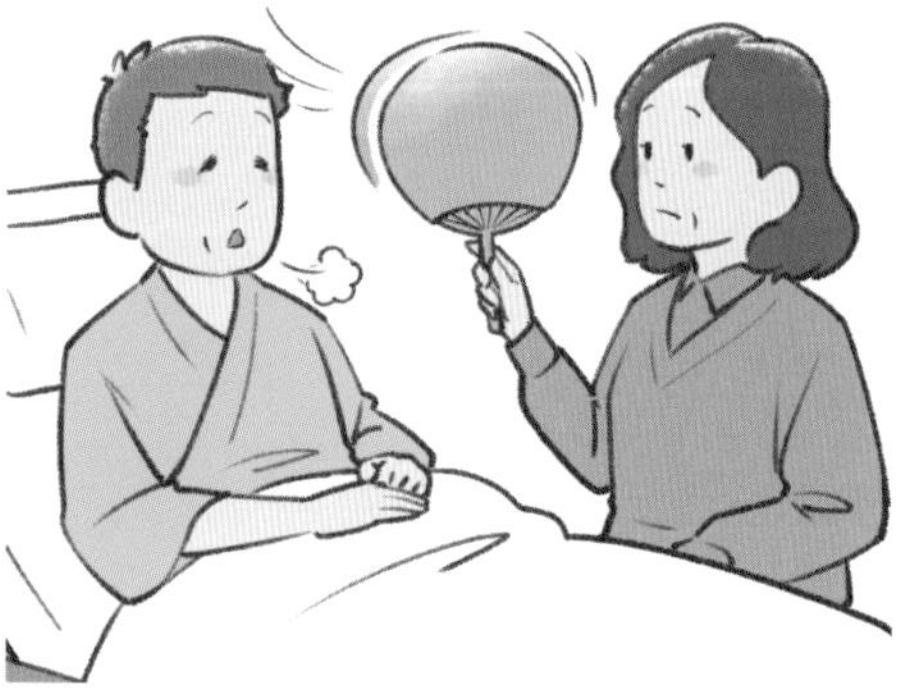

Point

「モルヒネ」で呼吸困難をなくすことはできるか

- 呼吸困難を完全になくすことはできません。少し楽になるというところを目指すのが現実的だといえます。
- 完全に苦しくないことを目標にすると、意識が低下して、コミュニケーションも難しくなる場合があります。「意識を残す」ことと「苦痛を緩和する」ことの、どちらを重視するかという価値観は患者さんによって違います。症状の強さや、今後の生活の希望の形などをいろいろ考え合わせて、ご家族や、医療チームとも相談しながら決めていくことになります。このような考え方をトレードオフといいます。

環境調整

- 患者さんに好ましくない音や、においを除去する
- 窓を開ける、送風機を使うなどして適度な空気の流れを常時確保する
- 日ごろ使うものを、すぐに取れる位置に置く（戻す）
- 処置の際は準備を万端にして、手際よく行う

姿勢

- 横隔膜が下がる姿勢が維持できるように、テーブルや枕、クッション類を患者さんの好みの位置に置く
- 褥瘡の発生を予防するためのケアを工夫する（シール材の予防貼付、除圧など）。立位時、側臥位時に褥瘡（好発）部位の観察や処置を行う

不安

- 表出を妨げず、苦痛に配慮しながら（少しずつでも）聴く
- 孤独感によるつらさを和らげるためにチームで関わる。ケアの時以外にも時々立ち寄る
- 呼吸法や注意の転換をすすめる

その他

- レスキュー投与時、パニック時には患者さんに声をかけて一緒にゆっくりと呼吸するようすすめる
- 一緒に呼吸する時はご本人の希望に合わせて向かい合う、背中に手を当てる、手をつなぐ

酸素療法のケア

- 気道の乾燥の緩和のため、加湿器などを使用する
- 酸素使用中は口が渇きやすいため、手近に水分や小さな氷片を用意しておく
- チューブの拘束感を和らげられるよう動線に配慮した室内の配置を工夫する
- 体動時の酸素の増量指示を医師に依頼しておく
- SpO_2値と自覚症状が一致しないことがあることを患者さんに説明する

呼吸困難のある患者さんの看護

ここでは、病気が進行し、次第につらい症状に悩まされるようになった患者さんが、症状コントロール目的で入院した際の事例を紹介します。次のポイントを押さえましょう。

1．症状緩和のために、看護師はどのようなケアを行っているか。
2．退院後の生活を見据え、看護師がどのような働きかけ・調整を行っているか。

事例紹介

■患者　Aさん（56歳、女性）

■病名　肺がん　多発肺転移　がん性リンパ管症　多発リンパ節転移

●2年前に肺がんの診断を受け、右上葉切除術を受けた。1年で再発し、抗がん剤治療を繰り返してきたが効果がなく、1か月前から症状緩和を中心とした医療を受けていた。

●3日前から咳嗽と呼吸困難のため、食事摂取量の低下、夜間の不眠症状が出現し、入院となった。

■生活背景

●夫（58歳、会社員）、娘（22歳、会社員）との3人暮らし。

●1年前までパート勤務。退職後は専業主婦として自宅で家事全般を担ってきた。1か月前からは、掃除や買い物などは娘と分担して行うようになっていた。

●3人姉妹の次女。姉は車で15分程度の場所に在住。妹は他県に住んでいる。

入院後は、以下のようなアセスメントを経て看護計画が立案され、ケアが実施されました。

入院中のアセスメント

■呼吸困難の原因は？

➜肺内の多発転移があること自体により、酸素交換が行える健康な肺面積の減少がある。

➜がん性リンパ管症（肺内のリンパ管系にがん細胞が浸潤し、リンパ管塞栓を来した状態）により、酸素交換が行える肺面積の減少がある。

➜胸水や心嚢水の貯留はない。

■酸素飽和度や血液ガスなどの値はどうか？

➜〈酸素飽和度〉安静時は96％程度を維持するが、食事やトイレ歩行後には90％にまで低下している。〈脈拍〉安静時は毎分80回前後だが、食事や排泄時には120回前後まで上昇している。

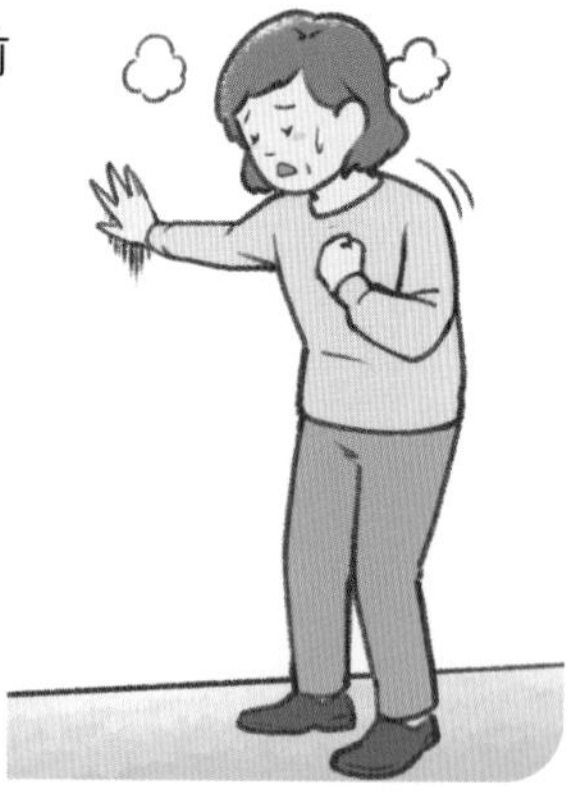

■呼吸困難を感じるのはどんな時？

➜常に苦しさはあるが、特に動いた時が苦しい。

➜夜寝る時に、臥床すると苦しい。

■随伴する症状は？

➜咳嗽。体動に伴い出現しやすい。

入院中の看護ケア

■体動時の酸素投与

➡動くと苦しくなるため、まずはAさんの体動時に必要な酸素量を評価し、環境を整えた。▼Aさんが自身の動きに合わせて酸素が使用できるように携帯用の酸素を設置し、必要な酸素濃度の目盛に印をつけ、Aさん自身が簡便に操作できるようにした。▼絶えず携帯用の酸素を持ち歩くのは大変なため、ベッド周辺で動く場合には室内に設置された固定酸素を使用できるように、延長ルートをつけた。

■ベッド周囲の環境調整

➡頻回に使用するものを近くに設置する、トイレの近くにベッドを移動するなど、動線を短くする工夫をした。

➡少し頭側をベッドアップした姿勢が楽なようなので、夜間はその姿勢で休めるようにした。

■室温・湿度・空気の流れを調整する

➡高温・多湿だと苦しいと感じることがあるため、エアコンなどを用いて少し室温を下げた。また、風が顔にあたると気持ちがいいと感じて呼吸が楽になることもあるので、ベッドの足下に扇風機を準備し、心地よい風が当たるように工夫した。

■薬剤調整

➡持続する呼吸困難もあるため、医師とオピオイド徐放剤の使用を検討した。

➡体動のタイミング（食事前、入浴前、外出前等）を考慮した頓用薬の使用を試みた（頓用薬が１時間後に効果のピークがあり、３～４時間効果が持続することから、食事の１時間前などに使用するように促した）。

■排便コントロール

➡いきむことで息が苦しいと感じるようなので、便を軟便に保ち、強くいきまなくても排泄できるよう、緩下剤を開始した。

［退院に向けた動き］　●入院中にあらかじめ、Aさんとご家族から自宅での生活環境を聴取した。▼家族の協力を得て、２階の寝室を1階のトイレに近い部屋に変更し、レンタルの介護用ベッドと在宅酸素の設置を手配した。▼トイレや風呂場で立ち上がる時などに苦しくなることを考慮し、介護保険を利用して、トイレの手すりや風呂場のチェアヘルパーの設置を手配してもらった。

●入院中から、退院後の生活のあり方を工夫してもらうようAさんとご家族に促し、ご家族とAさんとで状態を共有したうえで、生活上で工夫できることを話し合ってもらった。▼家事は、Aさんが椅子に座って酸素マスクをつけながらできることを担い、大きな動きが必要な掃除・洗濯・買い物は家族で分担することになった。▼今まではAさんが一人で車で通院していたが、今後はオピオイドを使用することと、体動による呼吸困難により支援が必要となるため、通院の際は姉が送迎してくれることになった。

●退院を前に病棟では、Aさんが自宅で困った時や、症状が増悪した場合に備えて、診療時間内・時間外の連絡方法を検討し、Aさんと家族に説明した。▼電話連絡があった時には外来で対応されるように、外来看護師に申し送りを実施した。

入院中に医療スタッフの指導を受けたAさんは、自分の動きに合わせて酸素や薬剤が使用できるようになり、自宅の療養環境も整ったため、退院の運びとなりました。

浮腫

浮腫の悪化を予防し、苦痛を増やさないためのケアが大切

浮腫とは、細胞外液のうちの間質液が増加した状態で、「むくみ」ともいいます。

浮腫は「どこに」起こるかで、全身性の浮腫と局所性の浮腫に分けられます。また「どこから」起こるかで、血管（静脈）系とリンパ管系の浮腫に大別できます。

終末期のがんの患者さんは、臥床がちになることで四肢の筋肉によるポンプ作用が低下して水分が一か所に停滞するなどの理由で、浮腫が生じやすくなります。また、悪液質の進行で栄養状態も悪化し、浮腫が改善しにくくなります。そのほかにも、終末期に起こる浮腫はさまざまな要因が複雑に絡み合っています。

全身状態や予後を考慮して、治療目標をどこに置くか、また、浮腫を悪化させず、苦痛を増やさない日々のケアが大切になるといえます。

終末期に出現する浮腫は難治性です。褥瘡や感染などの二次的な苦痛を生まないよう、愛護的にケアします。

浮腫の種類

どこに起こるか

全身性
全身の機能低下による還流障害

局所性
腫瘍や治療部位に近い箇所の還流障害

どこから起こるか

血管系
静脈の透過性亢進による組織液漏出

リンパ管系
リンパ管からのリンパ液漏出

混合系
血管系・リンパ管系の複合要因

浮腫に見られる皮膚の特徴

- 圧痕が残る
- 痛み、かゆみ、熱感、しびれ
- 知覚低下
- 発赤、熱感、疼痛、硬結、発疹、水疱、滲出液
- 乾燥、色素沈着
- リンパ漏　など

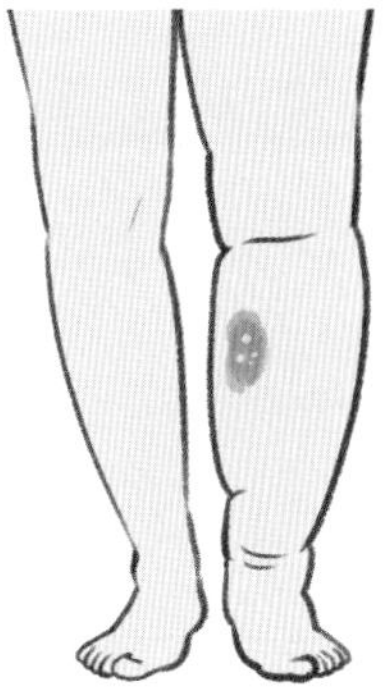

リンパ漏　初期は水分だけが漏れ出して創部が確認できないことがあります

浮腫の原因

全身性

- 薬剤性
  NSAIDs、ステロイド、血管拡張薬、タキサン系抗がん剤など
- 低アルブミン血症
  肝硬変、ネフローゼ症候群など
- 貧血
- うっ滞性心不全
- 終末期の腎不全

局所性

- 静脈閉塞（血栓や腫瘍による）
  がんによる外側からの静脈圧迫、深部静脈血栓症、上・下大静脈閉塞など
- リンパ静脈性うっ滞
  （進行がんの場合）体動困難、麻痺など
- リンパ管閉塞
  手術、放射線治療後、反復する感染症による局所の炎症、がんのリンパ節転移など

浮腫の治療

- 利尿薬
- 浮腫の原因と思われる薬剤の中止
- 外科的治療（終末期には困難な例が多い）

※心不全、腹水貯留、炎症を伴う浮腫がある場合は、スキンケアと保護にとどめる（圧迫やマッサージは避ける）

浮腫がある患者さんへのケア

浮腫のアセスメント

- 浮腫の種類（P94）
- 皮膚の状態（浮腫にみられる皮膚の特徴、P95）
- 浮腫の原因（P95）
- 圧痕の有無
- 浮腫以外の体液貯留（胸水、腹水、顔面浮腫、静脈の怒張など）
- 血液検査、画像検査
- 日常生活への影響：ADL低下（関節可動域の制限などによる）

上　肢：物を持ちにくい、握りにくい、力が入らない、動かしにくい
下　肢：歩きにくい、安定が悪い、転びやすい
会陰部：尿漏れ、排尿困難

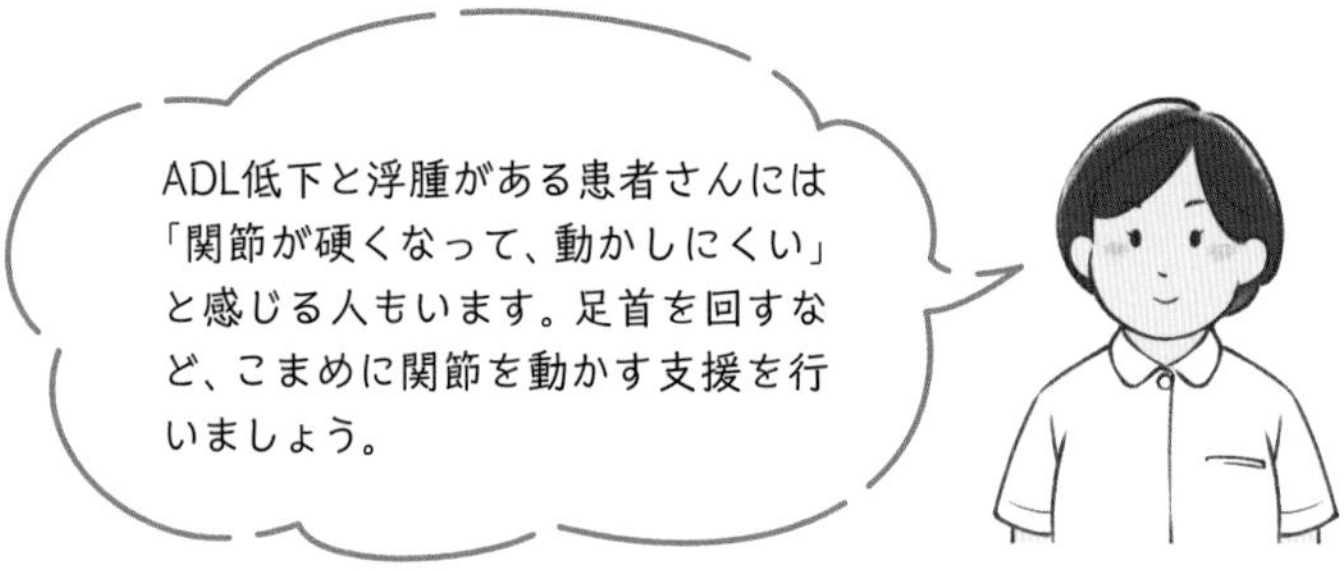
ADL低下と浮腫がある患者さんには「関節が硬くなって、動かしにくい」と感じる人もいます。足首を回すなど、こまめに関節を動かす支援を行いましょう。

浮腫のある患者さんの体位変換

看護師自身のハンドケア

まずは、自分の手が患者さんを傷つけないように、よくケアするように心がけましょう。爪は短く滑らかに整え、指輪や腕時計は外しましょう。

体位変換

体幹や四肢に重度の浮腫があると、患者さんの身体は大変重くなります。トランスファーの「点ではなく面で支えると安定する」という基本を押さえて行います。

- 手のひら全体を面にして、指先など一定の箇所に力が集中しないように患者さんを支えます。側臥位を保持する際は、自分が支える手の腕の内側を使うと面を増やせます。
- スタッフ複数人で行います。側臥位保持の際は、患者さんの関節を２つ（以上）支えますが、体幹や下肢に重度の浮腫がある人の場合は、肩と骨盤に加え下肢を同時に動かす必要があるため、支え手のスタッフは2人以上いるほうが安定します。
- 背部や下腿に枕を入れる場合も、枕が患者さんの身体に面として広く当たるように位置を調整し、一点に圧が集中しないようにしましょう。

日々のケア

皮膚の観察、異常の早期発見、対処

- 毎日の観察の必要性を説明する。保清・排泄介助の機会には毎回観察を行う
- 創傷は放置すると褥瘡になりやすいため、すぐにケアする（P98～99）。WOC（P17参照）や医師に相談して処置を考えることもある

生活上の工夫と留意点

- 保清　自分で全身の清潔を保つのが難しい時には、作業療法士などと相談して洗い方や拭き方を工夫する、部分的に支援してもらうなど
- 環境整備　身近にある物でこすったりぶつけたりすることで傷つきやすいことを念頭に置く。あらかじめ家具の角やベッドの縁にカバーをかけておくなど

血液・リンパ液の循環を妨げない／促す

- 身につけるもの　締めつけの強い衣類、靴、装飾品を避ける。下着や靴下のゴムは緩くする、V字に切れ込みを入れるなど
- 体重管理　十分な栄養管理のもとで行う
- 体位　四肢の浮腫の場合、臥位時には大きく柔らかいクッションを入れて、心臓より10cm程度高い位置を保持する。臥床中心の患者さんはベッド上で姿勢が崩れやすいため、訪室ごとに安楽な姿勢を整える支援を行う
- 運動　ストレッチや散歩など、疲労が残らない程度に行うようすすめる。臥床中心の患者さんは、体位変換の際などに足首を回すなど、こまめに関節を動かすような支援を行う
- 圧迫療法　弾性着衣や弾性包帯を使用する。使用時は、筋肉をゆっくり大きく動かすと浮腫の軽減につながることを説明する

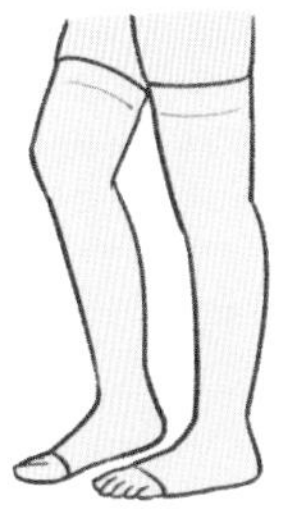

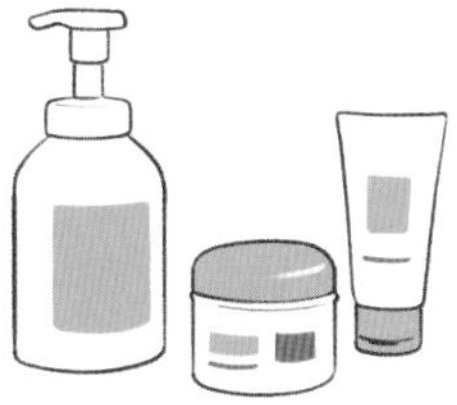

浮腫がある患者さんへのケア

浮腫がある時の愛護的なスキンケア(褥瘡予防)

保護・保清・保湿

- 全身の保湿を徹底する。毎日ローションをたっぷりと全身に塗る
- 洗浄剤は低刺激のものを使う
- 泡立ててなで洗いし、こすらない
- 水分はタオルで押さえ拭きする
- タオルは柔らかいものを使う
- 皮膚固定の粘着テープ使用時は、皮膚被膜剤・粘着剥離剤を使用する。衣類やガーゼの上から固定してもよい

創傷・掻破・褥瘡予防

- 適宜、かゆみどめを使用する
- 爪は短く、なめらかに整える
- 衣類は肌に刺激のない素材を選ぶ
- 洗剤・柔軟剤は刺激のないものを
- 皮膚露出をなるべく控え、日光刺激を避ける。長袖長ズボンで、靴下、帽子などを使用する
- 介助の際は皮膚表面を摩擦せず、下から持ち上げて支えるようにする(P96)

浮腫や褥瘡予防のケアには、トランスファーの知識が役立ちます。

看護師の手掌(手のひら)を面として考え、患者さんの体幹・四肢・頭部の重心を意識して支えると、皮膚にかかる負担が少なくなります。

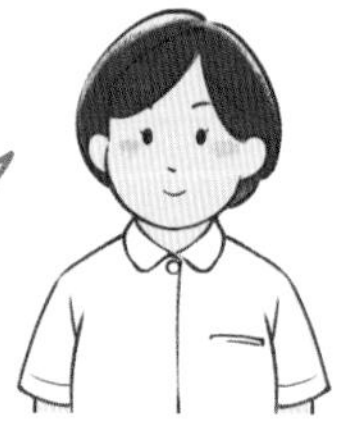

褥瘡のケア

終末期の褥瘡と浮腫

- 浮腫は、褥瘡の発生原因の一つです。終末期には全身状態が悪化し、浮腫は難治性となりやすいため、褥瘡のリスクが非常に高まります。
- 褥瘡発生・悪化のリスク要因は、浮腫のほかには例えば「るい痩《そう》(痩せ)」も、終末期によくみられる病態です。
- 緩和ケアを受ける終末期の患者さんには、上半身は痩せて骨突出がみられる一方、下半身には高度の浮腫がある人もめずらしくありません。このような場合、「浮腫」と「るい痩」という複数のリスク要因を把握したうえで、褥瘡の発生予防のための細やかなケアが毎日重要になります。
- 最大限の予防を行ったにもかかわらず褥瘡が発生した場合、患者さんの個別の状況に合わせて苦痛緩和を図るケアを工夫していきます。

褥瘡発生のリスク要因

皮膚の脆弱性

- 浮腫
- 湿潤
- 摩擦やずれ

病態、全身状態の悪化

- 知覚・感覚の低下
- 血液還流の低下
- 栄養状態の低下
- 骨突出（るい痩）
- 治療の影響
- 意識レベルの低下
- 多臓器不全
- 活動性の低下
- 症状の出現、変化

褥瘡のある終末期の患者さんへのケア

体圧分散のためのケア

- マットレスの選択、調整を行う

処置時の苦痛緩和

- 痛み、呼吸困難などの軽減のため、鎮痛薬を予防的に使用する。必要時は処置中にも使用する
- 処置中に苦痛の訴えがあれば、小休止・中止する
- 可能な限り短時間で、複数のスタッフで行う

体位変換

- その時の患者さんの状態に合わせる。安楽な体位を確認する
- 苦痛を増強させない。痛みのある部位には触れない
- 体位変換ができないとき（患者さんの苦痛が増強するなどの理由で）は、除圧、背抜き（ポジショニング専用のグローブ着用）もよい

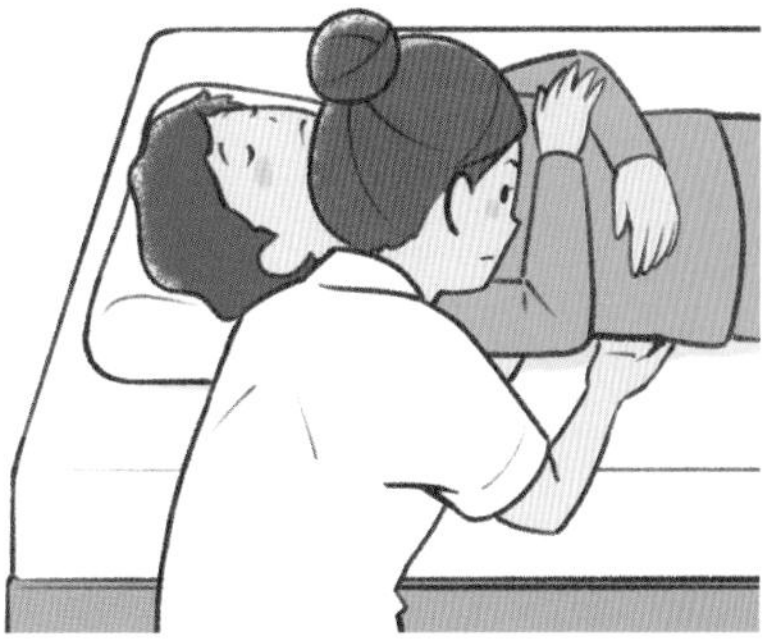

除圧：手でマットを押し下げて身体の下側に空間を作り圧を逃がします

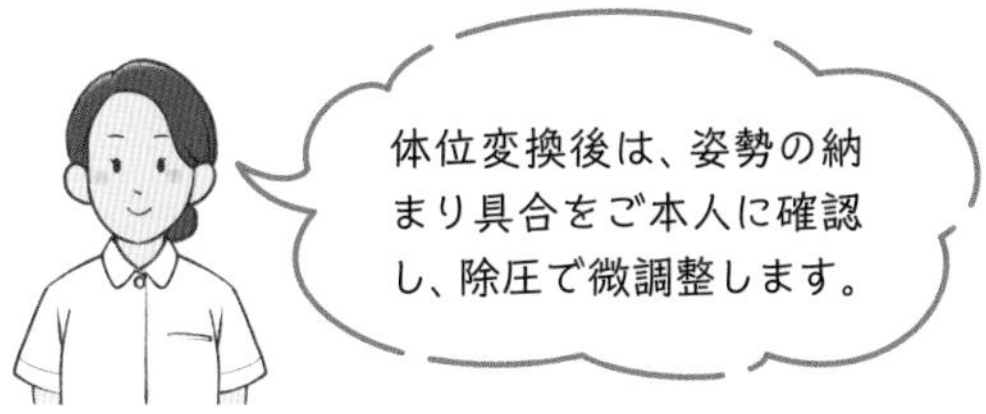
体位変換後は、姿勢の納まり具合をご本人に確認し、除圧で微調整します。

発熱

終末期の患者さんの発熱の主な原因は、感染症と腫瘍熱です。クーリングなど非薬物療法が中心となり、細やかなケアが求められます。

がんの患者さんに多いのは、感染症や腫瘍による発熱

発熱とは、視床下部での体温基準値の上昇に伴う体温上昇をいいます。発熱には感染性と非感染性のものがあります。

がんの患者さんにみられる発熱の種類は次の通りです。

発熱の原因

感染症	細菌性、ウイルス性、真菌性など
腫瘍熱	悪性リンパ腫、急性白血病、腎細胞がんなど
血栓症	深部静脈血栓症、肺塞栓症
薬剤性	殺細胞性抗がん薬、分子標的薬、インターフェロンなど
その他	輸血、放射線、副腎不全、中枢熱、脱水、悪性症候群、セロトニン症候群など

終末期の患者さんの感染症と発熱、治療

終末期のがんの患者さんは、全身状態が悪化して易感染状態にあります。よくみられる感染症には、尿路感染、肺炎、皮膚軟部組織感染などがあります。感染症に罹患すると、身体的苦痛が増強するばかりではなく、せん妄やＡＤＬの低下を引き起こす可能性も高く、ＱＯＬを大きく損なうことになります。

●治療

終末期の患者さんへの抗菌薬治療は、尿路感染症などには非常に効果がある一方、薬剤性せん妄などの原因にもなりえます。患者さんの全身状態や予後などをさまざまな角度から考え合わせて、決定します。

●発熱のみられる患者さんへのケア

体温上昇時は悪寒戦慄を伴うため保温を行います。ピークから解熱期は、クーリングやリラクゼーションを取り入れながら、脱水改善、体力の回復を図ります。

腫瘍熱はがんの終末期にみられる

腫瘍熱とは、腫瘍から分泌される炎症性サイトカインによって引き起こされた発熱をいいます。朝や夕方など一定の時間帯に、38度前後の発熱がみられ、心拍数の上昇を認めます。また、発熱期の間に平熱期が入る熱型（間欠熱）が特徴です。悪寒戦慄やせん妄、ＡＤＬの低下は見られません。

終末期の患者さんにおいて、感染症など他の主要な原因をすべて除外でき、かつナプロキセンが有効な場合、腫瘍熱の可能性が高いと判断されます。

●治療

ナプロキセンなどのＮＳＡＩＤｓがまず使われますが、効果が不十分な場合や血液腫瘍ではステロイドが用いられることもあります。

Q 新型コロナウイルス感染症流行時の緩和ケアは？

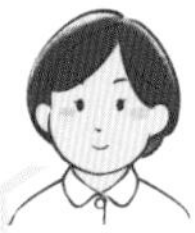

できないことに目を向けるより、できることにみんなで意味を見出せたらと思います

病院看護師が振り返って思うこと

あの頃の、患者さんとご家族の最期の日々は、緩和ケアの本来あるべき姿ではなかったという思いがあります。ご家族の悲しみも痛いほど感じていました。でもどうすることもできないことに心から無力感を覚え、非常につらい体験でした。

スタッフは慢性的に少ない人数でフル稼働でした。みんな疲弊していましたがふだんよりも結束して、患者さんとも一緒に励まし合ってきました。

もしも次に同様の事態に見舞われた時、緩和ケアに携わる看護師にはどのようなケアができるか

- コロナ専用病棟には患者さんがたくさんおられますが、ちゃんと感染対策をすればうつらないこともわかっていますので、マニュアルに則ってしっかり対策を行います。
  - 部屋に入る前に防護服を着用します。ゴーグルやマスクで患者さんには看護師の目しか見えませんから、目元の優しい表情を心がけます。
  - 何度も部屋に入ることはできませんので、いったん入室したら全身の観察とケアを丹念に行います。いつもの保清にマッサージや足浴などを追加し、雑談をしながら患者さんと共に過ごすのもよいと思います。
  - 患者さんの部屋に持ち込んだものは、外に持ち出すことはできません。ご家族との大切な思い出や写真はコピーして壁に貼るなどして、会えないご家族を少しでも感じられるように工夫します。
  - 面会禁止時は携帯用タブレットを駆使します。（コロナ支援金はこのタブレット購入に使わせていただきました）
- 面会禁止のご家族と、患者さんのことを話す機会を作ります。例えば
  - 今日の様子　「今日のご様子はこうでしたよ」
  - ご家族についてお話ししたこと　「ご家族のことを、こんなふうに心配していましたよ」
  - 病気とは関係ないこと（雑談）　私の例では、亡くなった患者さんのお子さん達から「親がどのような様子で、どんなことを話していたか教えてほしい」とご希望があり「〈若いころ単身赴任をしていた時に、ああだった、こうだった〉というお話でした」とお伝えしたら、「自分たちもその話は知らなかった。隔離されていたけど、そんなお話のできる時間が持てていたことに救われました」と言われたことがありました。

振り返ると、今でも「本当にあの時、どうしたらよかったんだろう」と思います。答えはまだ見つかっていません。でも、当時思いつくケアはめいっぱい、みんなで相談して知恵を絞ってやり抜きました。できなかったことより、できたことにみんなでどれほど意味を見出せるかということが大事なのかなと思っています。（佐久間）

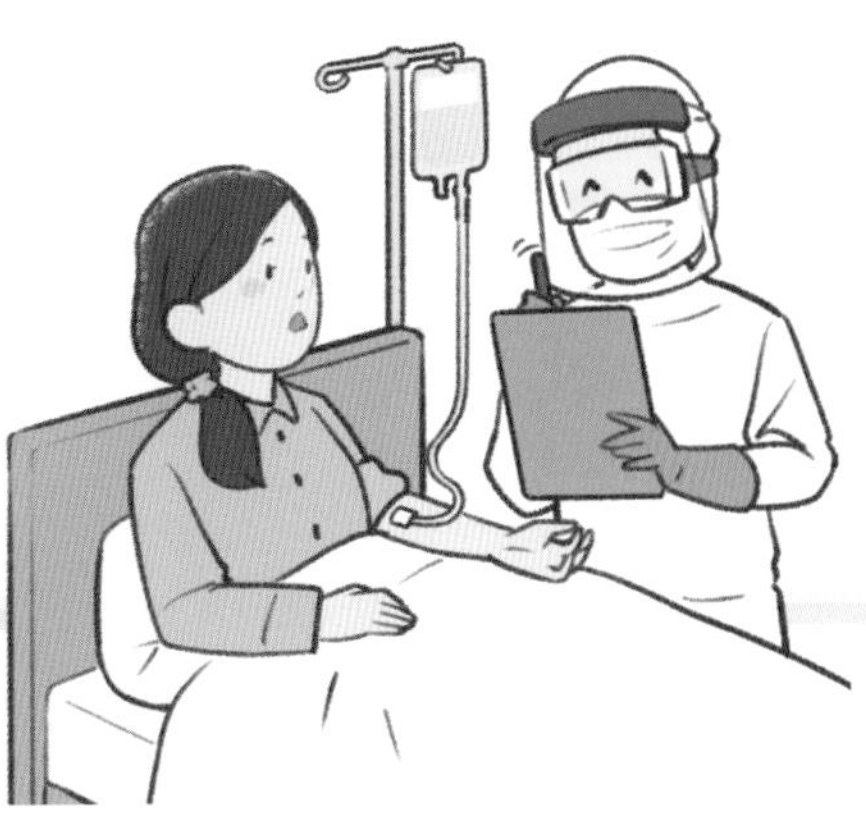

不安・抑うつ

不安と抑うつは通常のストレス反応ですが、希死念慮がみられる場合は特に介入が必要となります。

不安はストレスに対する反応

不安とは、未来に対する漠然とした「おそれ」の感情を指します。人間にとって状況の変化はストレスです。ストレスを感じ、現実を受け入れ、適応するまでにはある程度の時間を要します。

緩和ケアを受ける患者さんとご家族は、病状や生活の変化に直面して、一生懸命に適応しようとします。しかしいったん適応しても、病状が悪化して仕事を長期に休む必要に迫られるなど、新たなつらい変化が次々に起こります。つまり「この先、どうなってしまうのだろう」「病気が悪化して、死ぬのが怖い」といった不安（ストレス）を絶えず抱えている状況にあります。

大きなストレスを抱えた人は回復に支援が必要

ここで看護師が押さえておきたいポイントは、次の2つです。

まず、重大な病気がわかった時や、生命の危機に直面した時、人が不安になることは正常な心理反応であるということです。患者さんやご家族が今後のことに不安を感じるのは、当然のことなのです。

次に、人はストレスを感じて一時的に心身のバランスを崩したとしても、しっかり休息をとることで、元の状態に回復する力を持ち合わせているということです。

ただ、終末期の患者さんは、全人的苦痛や全身状態の悪化によってその回復力が弱まり、支援を必要とする場合があります。また、ストレス状態を脱することができない、崩れたバランスが元に戻らない状態に陥り、支援が必要になる人もいます。

まずは不安の内容を確認する

では、不安を抱え、支援を必要としている患者さんやご家族に対し、看護師はどのようなケア介入を行えばよいでしょうか。

まず相手に、何を不安に感じているのか尋ねてみます。具体的な困りごとや心配ごとが返ってくれば、対処法を一緒に考えます。対処法について他職種の協力が必要であればつなぎます。これで不安が解消したり、軽減したりする場合があります。共に考える、話し相手になるなどの対応が有効なこともあります。

例えば「死への不安」のように、解決しない不安もあります。死が近づくことは避けられないからです。この場合は不安の軽減や、不安があっても日常生活が送れることを現実的な目標としてご本人と共有し、気持ちの表出を促してチームで受け止めるケアを行います。

不安の内容を尋ねた時、相手が「うまく表現できない」「理由が思いつかない」などと話し、生活に支障をきたすほど悩んでいる場合は治療が必要になります。

不安のある患者さんへの治療、ケア

非薬物療法

患者さんのつらい気持ちを見逃さず、早めに対応します。

気づく

- あまりしゃべらなくなる　●活気がなくなる　●表情が固い気がする
- 今まで楽しめていたことが楽しめなくなった（テレビを観る気がしない、友人と会いたくなくなった、本を読む気がしなくなったなど）
- あまり眠れていないと訴えがある（または夜間の過ごし方でその様子が観察される）
- 身体症状の訴えがある（しかし、原因がはっきりしない）
- ご家族が上記の様子を心配している
- 「死にたい」「消えてしまいたい」との言葉があれば、抑うつのケアを行う（P104〜105）

聴き取る

- 上記の様子が心配であることを伝え、「何か気になることやご心配なことがあるのではありませんか」などと尋ねてみる。声や話の速度、しぐさなど、相手にトーンを合わせて聴き、チームで共有する。話したくない人にはそれ以上聴かず、チームでその情報を共有する
  - **病気のことが心配な場合**：病気の何が心配なのか確認する。症状のつらさは治療の対象となるため医師に相談する。漠然としているようであれば病気の理解度を確認し、少しずつ説明する。誤解や思い込みがあれば適宜修正し、補足していく
  - **問題がいくつもある、考えがまとまらない場合**：問題点を共に整理し、共に解決方法を考える。ご本人の従来の対処法を尋ね、それを試してみることをすすめる
  - **ストレスやつらい気持ちを訴える場合**：その気持ちを表出できる時間を作り、チームで聴いて受け止めていく。気にかけて時々立ち寄る、顔を合わせて二言三言立ち話をするといった機会を作る

その他

- 気分転換をすすめてみる（いつもストレス解消にしていることなど）
- ご家族のお話をうかがい、気持ちを聴く（患者さん同様につらさを抱えていることがある）

薬物療法

即効性を期待する場合や、比較的重症な場合に行います。

ベンゾジアゼピン系抗不安薬	急性の不安に有効。ただし副作用に眠気やふらつき、耐性や依存形成など。せん妄のリスク高い	アルプラゾラム、ロラゼパム
抗精神病薬	即効性あり、せん妄リスクが高い患者に適する	クエチアピン、オランザピンを低用量から
抗うつ薬	発現に時間がかかる（数週間）	SSRI[1)]（エスシタロプラム）、SNRI[2)]（デュロキセチン）

1）SSRI：選択的セロトニン再取り込み阻害薬　2）SNRI：セロトニン・ハレアドレナリン取り込み阻害薬

眠れない、消えてしまいたいの言葉は抑うつのサインかも

抑うつは、気分の落ち込みや疲れやすさなど、うつ病症状が複数みられる状態です。不安と同様、ストレスによって引き起こされる通常の心理反応です。したがって、ストレスを抱える本人の心が回復すれば、通常うつ病症状はみられなくなり、抑うつ状態からは脱します。

しかし、緩和ケアを受けている患者さんやご家族の場合、ストレス因が病気そのものであったりします。また、全人的苦痛の4側面（P14）の相互関係もあり、彼らの苦痛、苦悩はさまざまな要因から成り立っていると考えられます。

したがって、抑うつのみられる患者さんやご家族の場合、うつ病に移行する前に早期に発見して必要な治療に結びつけ、チームでフォローしていくことが重要です。

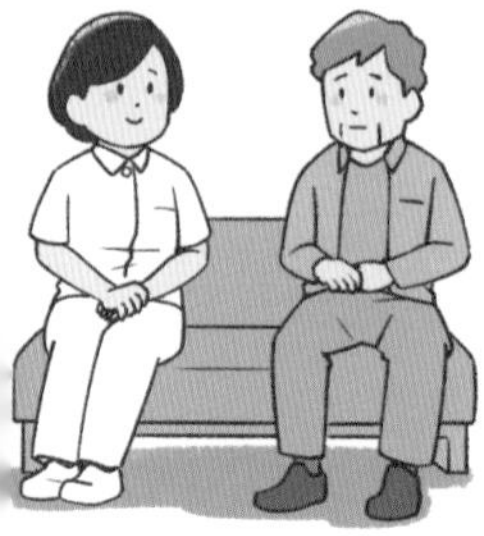

- 身体機能の割にADLが低下している人
- 表情や反応が乏しい人

は「抑うつ状態」かもしれません。

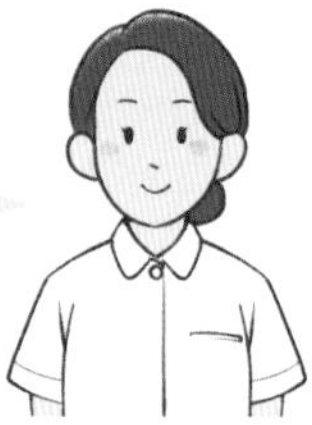

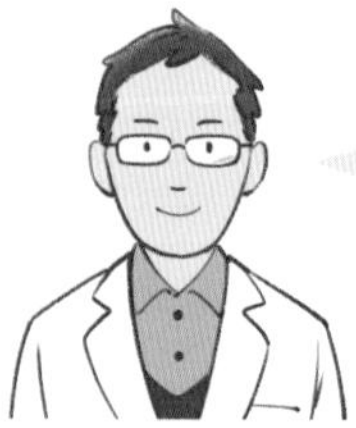

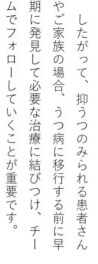

抑うつは自然に回復する可能性もあるため、経過を観察する場合があります。
しかし２週間程度たっても改善しない場合は、治療を開始します。

早期介入が必要な場合

- うつ病の既往
- 社会的なつながり、支援者が少ない（単身者など）
- 希死念慮がみられるが、理由があいまい
- 予後不良
- 疾患による機能障害が大きい
- 貧困妄想、被害妄想などの精神病症状

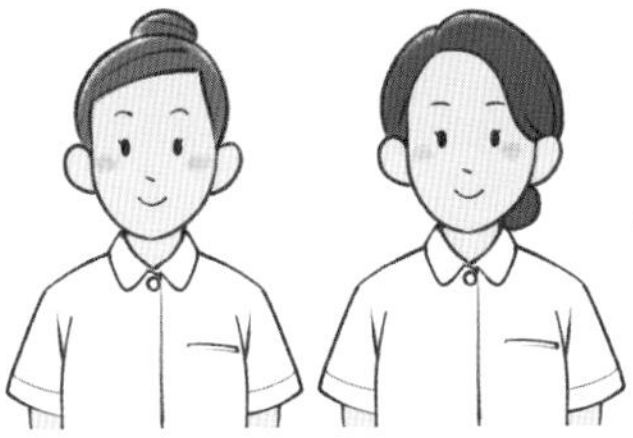

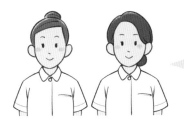

抑うつのみられる人には、必ず「希死念慮」を確認して、チームで情報を共有しましょう。

抑うつのみられる人への治療・ケア

薬物療法

抗うつ薬

副作用や、他の症状への効果を考慮して選択される

- SNRI(P103):痛みにも有効。悪心の副作用が多い
- SSRI(P103):悪心の副作用が多い
- NaSSA(ノルアドレナリン作動性・特異的セロトニン作動性抗うつ薬):鎮静作用がある

非薬物療法

支持的精神療法

- 気持ちのつらさに気づき、聴き取る。特に「眠れない」「落ち込む」「一人でいられない」という言葉がある時はすぐに、なぜそう思うのか理由を尋ねる。不安のある患者さんへのケア(P103参照)
- 「死にたい」「もういなくなりたい」などという言葉が聞かれる時は、「死にたいほどつらい」という気持ちに焦点を当てて、さらに気持ちを聴いてみる。例えば「死にたいと思うほどつらい気持ちがあるのですね。もしよかったら、そのお気持ちをもう少し聞かせてくれませんか」「それはおつらいですね。その、つらく感じておられることについて、少しうかがってもいいですか」など
- 患者さんが話してくれた内容をチームで共有する

※今後は共有した内容を総合して検討し、チームの方針が決まる(精神科医への受診や、今後の患者さんの希望実現のための目標設定など)

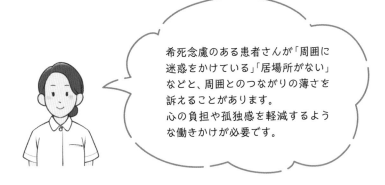

希死念慮のある患者さんが「周囲に迷惑をかけている」「居場所がない」などと、周囲とのつながりの薄さを訴えることがあります。
心の負担や孤独感を軽減するような働きかけが必要です。

不安の強い患者さんの看護

がん告知を受け、初めての治療を控えた患者さんは、誰もが大きな不安を抱えています。

この事例では、今後の治療の流れをおおよそ理解した上で「患者さんの不安をどのようにアセスメントしてケアに反映させるか」「現時点で必要なケアは何か」について考えましょう。

事例紹介

■患者　　Bさん　45歳　乳がん

■家族

- 夫（47歳、会社員）、長女（17歳、高校２年生）、長男（16歳、高校１年生）。４人暮らし。
- ２人姉妹の次女。姉は県外在住。70代の両親は健在で、車で１時間程度の所に住んでいる。

■役割

- パートタイムの会社員（平日５時間程度、事務）。家事全般をＢさんが担っている。

■経緯

- 検診で指摘を受け精査した結果、先週外来で夫同席のもと乳がんと告知された。根治に向け術前化学療法を実施後、手術となる方針の説明を受けた。本日は化学療法の説明を受けるために受診した。

Bさんの言葉

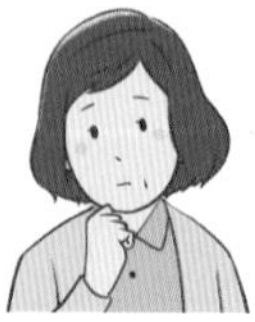

乳がんと言われて、その時には受け入れられると思った。でも日が経つごとにいろいろ考えるようになった。抗がん剤はすごく苦しいと聞いている。自分が耐えられるか……子ども達には、まだ母親が必要な年なのに…これからどうなっちゃうのか……そんなことを考えると、夜も眠れなくなった。食欲も低下し、食べたいものもない。家族の顔を見るのもつらい。

外来診療後のアセスメント

- Ｂさんの乳がんは十分に根治が可能で、今は根治に向けた治療が開始となる段階である。今後化学療法と手術も予定されており、しっかり栄養を摂取し、筋力を維持していくことが非常に重要である。
  それにも関わらず、現在は食欲が低下し、食事摂取量が減少している。根治を目指すことが何より重要でありながら、がん告知によるショック、抗がん剤治療に対する恐怖や心配のために精神的な苦悩があり、食事や睡眠、家族との楽しい時間にまで影響を及ぼしている。
- 「子ども達には、まだ母親が必要な年なのに…」という言葉から、Ｂさんは自身ががん告知を受け、がんが生命に大きな影響を及ぼす可能性を思い、苦悩している様子がうかがえる。また、抗がん剤を「すごく苦しい」ものと認識していて、これから自分がその治療に向かうことへの心配が強い。

これらの精神的な苦悩が今後、不眠や食欲不振につながり、体力にも影響を及ぼし、仕事の継続なども難しくなる可能性がある。子ども達の母親として、妻としての役割遂行にも影響が生じている。役割が果たせないことで、ますます精神的につらくなる可能性が高い。

●まずは、がんと告知されたことへのショックや思いを吐き出してもらい、化学療法に向けて準備ができるよう支援したい。

今後の治療に向けた看護ケア

■気持ちの表出を促す

➡外来の静かな部屋を準備し、Bさんの思いを表出しやすい環境をつくる。

➡「眠れていますか」「食べることができていますか」などねぎらいの言葉をかける。心配や不安が強まったり、考え込んでしまったりするのは当然であるとBさんの気持ちを認め、思いを表出しやすくする。

■具体的な心配に対して、できることを共有する

➡化学療法に関する質問などの発言があった場合には、抗がん剤の副作用を和らげる薬剤があること、Bさんを支えるサポートチームの存在、サポートチームがタイムリーに相談にのりながら治療を進めることなどを説明する。

➡がん告知によるショックが強ければ、次の治療のことはとても考えられないため、Bさんから治療の話が出るタイミングを待つ。

➡日々の生活を過ごしやすくする工夫を伝え、Bさんができそうなことを共有する。例えば、1回目の化学療法実施時に、毎日どんな症状が出たか日記をつけてもらうと、2回目以降はいつ頃どんな症状が出るのか予測がつくようになるため、症状を最小限に抑えるために支持療法薬を予防投与することができる。

■夜間休めるように薬剤を調整する

➡医師と眠剤や安定剤の処方を相談し、Bさんに使用方法を説明する。

➡不安が強くて眠れなくなると、神経の緊張が続き、さらに不安、緊張が高まる悪循環となることなどをBさんや家族に説明して共有する。夜間は薬剤を使用してでもしっかり休むことの大切さを共有する。

■Bさんをとりまく人々との関係を確認する

➡すべて自分がやらなければ……と一人で抱え込むのではなく、周囲で自分を支えてくれる人を思い出せるよう働きかける。

➡家族や友人らとあらかじめ共有しておいたほうがよいことなどをBさんに説明して共有し、調整や準備を手伝う。

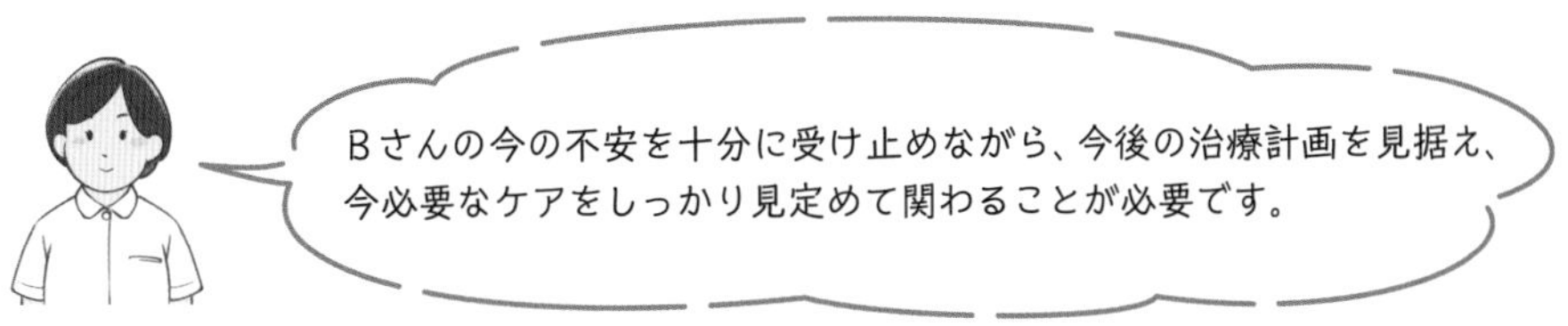
Bさんの今の不安を十分に受け止めながら、今後の治療計画を見据え、今必要なケアをしっかり見定めて関わることが必要です。

不眠

終末期の患者さんに不眠の訴えがある場合、まずは原因除去と非薬物療法から試みます。

終末期の不眠には薬物療法は最終手段

終末期の患者さんは全人的苦痛（P14）を抱え、病状の進行に伴って苦悩も深まることから、不眠を自覚する患者さんが多いといえます。

不眠の改善の働きかけは、次の①②③の順に試みます。

①誘因や原因を洗い出し、可能な限り除去する

②非薬物療法。睡眠衛生指導、認知行動療法など

③薬物療法。まずは睡眠薬の頓用。効果が不十分、せん妄リスクが高いなどの場合は、抗うつ薬や抗精神病薬の併用も考慮する

終末期の患者さんは全身の機能低下により、薬物の影響が非常に強く表れます。副作用も呼吸・肝・腎機能低下、せん妄や転倒のリスクなど重大なものが多いのです。

したがってまずは、①②で可能な限りの改善を試みてから③の段階に移ります。

薬物療法の前には、慎重に全身状態や予後、併用薬などの評価が行われます。

不眠の原因

身体的	痛み、悪心・嘔吐、消化管閉塞、呼吸困難、倦怠感、かゆみなど
生理的	環境の変化、昼夜逆転、騒音など
心理的	不安、ストレス、ライフイベントなど
精神医学的	強度の不安、抑うつ、せん妄など
薬理学的	ステロイド、抗がん剤、降圧薬、認知症治療薬など

不眠の患者さんへのケア

- 原因と睡眠パターンを確認する（なかなか眠れない、途中で目覚めるなど）
- 生活習慣の改善（睡眠衛生指導）や睡眠の必要性、薬の安全性や必要性を説明する
- 対処方法や目標を患者さんやご家族、スタッフで共有する
- リラクゼーションや環境調整は患者と話し合い、希望や好みに合わせて取り入れる

不眠の治療

非薬物療法

睡眠衛生指導

- 有酸素運動（適度に、定期的に）
- 快適な就床環境
- 規則正しい食生活
- 就寝前は水分を摂りすぎない、カフェイン、酒類、喫煙は避ける
- 就床後は考え事をせず、リラックス

その他

- 認知行動療法
- 高照度光療法（太陽光と同程度のまぶしい光を浴びて生体リズムを整える）

薬物療法

近年は、筋弛緩作用が弱く、転倒などのリスクも低いとされるオレキシン受容体作動薬もよく用いられます。

ベンゾジアゼピン系睡眠薬		従来使用され、種類も多い。 長期間の使用により、依存や耐性の形成、認知機能への影響、転倒やせん妄発症のリスクあり。 まずは頓用で使用	短時間型：ブロチゾラムなど 中間型：フルニトラゼパム
	抗不安薬	不眠の背景に強い不安がある場合など	アルプラゾラム、ロラゼパムなど
非ベンゾジアゼピン系睡眠薬		ベンゾジアゼピン系と同様に副作用に注意（頻度は低いとされる）	超短時間型：エスゾピクロン、ゾルピデム
オレキシン受容体作動薬		依存形成、筋弛緩作用が少ない。 即効性がある	スボレキサント、 レンボレキサント
抗うつ薬		鎮静作用がある	トラゾドン、ミルタザピンなど
メラトニン受容体作動薬		依存形成、筋弛緩作用、せん妄のリスクが少ない。 フルボキサミンとは併用禁忌	ラメルテオン

せん妄

せん妄の原因を可能な限り除去・緩和して、患者さんとご家族がよい時間を過ごせるように支援します。

せん妄には「身体的な要因」がある

せん妄とは、なんらかの身体的な要因に基づいて起こる、意識の障害をいいます。

緩和ケアを受けている終末期の患者さんは、全身の機能低下により、脆弱で予備力のない状態になります。そこに身体への新たな負荷（例えば便秘や痛み、低酸素血症、薬剤の増減など）が加わることで、脆弱化した脳が機能不全を起こし、その結果、意識障害が出現すると考えられています。

したがって、せん妄の意識障害は、患者さんの精神的な不安定さや精神障害など、心理的・精神的苦痛が原因で起こるものではありません。

あくまでも「身体的な要因」に基づいていることをふまえて、原因を探り、対処していく必要があります。

せん妄の原因

準備因子	器質的な原因	高齢、認知症、がんや心不全などの重大な基礎疾患、終末期、衰弱など
促進[1]因子	誘発・悪化・遷延化の要因	症状のコントロール不全、不適切なケア、落ち着かない環境など
直接因子	発症の引き金になるもの	薬剤（中止や増減含む）、感染、身体の不快（便秘、尿閉、発熱、かゆみ、口渇など）

せん妄の特徴

●意識障害は「注意力の障害」が目立つ

寝起きのようにボーッとして、頭が働いていないイメージです。「一つの話題に集中できず、ウトウトしてしまう」「話題が切り替わった時に、話についていけない」などの様子がみられます。

●認知機能が障害される

特に「見当識障害」「幻視」「妄想」が多くみられます。これらの症状が原因で「不穏」につながることがあります。

●日内変動がある

朝は特に変わりない様子でも、夕方から次第に症状が目立ってきます。

終末期せん妄への緩和ケア

終末期せん妄とは一般的に、死亡直前（24～48時間以内）における、回復が望めないせん妄をいいます。この時期は、患者さんの苦痛によっては鎮静（P112）が検討されることもあります。多職種チームで苦痛の緩和方法を可能な限り検討しながら、方針を決めていくことになります。

また、そばにいるご家族は、患者さんの状態に非常に大きな不安やつらさを感じていますので、適切な説明と細やかなケアが重要です。

1）促進因子のみでは、せん妄の原因にはなりません。

せん妄の種類

過活動型せん妄

不穏、焦燥

低活動型せん妄

口数が少ない、ぼんやりしている、ウトウトしている

認知症や抑うつとの鑑別が重要です。

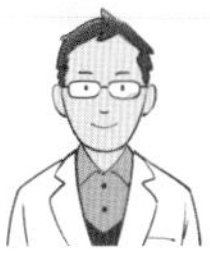

身体的な要因

- 意識障害
- 注意力の障害
- 認知機能障害（見当識障害、幻視などの幻覚、記憶障害など）
- 身体疾患（がん、慢性疾患など）
  - 全身の機能低下（加齢、衰弱、認知症などによるもの）
  - 不快な身体の状態（便秘、尿閉、発熱、かゆみ、口渇など）

せん妄の治療

原因（直接因子）の治療

- 感染症（抗菌薬）、脱水（補液）、高カルシウム血症（ビスホスホネート製剤）
- 薬剤の中止や変更（オピオイド、ベンゾジアゼピン系薬、ステロイド、抗コリン薬）

症状緩和・軽減

- 原因の除去が困難な場合は、対症療法

薬物療法

■抗精神病薬

- ハロペリドール、クロルプロマジン、クエチアピン（糖尿病の場合は禁忌）

■ベンゾジアゼピン系薬

（抗精神薬と併用する）

患者さんへのケア

日々のケア

- 見当識を補う関わりをする
  - 日付や時間がわかるように、患者さんの視線の先に時計やカレンダーを置く。訪室のたびに、日時がわかるコミュニケーションを工夫する
  - ご家族の存在、季節感を感じられるように、写真を飾ったり話題にしたりする
  - 眼鏡や補聴器も使用してもらいながら、聞き取りやすくわかりやすい説明を行う
- 好きなものや懐かしいものに囲まれて、安楽に過ごせる空間を整える
- 身体の不快な状態を改善するケア（浣腸や摘便、導尿、クーリング、保湿、口腔ケアなど）

安全の確保

- 少しでも安楽に過ごせるように、チームで目標を共有する。落ち着かない様子に早く対処するために生活リズムを把握する。安全に生活できるように入眠中に点滴をすませる。家具や物品の配置を見直すなど

ご家族へのケア

- 患者さんへのケアを丁寧に行う
- 今の状態を説明する（このせん妄がなぜ起こっているか、痛みや薬のせいではないことなど）
- 患者さんの言動を否定せず、意味を見出そうと試みる。その時間をご家族と分かち合う

鎮静（治療抵抗性の苦痛の緩和）

鎮静は、苦痛緩和の方法の一つです。その種類と必要な状況、患者さんとご家族へのケアについて考えましょう。

鎮静とは何か

死亡直前期に入って患者さんの苦痛が激しさを増し、治療にもかかわらず呼吸困難やせん妄、痛み、全身倦怠感などの苦痛が継続する場合、「鎮静」の導入が検討されることがあります。

鎮静とは「治療抵抗性の苦痛」（あらゆる治療やケアを尽くしても緩和できない、耐え難い苦痛）の緩和を目的として、鎮静薬を投与することです。これは患者さんに「眠っている間、苦痛が少なく過ごせた」と感じてもらうことを目指す治療です。

一方で、鎮静で苦痛が緩和されたとしても、意識が低下することはその人らしい生活から遠ざかることを意味する側面もあります。鎮静は、倫理面の妥当性が厳しく問われる治療でもあるのです。したがって鎮静の検討時には、日本緩和医療学会などのガイドライン[1)]に沿って、多様な視点からその妥当性を判断します。

ガイドラインでは鎮静は3段階に分類され、最初は意識への影響の少ない「間欠的鎮静」や、「調節型鎮静」を優先して考慮するのが一般的です。しかし調節型鎮静では苦痛が緩和されない（つまり、患者さんの苦痛緩和が不十分なまま、死を迎える可能性がある）と見込まれる場合は、最初から「持続的深い鎮静」を選択することも検討します（左頁）。

持続的鎮静の鎮静薬には主にミダゾラムを使います。鎮静開始後は、鎮静が意図した深さで持続できているか、患者さんの苦痛が緩和できているかを評価するためにRASS[2)]などの指標を使用します。

鎮静に入り、患者さんの意識がなくなっても人としての尊厳が守られるように、看護師は、全人的苦痛を緩和する視点で鎮静のケアを考えることが重要です。

鎮静の分類

間欠的鎮静		一定期間（数時間程度）意識の低下をもたらした後中止し、意識が低下しない時間を確保しようとする鎮静。せん妄や痛みなどの持続する苦痛に対し、鎮静薬で就眠・鎮静を図り数時間で中止する。
持続的鎮静	調節型鎮静	患者さんの苦痛に応じて、鎮静薬を少量から調節して投与し、苦痛が緩和した状態で過ごせることを目指す。コミュニケーションが可能。苦痛緩和は十分とは限らない。
	持続的深い鎮静	深い鎮静状態とするように鎮静薬を調節して投与し、深い鎮静に導入し、維持する（中止時期をあらかじめ定めない）。苦痛を緩和できるが、コミュニケーションはできない。

1）『がん患者の治療抵抗性の苦痛と鎮静に関する基本的な考え方の手引き 2023年版』特定非営利活動法人 日本緩和医療学会 ガイドライン統括委員会編，2023（金原出版）　2）RASS：Richmond Agitation-Sedation Scale

鎮静に臨むご家族へのケア

患者さんに耐え難い苦痛があり、ご本人が鎮静を希望しても、ご家族の同意が得られないことがあります。そうした場合、ガイドラインでは次のことを提唱しています。

①患者さんとご家族、医療チームで繰り返し話し合い、可能な限り合意に至ることを目指す。

②合意できなかった場合、患者さんの苦痛緩和の意思を優先する立場で、ご家族に十分配慮しつつアプローチする。

②の理由は、医療者は患者さんの苦痛緩和を使命としているためです。一方でご家族は緩和ケアの支援を受けるべき人々です（P10）。

その観点から、②のご家族へは

- 鎮静に対する種々の不安に十分対応する。
- 当面の妥協できる手段を提示する。例えば（持続的鎮静ではなく）調節型鎮静を行いながら、ご家族も共に過ごしてもらう。患者さんはその間苦痛緩和がかない、ご家族はその様子を共に体験する。
- 体験後、再度話し合いを行う（①に戻る）

といったアプローチを行います。

持続的深い鎮静が開始されると、患者さんとはコミュニケーションがとれなくなり、ご家族は寂しくつらい思いを抱えます。中には鎮静に同意した自分を責め、「これでよかったのか」と悩む人もいます。

医療者は事前に十分に説明を尽くし、鎮静開始後も患者さんとご家族の安寧を目標に、支え続けることが大切です。

「持続的深い鎮静」の選択を、最初から検討する状況

- 苦痛の強さが著しい
- 治療抵抗性が確実である
- 患者さんの予後が、日単位～時間単位と予測される
- 持続的深い鎮静でなければ、苦痛が緩和されないと見込まれる（急激な呼吸困難や痛み、出血、窒息など）
- 副作用のリスクを許容しうる
- 患者さんの希望に沿っている

看護師が心がけたいケア

- 鎮静に入ると、自力での排泄や清潔保持などが難しくなります。患者さんやご家族とあらかじめ話ができるようなら、鎮静中のケアのあり方について話し合います。
- 鎮静開始後も、患者さんには変わることなく接します。あいさつ、ケアの時の声かけなど、しっかり顔を見ながら行います。
- ご家族とともに患者さんを支援しながら、ご家族の気持ちを、日々十分に聴いていくことが大切です。ご家族は緩和ケアの対象です。患者さんと最後の日々を過ごす中で、感じたことを話すこと、それを傾聴することは、グリーフケア（P182）の一環であるといえます。

がんリハビリテーションとは

患者さんのＱＯＬ向上を目指すがんリハビリテーションは、診断後早期から緩和期まで行われています。

診断時から病期を問わず受けられる

がんの患者さんは、病気や治療のために身体機能が変化・喪失し、精神機能にも大きな影響を受けます。また、多少なりとも生活を制限されるなど、さまざまな苦痛を抱えます。

　こうした変化・喪失・阻害状態からの回復・復帰を、医療面から具体的に支援するプロセスが、がんリハビリテーションです。

　がんリハビリテーションでは、がんの患者さんの生活機能とＱＯＬの改善を目的として、治療の時期を４段階に分類し、病期ごとに目標や役割を設定しています。

　がんリハビリテーションは、病期や治療内容、病状に関わらず受けることができます。しかし緩和ケアの一環という位置づけでもあり、本来は診断直後、あるいは早期に始めるのが望ましいとしています。

がんリハビリテーションの４つの段階

予防	●疾患の診断 ●早期、治療期 ●機能障害の予防
回復	●疾患治療中、全身状態は安定 ●機能障害や能力低下あり ●治療に並行して、最大限の機能回復を図る
維持	●疾患が進行、再発や転移あり ●機能障害や能力低下が進行 ●運動能力の維持・改善
緩和	●患者さんの要望を尊重 ●身体的・精神的・社会的にQOLの高い生活 ●症状緩和、二次障害の予防

がんリハビリテーションに関わる職種

- がんの治療の主治医（がん治療医）
- 看護師
- リハビリテーション科医
- リハビリテーションスタッフ
  - 理学療法士
  - 作業療法士
  - 言語聴覚士
  - 義肢装具士
- その他
  - 精神腫瘍科医
  - 歯科口腔外科医
  - 管理栄養士
  - 心理士
  - 医療ソーシャルワーカー（MSW）
  - ケアマネジャー
  - 訪問看護師
  - 介護福祉士　　など

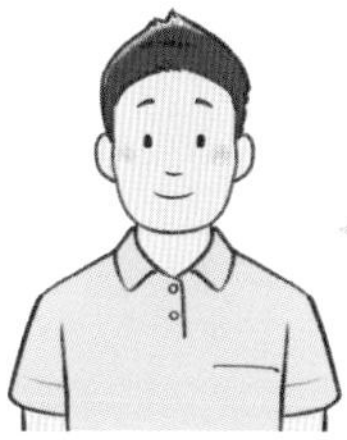

がんリハビリテーションは、地域のがん診療連携拠点病院のほか、一定の基準を満たした病院でも受けることができます。

回復的～維持的リハビリテーションの対象

- 化学療法・放射線治療中、治療後の人
- 進行がん・終末期がんで、今後在宅療養を希望する人
- 呼吸困難のある人
- 痛みや倦怠感のある人
- 手術後の人（頭頸部がん、乳がんなど）

痛みなどのつらい症状を、レスキューで緩和してから行うこともあります。

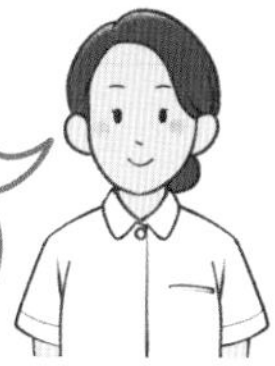

緩和的リハビリテーションの内容

全身状態が悪化して、臥床傾向の人に

- 痛みの予防のための、ポジショニングの工夫
- マッサージや温罨法
- 関節可動域訓練（緩和ケアを妨げない程度の）

嚥下障害が疑われる人に

- 即時、嚥下評価（嚥下テスト）
- 食事手段の検討をチームに提案
- 口腔ケア

気道分泌物の多い人に

- 排痰ケア
- 体位ドレナージ
- 軽い運動（歩行、足踏みなど）

体動困難のある人に

- ADLの負担軽減のための工夫
- 楽な移動動作の指導、環境（設備や備品の位置など）調整
- 本人、介助者への介護指導（車いす乗車方法など）

呼吸困難のある人に

- 体動時にある人に：呼吸と動作のタイミングを調整、指導
- 安静時にもある人に：呼吸補助筋ストレッチ、マッサージ
- 口すぼめ呼吸、腹式呼吸、深い呼吸の説明と指導

体力のない人に

- 短時間で低負荷の訓練を、頻回に行う

在宅療養をする人に

- 退院時、自宅環境の評価をふまえてアドバイス
- 継続的に関わる

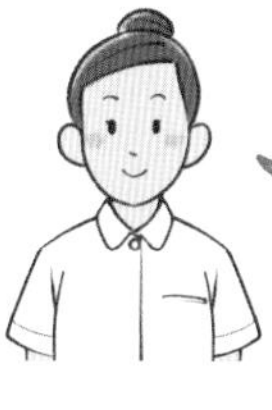

可能であれば、何か作ったり、絵を描いたりする創造や娯楽も、リハビリテーションにつながります。

［看護師のすごいところ──症状緩和編］

ケアでなんとかすること・刻一刻変わる目標設定

森田達也

Part3では症状緩和を扱いました。症状緩和が難しくなってきた時に、看護師が医師に「治療方針を変更してほしい」という状況になることがあります。呼吸困難が強くなってきた患者さんに「オピオイド（少量のモルヒネ）を使えば、呼吸困難は緩和する」ことを知っている、でもまだ医師から指示が出ていない。そんな時、「先生、いつも遅い。早く出してもらわないと対応できない（怒）」。それも真実だと思いますが、いくら怒っても患者さんの呼吸困難はなくなりません。

そんな時、うちの看護師さんはよく言います。「私たちは看護でできることを、今、考えようよ」。ほとんどの苦痛は薬物療法だけでなくて、看護で緩和する方法があります。そもそも緩和ケアに薬物が使われるようになったのはこの数十年ほどで、人類はそれより前からどんな苦痛にもケアで立ち向かってきたのです。呼吸困難であれば、室温を下げる、顔に風がかかるようにする（送風療法、fan therapy）、顔を氷水で絞ったタオルで冷やすといった方法があります──「やってみようよ」。そして、臨時指示があれば、酸素の投与、夜なら不眠時の投与、日中なら不安時の投与──「もしだめなら、明日、これ使ったけど全部だめだったって、また聞いたらいいじゃん」。そこには、目の前の患者さんのために、まず自分のできることを全力でやる覚悟を感じるのです。

もう一つ。医師の苦手なことで看護師が敏感に感じとることのできることがあります。それは、「治療目標の設定」です。緩和ケアで難しいのは、完全に苦痛がなくならない時、どの辺をその患者さんにとってのゴールとするかの設定です。呼吸困難はもっと楽になりたい、でもこれ以上緩和しようとすると、うとうとした時間が増えて、考えたり、話したりしにくくなりそう──このような状態をトレードオフ（trade-off）といいます。

どれくらいの苦痛緩和がいいのかは、患者さんも体験してみないとわかりません。体験しながら、まだ苦しいな、今度は効きすぎて眠いなと日々刻々と変わってくるのです。終末期ではご家族の気持ちも加わってきます。刻一刻変わる苦痛緩和の目標を患者さんとご家族とその都度相談できるのは、患者さんをずっと看ている看護師の本領です。患者さんは苦痛さえなくなればいいと思って生きているわけではありません。スマホをいじったり、お話ししたりも大事なのです。「○○さん、今くらいだと痛みはいいけどちょっと眠すぎるから、夜はいいけど、昼間の眠気がちょっと減るといいみたいでした」──そんなアセスメントができるのが強みです。

苦痛を緩和する看護の方法、そして、苦痛緩和の目標設定にも注目してください。

Part 4

非がん疾患の緩和ケア

日本の緩和ケアは、がんとともに進歩してきました。
しかし、治療が難しい心疾患や腎不全などの
非がん疾患の患者さんの苦痛の緩和も重要です。
非がん疾患の患者さんの病気がどのようなものか、
どんなケアができるのか覚えておきましょう。

非がん疾患の緩和ケア

近年、非がん疾患の緩和ケアが制度化されました。がんの緩和ケアとの共通点や相違点、今後の展望についてもみていきましょう。

非がん疾患の緩和ケアは、どのように生まれたか

従来日本では、がん対策と共に緩和ケアが推進されてきた経緯があり（Ｐ20）、緩和ケアの評価の対象（診療報酬における治療・ケアの評価の対象）は事実上、がん（悪性腫瘍）と後天性免疫不全症候群（ＡＩＤＳ）に限られていました。

しかし近年、死因上位に心疾患や腎不全、認知症などの慢性疾患が複数ランクインするようになりました。またＷＨＯ（２０１４年）により、人生の最終段階に緩和ケアを必要とする人の割合は、心血管疾患が最多であることもわかりました。

そこで国は、心疾患などの慢性疾患や高齢者、認知症などといった「非がん」疾患の緩和ケアを推進する方針を打ち出し、まずは今後患者数の増加が見込まれる心不全を対象に、取り組みを強化することとなりました。２０１８（平成30）年からの診療報酬改定では、緩和ケアの対象疾患に「末期心不全」が追加されました。

がんと非がんの緩和ケア共通点と相違点

生命を脅かす非がん疾患は、病状の進行に伴う身体のつらさや不安の高まり、社会生活の制限、人としての存在や尊厳が脅かされることの苦しみなどを伴うため、患者さんはまさに全人的苦痛（Ｐ14）を体験します。こうした苦痛を伴う慢性疾患には心不全のほか、腎不全、呼吸器疾患、肝不全、認知症、脳神経疾患などが想定されています。一方、非がん疾患ががんと明らかに異なるのは次の2点です。

- **増悪と緩和を繰り返しながら徐々に悪化し、いつ死を迎えるか（どの増悪期が致命的になるか）予測が難しい**

これは、ＣＯＰＤや脳卒中などの非がん疾患にも共通します。がんの患者さんは病状が進行しても全身の機能は一定程度保たれ、終末期に入って急激に悪化する傾向がある（左頁）ため、予後を予測した上で治療やケアを検討することが可能です。しかし、非がん疾患の患者さんに対しては、予後予測に基づく緩和ケアが難しいものになります。

- **苦痛の緩和の評価が難しい一面がある**

認知症の人や、呼吸困難が激しくコミュニケーションが困難な人にとって、主観的評価（Ｐ56）は難しいことがあります。この場合、客観的評価（Ｐ56）や代理評価（ご家族など患者さんに近い人が、日頃の患者さんの様子をもとに、推定した内容による評価）を用いることもあります。

とはいえ、緩和ケアの基本は、まず患者さんの言葉や気持ちを丁寧に聴き取り、ご本人が感じているつらさや苦痛を緩和するために日々ケアを工夫し、寄り添い続けることであり、このケアのあり方は非がん疾患においても変わりません。

がんと非がん疾患（心不全など）の進行イメージ

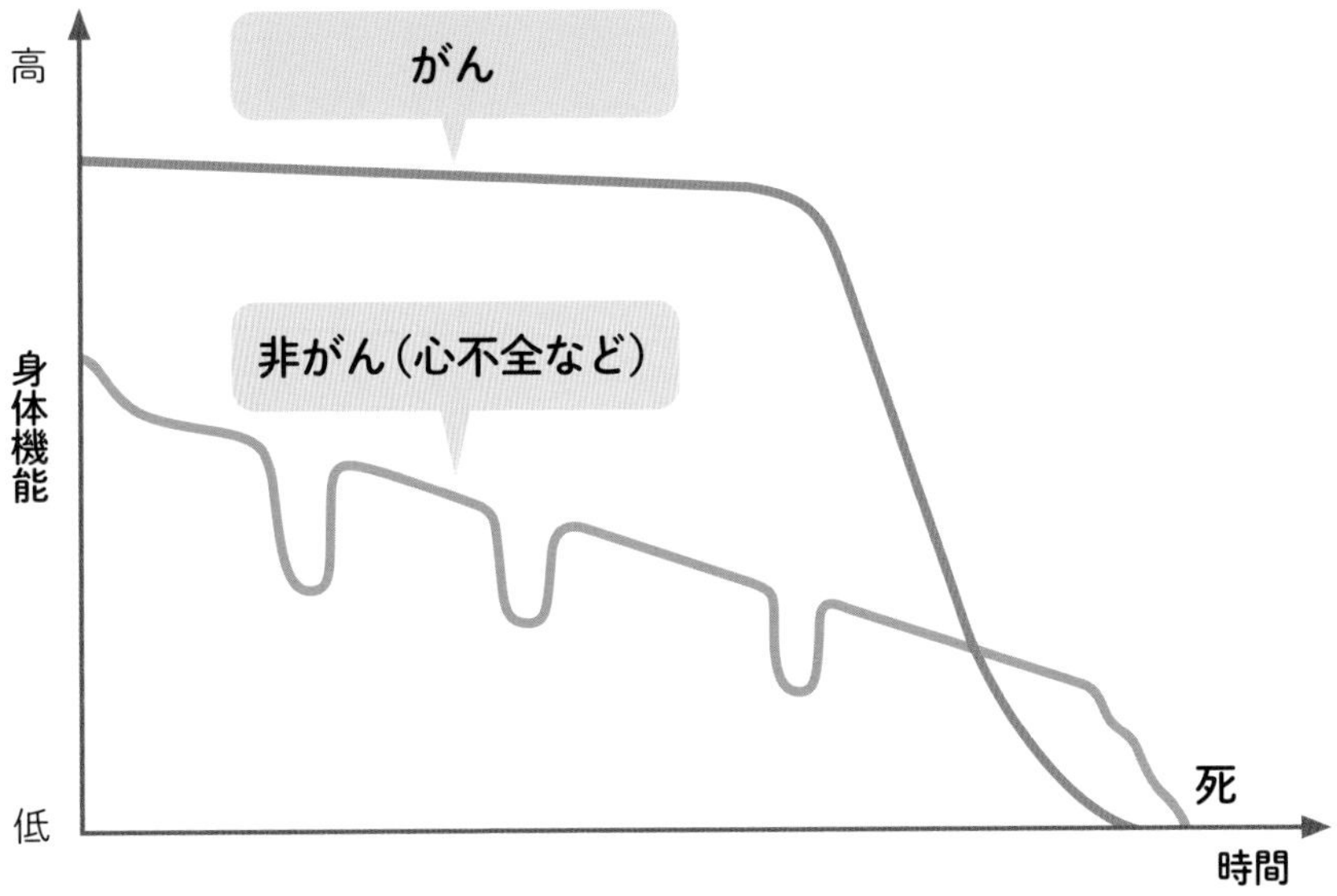

参考文献：森田達也シリーズ監修、柏木秀行シリーズ編、大屋清文・岡本宗一郎・石上雄一郎・柏木秀行著『ようこそ緩和ケアの森　死亡直前期の患者を診る』南江堂、2023年7月、p.15-18

Point

これからの緩和ケア

- 非がんの患者さんは、病気の長い経過を持つ人が大半です。心不全の場合、もともとは例えば心筋梗塞などを発症したことに始まり、徐々に病状が悪化して心不全ステージに入り、緩和ケアの対象となります。
  現在は、心筋梗塞に罹患した患者さんは治療の一環として、疾病管理教育を受けて日常生活に復帰しています。この時患者さんは、将来的に自分が心不全になり、緩和ケアを受ける可能性があることをあまりイメージしていないかもしれません。今後はこの教育の時点で、緩和ケアについて考えて話し合ったり、情報提供が行われたりすることがスタンダードになっていくかもしれません。
- 緩和ケアでは、患者さんが望む今後の生活に合わせてケアを考えます。そのため、地域での療養生活を考える際は、療養場所の選択を重要視します。なぜなら、どんな医療資源や介護・福祉資源が使えるか、どのような支援を受けられるかは、地域によって大きな違いがあるためです。
  医療や介護のような地域資源は、地域の特性に応じた違いはあってしかるべきですが、医療サービス（提供体制など）に大きな地域差があるのは改善すべきことの一つです。この点はがんの緩和ケアにおいても同様で、「がん対策推進基本計画」でも今後の課題として取り上げられています。

今後、非がん疾患の緩和ケア、地域における緩和ケアがどのように展開されていくか、注目していきましょう。

心不全

心不全の患者さんの緩和ケアについて、心不全ステージごとに必要な治療とケアを学びましょう。

原因疾患は進行性で不可逆性。心機能を保持する治療・ケアを

心不全とは、心機能の低下により、全身に十分な血液が送れなくなった状態です。

心不全の初期は、薬物療法と非薬物療法（食事療法・運動療法）により再発予防・症状緩和を目指します。ただし、内服や水分・塩分制限などの自己管理が難しい場合、再発や慢性化につながりやすくなります。

緩和ケアの対象となる慢性心不全は、初期は急性増悪時にも薬物療法によって改善・緩解します。しかし病状は不可逆的に進行するため、急性増悪は繰り返されて反復の間隔も次第に短くなっていき、最終的には治療抵抗性（治療効果がなく、病気が改善しないこと）となり、死に至ります。

心不全は全身の組織や臓器への負担も大きく、また終末期には呼吸困難や浮腫、倦怠感などを併発する、非常に苦痛の大きい病態であるといえます。

心不全の進行プロセス

高血圧や動脈硬化など（心不全の危険因子）は、虚血性心疾患や左室肥大など（器質的心疾患）の原因となります。器質的心疾患は、心不全発症の原因となっています。

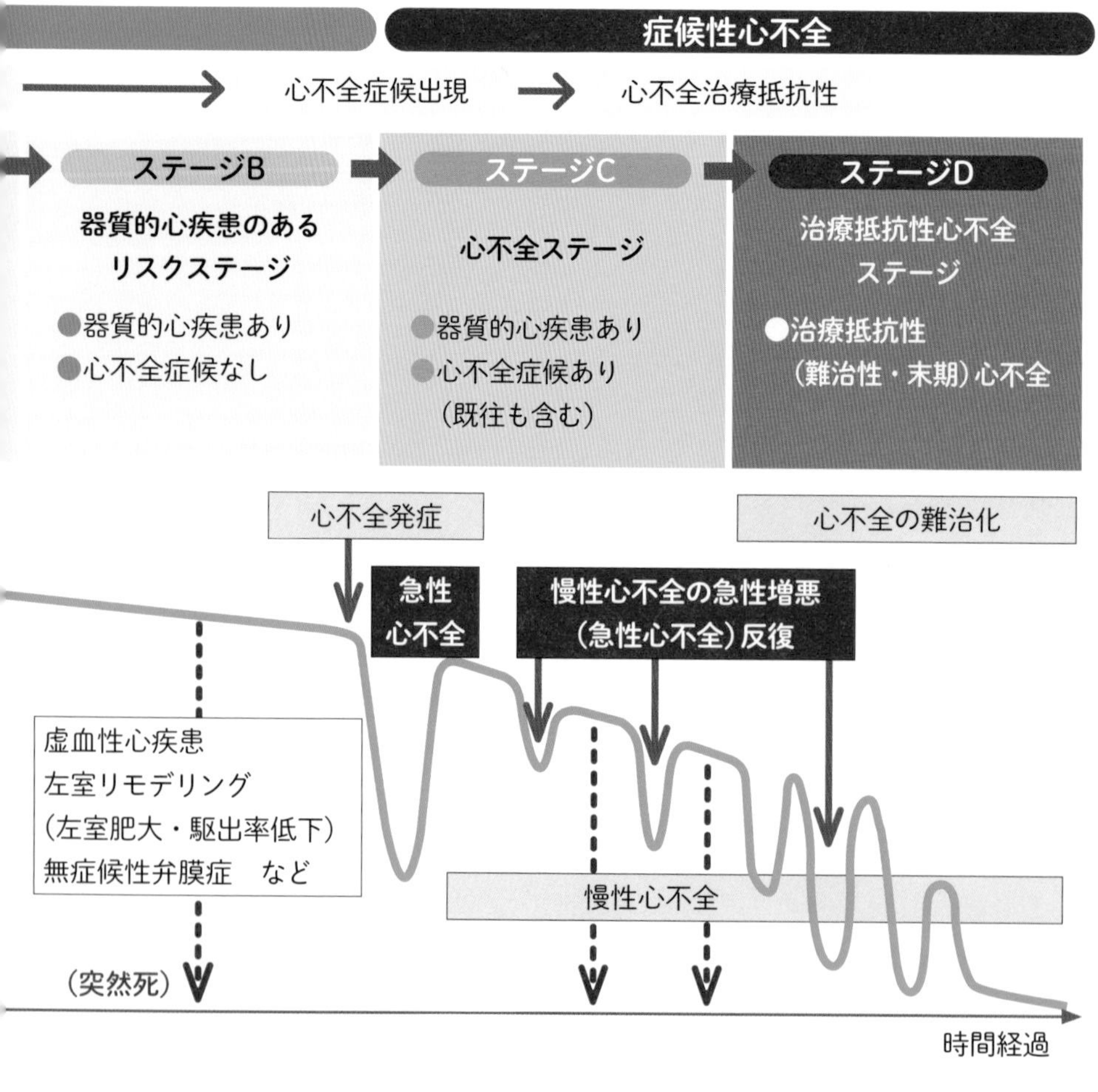

症候性心不全
心不全症候出現
心不全治療抵抗性
ステージB
器質的心疾患のある
リスクステージ
●器質的心疾患あり
●心不全症候なし
ステージC
心不全ステージ
●器質的心疾患あり
●心不全症候あり
（既往も含む）
ステージD
治療抵抗性心不全
ステージ
●治療抵抗性
（難治性・末期）心不全
心不全発症
心不全の難治化
急性
心不全
慢性心不全の急性増悪
（急性心不全）反復
虚血性心疾患
左室リモデリング
（左室肥大・駆出率低下）
無症候性弁膜症　など
慢性心不全
（突然死）
時間経過

参考文献：厚生労働省　脳卒中、心臓病その他の循環器病に係る診療提供体制の在り方に関する検討会編「脳卒中、心臓病その他の循環器病に係る診療提供体制の在り方について」平成29年7月、p.35

いつから緩和ケアを始めるか

心不全の患者さんへの緩和ケアは、基本的には、心不全の症状が出現するステージC以降、心機能に関わらず薬物療法・非薬物療法と共に行うことが望ましいとされています。

薬物療法による症状コントロールが適切になされていれば、日常生活も比較的順調に送れます。しかし病状が進行し、日常生活の中でしばしば活動が制限される経験をするようになると、身体のつらさや不安にとどまらない、自分らしさを喪失していく苦痛（全人的苦痛）を抱えるようになるためです。

心不全の原因

- 高血圧
- 糖尿病
- 動脈硬化性疾患
- 虚血性心疾患
- 左室リモデリング（左室肥大・駆出力低下）
- 無症候性弁膜症

など

心不全の治療

ステージC〜心不全発症後

心機能を可能な限り保つため、病態改善と症状緩和のための治療を行います。

慢性安定期

左室の収縮機能が保たれている場合

➡積極的に病態を改善する

- 原疾患（虚血性心疾患、不整脈など）治療薬、利尿薬など
- ICD（植込み型除細動器）、CRTD（両室ペーシング型機能付き植込み型除細動器）

左室の収縮機能が低下している場合

➡心臓への負荷を少なくし、心機能を保護しながら症状を緩和する

- 降圧薬（ACE阻害薬、β遮断薬など）、利尿薬など

急性増悪時

➡症状の程度に応じた急性期治療

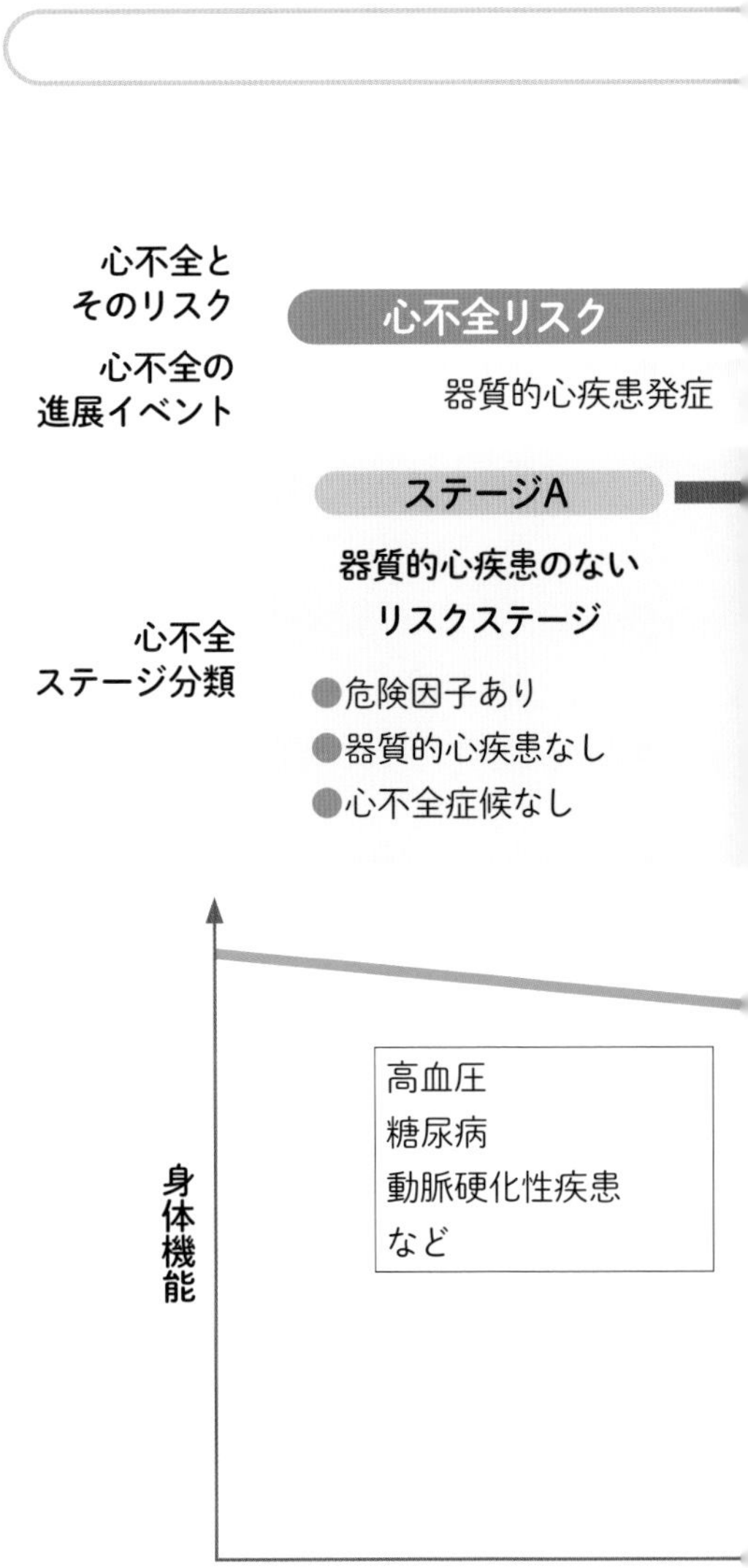

心不全とそのリスク
心不全の進展イベント
心不全リスク
器質的心疾患発症
ステージA
器質的心疾患のないリスクステージ
心不全ステージ分類
●危険因子あり
●器質的心疾患なし
●心不全症候なし
高血圧
糖尿病
動脈硬化性疾患
など
身体機能

心不全の治療

ステージD〜終末期

心不全治療の効果が乏しくなり、症状緩和のための治療の割合が大きくなります。

呼吸困難 (P86)

- まず心機能以外の原因治療。胸水貯留あれば利尿薬やドレナージ
- 改善しなければ少量のオピオイド（痛みや不安にも効果あり）や抗不安薬

不安・抑うつ (P102)

- ベンゾジアゼピン系抗不安薬、抗うつ薬
- カウンセリング

悪心・嘔吐 (P74)

- メトクロプラミド
- ドンペリドン

便秘 (P78)

- 浸透圧性下剤と大腸刺激性下剤の併用

浮腫 (P94)

- 保湿剤

倦怠感 (P82)

- 低心拍出、利尿薬の過剰投与による低カリウム血症、睡眠障害、貧血、うつなどといった、関連要因の治療が先決
- エネルギー温存療法、適度な有酸素運動が有効なこともある

痛み (P60)

- 心臓性疼痛：狭心症治療薬
- 非心臓性疼痛：アセトアミノフェン、またはオピオイド

食欲不振 (P68)

- 可能な範囲で経口摂取
- 悪液質（P72）があれば管理よりエネルギー量確保を優先

心不全における緩和医療・ケアのあり方

心不全の緩和ケアは、がんの緩和ケアとは異なり、心不全の病態改善のための治療が最後まで行われるのが特徴です。なぜなら、病態改善（心機能を保つ）治療は心不全の症状緩和になるためです。

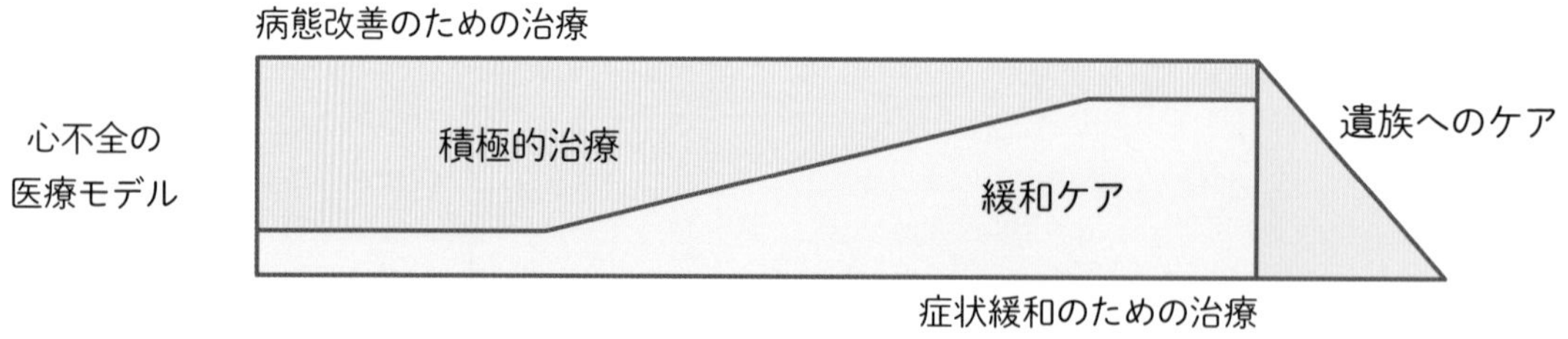

病態改善のための治療
心不全の
医療モデル
積極的治療
緩和ケア
遺族へのケア
症状緩和のための治療

参考文献：山田佐登美「循環器疾患における緩和ケアの提供体制について　〜病院における現状と課題〜」（厚生労働省 がん等における緩和ケアの更なる推進に関する検討会 第1回循環器疾患の患者に対する緩和ケア提供体制のあり方に関するワーキンググループ資料、2017年11月）p.6

心不全の患者さんへのケア

心臓への負荷を可能な限り減らし、呼吸困難や倦怠感を和らげて、安楽に過ごす工夫をします。

リハビリテーション

- 呼吸訓練や下肢筋力の維持・強化トレーニング、マッサージ、福祉器具の使用が有効なことがある。多職種で検討する

食事制限

- 心機能保持のため、塩分や水分の制限がある場合は、その必要性を本人と話し合い、目標を共有する
- ご本人が「食べる」ことをどう意味づけているか確認する
- エネルギー量の確保が必要なため、食欲不振時には多職種で対処する

不安へのケア

- Part3「不安・抑うつ」(P102)のケアを参照

日々のケア

- 室温は低めに設定し、少し風があると楽になる。エアコン、送風機を活用する(Part3「呼吸困難」〈P86〉のケアを参照)
- 大きめの衣服を着用する。圧迫しない、締めつけない
- 胸郭を広げてもたれると、安楽で呼吸が楽になる。枕やクッションを活用して、楽な姿勢をとってもらう

心不全の患者さんの療養場所の選択

- 病院の一般病棟では、患者さんは治療と並行して緩和ケアを受けます。心不全の特色は、治療が呼吸困難の軽減などにつながり、症状緩和になるという点です。このことから、心不全治療と緩和治療を同時に行う「心不全緩和ケアチーム」を設置する病院も増えています。心不全緩和ケアチームがない病院は、緩和ケアチームが心不全ケアチームと協働するケースもあります。
- 緩和ケア病棟は従来同様、主にがんと後天性免疫不全症候群の患者さんを対象としています。
- 施設の場合、患者さんは医療依存度が高いため、医療提供が可能な老人介護保険施設や介護医療院、民間施設などに入院・入所するケースが想定されます。
- 患者さんが自宅や施設などでの在宅療養を考えている場合は、地域の訪問診療・訪問看護といった介護保険サービスを利用した生活について、早期から具体的なイメージをもち、多職種で連携して実現の可能性を探ります。現代の緩和ケアにおいては、地域によって活用できる人的・物的資源に差があり、改善に向けた動きもいまだ不十分です。したがって、例えば輸液ルートの整理、オピオイドの注射・座薬への対応など具体的な治療の進め方を地域の診療医らと進めておくことが必要です。
- 鎮静になった場合、患者さんご本人とご家族が、急変の可能性を理解した上で(覚悟を決めて)薬を使えるかという点についてもACP(P47)の中で事前によく話し合っておくことが重要です。

厚生労働省「がん対策推進基本計画の見直しに向けたスケジュール(案)」2023年7月、p.26-28

腎不全

慢性腎臓病（CKD）の進行により腎機能が低下していく

腎不全とは、慢性腎臓病（CKD）の進行によって腎機能が低下し、尿毒症あるいは溢水の症状が出現した状態をいいます。

CKDは糖尿病や動脈硬化疾患などにより徐々に腎機能が低下する慢性疾患です。治療の初期は、薬物療法と食事制限（塩分・タンパク質）が行われます。病状が進むと治療抵抗性となり、体内に水分や尿毒素が蓄積され（溢水、尿毒症）、合併症が生じます。こうした末期の腎不全には、腎代替療法（透析や腎移植）が適用されます。

腎不全の原因

- 慢性腎臓病（CKD）（近年は、生活習慣病由来の糖尿病性腎症や腎硬化症からの移行が多い）

非がん疾患としての腎不全の主要な原因には慢性腎臓病（CKD）が想定されており、透析やACPへの理解が必要となります。

慢性腎臓病（CKD）の重症度分類

重症度は「原疾患」「タンパク尿区分」「GFR区分」によって判断されます。
死亡・末期腎不全・心血管死発症のリスク：（低）緑→黄→オレンジ→赤（高）
GFR＜15が末期腎不全で、透析の対象です。

原疾患		タンパク尿区分		A1	A2	A3
糖尿病		尿アルブミン定量（mg/日） 尿アルブミン/Cr比（mg/gCr）		正常	微量アルブミン尿	顕性アルブミン尿
				30未満	30～299	300以上
高血圧 腎炎 多発性嚢胞腎 移植腎 不明 その他		尿タンパク定量（g/日）		正常	軽度タンパク尿	高度タンパク尿
		尿タンパク/Cr比（g/gCr）		0.15未満	0.15～0.49	0.50以上
GFR区分（mL/分/1.73m^2）	G1	正常または高値	≧90			
	G2	正常または軽度低下	60～89			
	G3a	軽度～中等度低下	45～59			
	G3b	中等度～高度低下	30～44			
	G4	高度低下	15～29			
	G5	末期腎不全	＜15			

参考文献：日本腎臓学会編「エビデンスに基づくCKD診療ガイドライン2018」東京医学社、2018年（KDIGO CKD guideline 2012を日本人用に改変）

透析に関する意思決定支援

　末期の腎不全の患者さんは、腎代替療法が必要になった時点で、今後の治療法の選択をする必要があります。まず透析や腎移植のメリット・デメリットについて医療者から情報提供と意思決定支援を受けます。

　透析の開始や継続について合意した事項は、いつでも撤回・修正が可能です。例えば、一度透析を行わない選択をした人が、強い尿毒症症状を経験してあまりのつらさに意思決定を変更し、透析を希望する場合があります。こうした事態にも医療チームには、迅速かつ柔軟な対応が求められます。

　近年は高齢や認知症のＣＫＤ患者に対し、透析の継続中止や差し控え（「透析の見合わせ」）を行うことも増えています。「透析の見合わせ」の検討においても、意思の変更は認められることが前提であり、透析再開は再度のＡＣＰ（Ｐ47）を経て可能であることを理解しておくことが必要です。

透析の見合わせについて検討する状態

1. 透析を安全に施行することが困難であり、患者の生命を著しく損なう危険性が高い場合

① 生命維持が極めて困難な循環・呼吸状態等の多臓器不全や持続低血圧等、透析実施がかえって生命に危険な状態

② 透析実施のたびに、器具による抑制および薬物による鎮静をしなければ、安全に透析を実施できない状態

2. 患者の全身状態が極めて不良であり、かつ透析の見合わせに関して患者自身の意思が明示されている場合、または、家族等が患者の意思を推定できる場合

① 脳血管障害や頭部外傷の後遺症等、重篤な脳機能障害のために透析や療養生活に必要な理解が困難な状態

② 悪性腫瘍等の完治不能な悪性疾患を合併しており、死が確実にせまっている状態

③ 経口摂取が不能で、人工的水分栄養補給によって生命を維持する状態を脱することが長期的に難しい状態

参考文献：日本透析医学会 透析の開始と継続に関する意思決定プロセスについての提言作成委員会「透析の開始と継続に関する意思決定プロセスについての提言」『日本透析医学会雑誌』2020、53（4）：215

患者さんの苦痛が少なくなるように、透析条件を変更したり、期限付きの透析で様子をみたり、終末期には心負荷が少ない腹膜透析に変更したりと、さまざまな工夫をしながら様子をみることがあります。

末期腎不全の治療

基本は薬物療法ですが、CKDの患者さんには腎排泄の薬が使用できない（もしくは減量が必要）ため、留意します。

透析導入患者さんは、透析条件の見直しで改善する症状もあります。

透析非導入患者さんや、透析見合わせ中の患者さんに対しては、尿毒症症状（消化器症状、倦怠感、かゆみ）や溢水（呼吸困難）に起因する強い身体的苦痛の緩和を目指します。

痛み（P60）

- 透析アミロイドーシスにはアセトアミノフェンを用いる
- 自尿のない血液透析患者さんにはNSAIDs（P64）も可

倦怠感（P82）

- 尿毒症症状であれば透析条件の見直しを行う
- 腎性貧血であればエリスロポエチン製剤で改善をはかる

かゆみ

- 透析条件の見直しで改善することもあり。患者さんに説明する
- 透析患者さんの強いかゆみにはナルフラフィンを用いる

呼吸困難（P86）

- 溢水が原因の場合は、透析による除水
- 腎性貧血であればその治療を行う
- 終末期にはごく少量のオピオイド、抗不安薬を使用する

レストレスレッグス症候群

- 鉄欠乏性貧血などの原因を除去する

悪心・嘔吐（P74）

- 透析条件の見直しを行う
- 便秘など原因があれば、緩下剤で改善を試みる

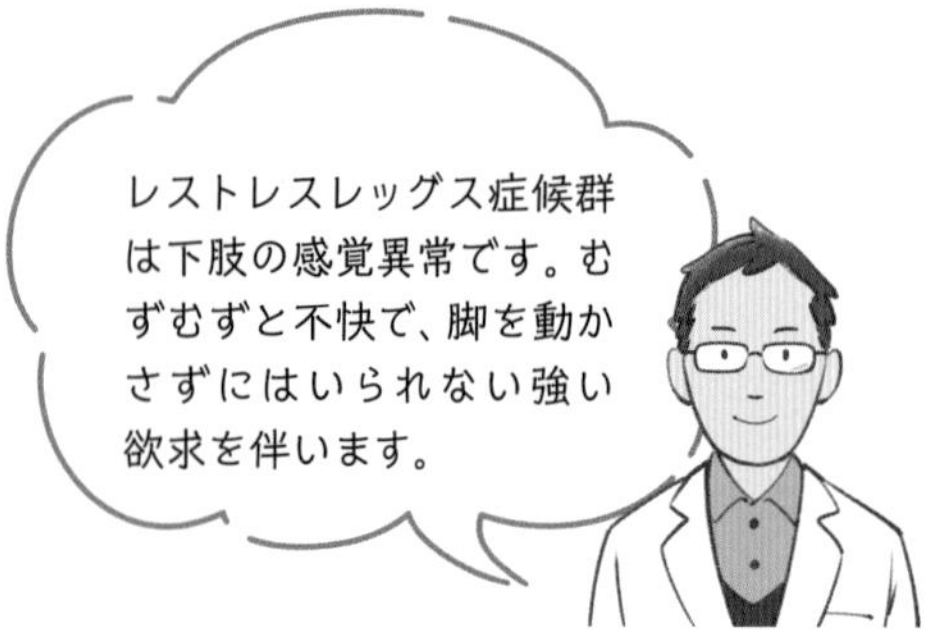
レストレスレッグス症候群は下肢の感覚異常です。むずむずと不快で、脚を動かさずにはいられない強い欲求を伴います。

不安・抑うつ（P102）

- ベンゾジアゼピン系抗不安薬
- 禁忌薬物に留意（腎排泄の薬など）

末期腎不全の患者さんへのケア

全身状態を少しでもよい状態に保ちながら、可能な限り症状を緩和していくことを目指します。薬物療法と並行して、少しでも安楽や快につながるケアを工夫していきます。

かゆみのケア

- 薬や保湿剤で皮膚を保護し、保冷剤などで一時的に冷却する
- 掻き傷の予防に、爪を短く整え、やすりをかけるよう説明する

気分転換のケア

- リハビリテーション、マッサージ、タッチング（安心・安楽の提供のため手や背中に触れる、さするなどのコミュニケーション）、入浴など
- 痛み（P60）のケア、倦怠感（P82）のケア、不眠（P110）のケア参照

浮腫のケア

- 感染を起こしやすいため、皮膚損傷に注意する

悪心・嘔吐のケア

- 誘発する物やにおいを除去する、遠ざける

食事のケア

- 水分制限は、可能な限り継続する
- 糖尿病の場合、低血糖に注意する

Point

末期腎不全の患者さんへのケアの留意点

将来は生命維持のために透析が必要になることを告知された時、CKDの患者さんが受ける衝撃の大きさは計り知れません。これまでの生活や身体機能、社会的役割の喪失、また経済的負担も大きく、自身の価値が揺らぐ出来事であるといえます。

血液透析が導入されると、通院や透析時間にかかる時間や労力が大きく、患者さんは非常な負担に苦しみます。病気の進行と先の見通しの立たなさに、その負担感は増していきます。

CKD患者さんの心理社会的苦痛に関わる学問領域を「サイコネフロロジー」といいます。末期腎不全の患者さんのケアではサイコネフロロジーの視点からも、その人の病気の長い経過と、全人的苦痛に思いをはせ、丁寧に関わっていくことが大切です。

慢性閉塞性肺疾患（COPD）と、間質性肺疾患の緩和治療・ケアについて学びましょう。

慢性閉塞性肺疾患（COPD）の人への緩和ケア介入のタイミング

慢性閉塞性肺疾患（COPD）は長期の喫煙歴がある中高年層に多く発症し、労作時の呼吸困難や咳・痰が慢性化して徐々に悪化します。呼吸機能の低下は比較的緩やかですが、次第に心臓や全身の血管を障害して全身の機能低下をまねき、QOLと予後に影響を及ぼします。

心不全などと同様、増悪時には治療で急速に回復する可能性があることから、終末期の判断が非常に難しい疾患です。

ADL低下により介護依存度が上昇する頃や、急性増悪後の症状安定期は、患者さんが今後のこと（これからどうなるのか）を実感をもって考えやすい時期といえます。症状緩和のための介入は、今後の治療や療養の話をする機会になります。ご本人の希望を確認して、チームで今後のケアや働きかけ方を考えていきます。

COPDの進行プロセスとケア介入時期

緩和ケアやACPは、終末期と判断される前から機会をとらえて少しずつ行われます。

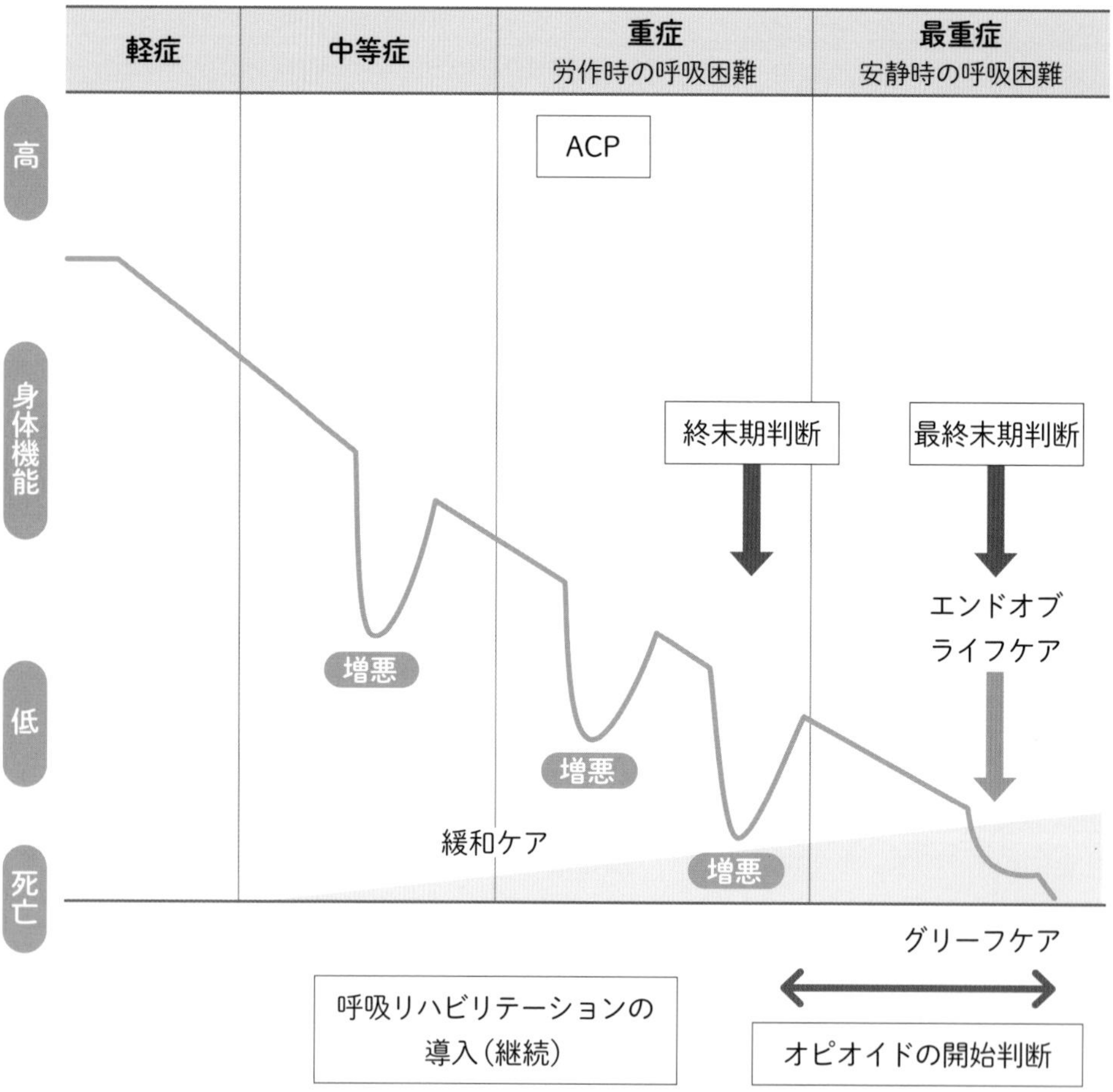

参考文献：日本呼吸器学会COPDガイドライン第6版作成委員会編「COPD（慢性閉塞性肺疾患）診断と治療のためのガイドライン 第6版 2022」メディカルレビュー社、p.130

COPDの治療

酸素療法

- 予後改善に有効。呼吸困難の有無に関わらず使用を勧める
- 拘束感や周囲の目が気になる人には、共感を示しつつ必要性を説明

NPPV（非侵襲的陽圧換気療法）

- 酸素療法と組み合わせて呼吸困難が改善する場合がある

呼吸リハビリテーション

- 機能維持、症状緩和が目的
- 呼吸法、排痰法など

薬物療法

- 呼吸困難にステロイド吸入が有効なこともある
- 原疾患の薬物療法と非薬物療法（呼吸リハビリテーション）を組み合わせても症状が改善しなければ、ごく少量のオピオイド使用を考慮する
- パニック症には、認知行動療法とSSRIの併用、頓用でベンゾジアゼピン系抗不安薬

COPDの患者さんへのケア

日々のケア

- 呼吸困難（P86）のケア参照
- 呼吸負担を最小限にする環境調整を行う
- 室温を低めに設定、送風が有効
- 患者さんのADLや動線に合わせ、物や家具の位置を工夫
- 姿勢は胸郭を開き、もたれると楽。枕やクッション利用

食事

- エネルギー温存のため、好きなものや食べたいものを食べてもらう

不安・抑うつ

- 不安・抑うつ（P102）、不眠（P108）のケア参照

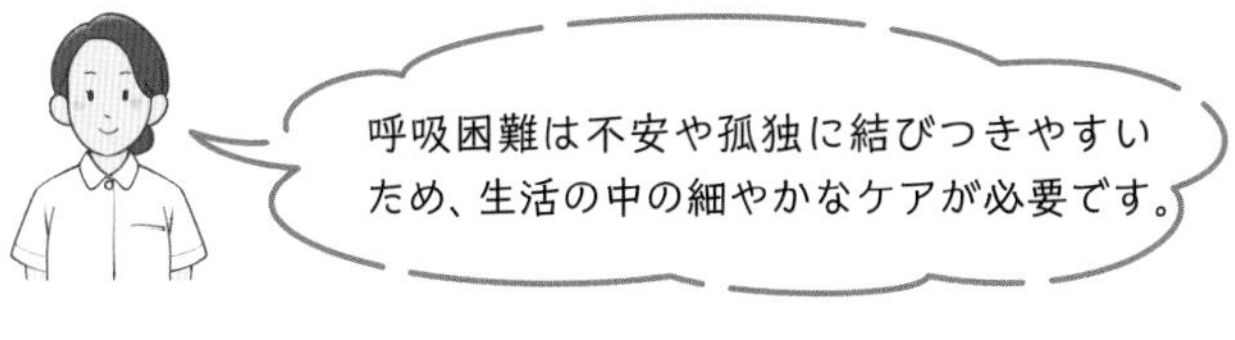
呼吸困難は不安や孤独に結びつきやすいため、生活の中の細やかなケアが必要です。

COPDの原因

主に長年の喫煙歴

心身の症状やつらさが孤独や孤立につながっている

COPDが進行すると、呼吸困難に加えて倦怠感や食欲不振、不安・抑うつ、不眠など、全身症状や精神症状が出現します。社会的孤立などの心理社会的苦痛も大きな問題です。症状緩和と安楽の提供を目標として、ケアを行います。

RDOS（Respiratory Distress Observation Scale）

医療者による客観的な苦痛の評価法です。COPDなど強度の呼吸困難（P86）や認知症（P136）のある人といった、苦痛を言葉で表明しにくい患者さんの苦痛をアセスメントする際に使用できますが、ご本人の訴えに代わるものではないことが使用の前提として示されています。

３点以上で呼吸困難があるとされ、点数が高いほど症状が強いことが示されます。

項目	0点	1点	2点
心拍数/分（回）	89以下	90～109	110以上
呼吸回数/分（回）	18以下	19～30	31以上
落ち着きのなさ： 患者の合目的でない動き	無	時々 軽微な動き	頻繁な動き
奇異呼吸パターン： 吸気時に腹部が陥没	無	—	有
呼吸補助筋の使用： 肩呼吸	無	わずかな 上昇	著しく上昇
吸気終末のうめくような喉音： 荒く唸るような音（呻吟）	無	—	有
鼻翼呼吸： 呼吸時の鼻翼の拡張・動き	無	—	有
恐怖におののいたような 表情（苦悶表情）	無	—	目を見開いている、顔面の筋肉が緊張している、眉間にしわが寄っている、口を開けている、歯を食いしばっている

参考文献：Zhang Q et al:J Pain Symptom Manage 57:304-310,2019

多数の間質性肺疾患があり、原因によって予後はさまざま

間質性肺疾患とは、肺の間質の線維化により、酸素が取り込みにくくなる疾患の総称です。多くの種類があり、薬や膠原病などといった原因がわかっているものも、わからないものもあります。線維化が進行するタイプの間質性肺疾患は予後が不良で、また急速に進行する種類があるため、早期から緩和ケアの介入が必要といえます。

●ＩＰＦ（特発性肺線維症）

ＩＰＦは「特発性間質性肺炎」という種類の半数以上を占める、原因不明の疾患です。進行性で初期から咳嗽や軽度労作時の呼吸困難がみられます。治癒は見込めないため、抗線維化薬で進行を遅らせる治療を行います。呼吸困難に対して、酸素療法や呼吸リハビリテーションで症状緩和に努めます。予後予測は困難で、急性増悪後に突如昏睡となり、死亡することもあります。診断時からＡＣＰを重ね、疾患説明や治療方針、終末期医療について話し合うことが重要となります。

間質性肺疾患の治療

原疾患に対する標準治療

- 薬物療法（ステロイド、免疫抑制薬、抗線維化薬）を行う
- 慢性期IPFではステロイドは推奨されない

急性増悪後の終末期

- 症状緩和のための薬物療法（ステロイド、オピオイド、抗不安薬）
- 薬物療法のエビデンス（根拠）はまだ不十分

非薬物療法

- 酸素療法（安静時、労作時）。NPPV（非侵襲的陽圧換気療法）も使用
- 呼吸リハビリテーション（早期から開始）。慢性期IPFでは有効

間質性肺疾患の原因

種類によりさまざま

- 薬
- 膠原病
- 不明

など

間質性肺疾患の患者さんへのケア

早期からの緩和ケア介入により、全人的苦痛（P14）の緩和に努める

- 呼吸困難（P86）のケア
- 咳に対しては加湿、吸入をすすめる
- 不安（P102）、不眠（P108）のケア

肝不全

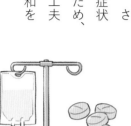

肝硬変の多くの合併症に伴い、患者さんは大変な苦痛を抱えます。肝不全の患者さんの治療とケアについて述べます。

不快さを伴う数多くの合併症が生活の安寧を脅かす

肝不全とは、肝機能の著しい低下によって全身の組織や臓器に影響が及び、腹水や黄疸、肝性脳症、出血傾向などの症状を引き起こした状態をいい、合併症によって死に至ることもあります。

非がん疾患で肝不全を引き起こす疾患には、進行性疾患の肝硬変があります。肝硬変では、肝不全症状がみられない代償性肝硬変の時期を経て、症状が一つ以上みられる非代償性肝硬変となり、最終的に肝不全となります。

肝不全の患者さんは体内の毒素の排泄がうまくいかず、さまざまな不快症状に悩まされるため、治療とケアの工夫により苦痛緩和を図ります。

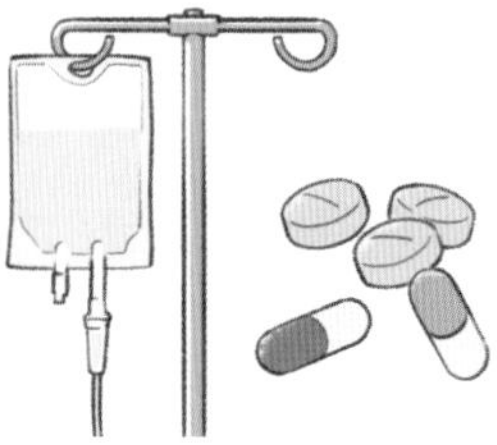

チャイルド－ピュー（Child-Pugh）分類

肝不全の重症度から予後を予測できるため、ケアに活用されています。

項目＼点数	1点	2点	3点
総ビリルビン（mg/dL）	＜2	2～3	＞3
アルブミン（g/dL）	＞3.5	2.8～3.5	＜2.8
プロトロンビン時間（%）（INR）	＞70 ＜1.7	40～70 1.7～2.3	＜40 ＞2.3
腹水	なし	軽度	中等度
脳症	なし	I、II度	III、IV度

参考文献：森田達也・木澤義之監修、西智弘・松本禎久・森雅紀・山口崇編『緩和ケアレジデントマニュアル 第2版』医学書院、2022年5月、p.377

合計スコアによってA～Cに分けます。A：5～6点、B：7～9点、C：10～15点

A：代償性肝硬変

B：非代償性肝硬変、軽度の合併症

C：非代償性肝硬変、最重度の合併症

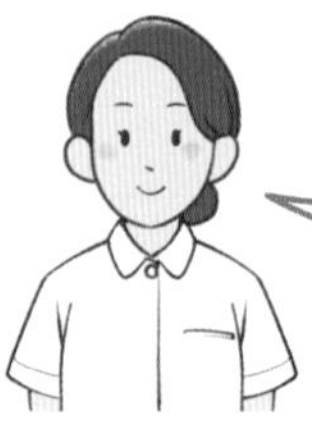

●代償性肝硬変…残存する正常な細胞が肝機能を「代償」（肩代わり）するため、ほぼ無症状の時期です。

●非代償性肝硬変…不可逆性に進行し、代償機能が低下して肝不全症状が出現する時期です。

全身へのダメージが大きい。まず薬物療法による症状緩和を試みる

肝硬変により肝不全状態になると、肝機能低下によりさまざまな代謝物質や体液のバランスが崩れ、全身の組織や臓器に大きなダメージを与えます。肝不全を原因として腎障害と循環障害が起こる「肝腎症候群」、肺血流に異常をきたして低酸素血症を引き起こす「肝肺症候群」は、いずれも予後不良です。

終末期の種々の肝不全症状には、まずは薬物療法での緩和を試みます。

肝硬変の原因

- ウイルス性肝炎（B型、C型、B型＋C型）
- アルコール性肝障害
- NASH（非アルコール性脂肪性肝炎）
- 自己免疫性肝炎
- 原発性胆汁性胆管炎（PBC）
- 原発性硬化性胆管炎（PSC）
- 代謝性／薬物性／特殊な感染症　など

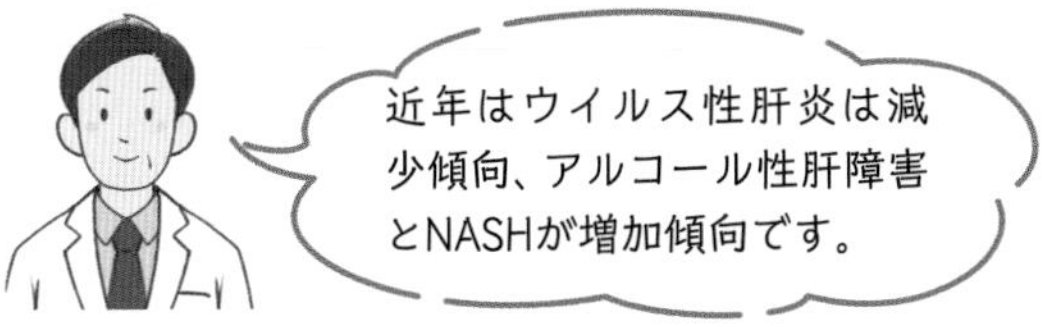
近年はウイルス性肝炎は減少傾向、アルコール性肝障害とNASHが増加傾向です。

肝不全の治療

腹水

- 利尿薬（トルバプタン、スピロノラクトン、フロセミド）の投与
- 腹腔穿刺ドレナージ
- 感染に注意。予防的に抗菌薬を使用することもある

かゆみ・黄疸

- 保湿による皮膚の保護を行う
- かゆみには抗ヒスタミン薬、強いかゆみにはナルフラフィンを用いる
- 黄疸のかゆみにはコレスチラミンを用いる

肝性脳症

- 高アンモニア血症の改善をはかる
- アミノレバンの投与
- 便秘予防にラクツロースを用いる

消化管出血

- PPI（プロトンポンプ阻害薬）で予防する
- 黒色便の出現に注意、対処する

倦怠感

- ステロイド投与（効果なければ中止）

低血糖

- ブドウ糖点滴または経口投与を行う

肝不全の患者さんへのケア

食事

- まず、患者さんの食に対する思い（楽しい場面、つらい症状との関連、生活の中の重要性など）を確認して、患者さんと一緒にケアの目標を考える
- エネルギー補給のため、食事・水分制限がなければ、好きなものや食べられるものを食べることをすすめる。好みに合えば栄養補助食品も取り入れるようすすめる

水分・輸液

- 食事制限や水分出納のフォローが必要な場合は、その必要性を説明して理解してもらう（例えば「つらいおなかの張りがどうしたらよくなるか、まずは水分の量を確認してから作戦を立てたい」など）

腹部膨満

- 腹部膨満（P81）のケア参照
- どういう時につらさが増強するかを確認し、緩和のための対処法を一緒に考える。例えば、食後に腹部の張りが増強してつらい場合、メニューや食事のタイミング、腹水の増減などとの関係を患者さんに確認してケアを考える

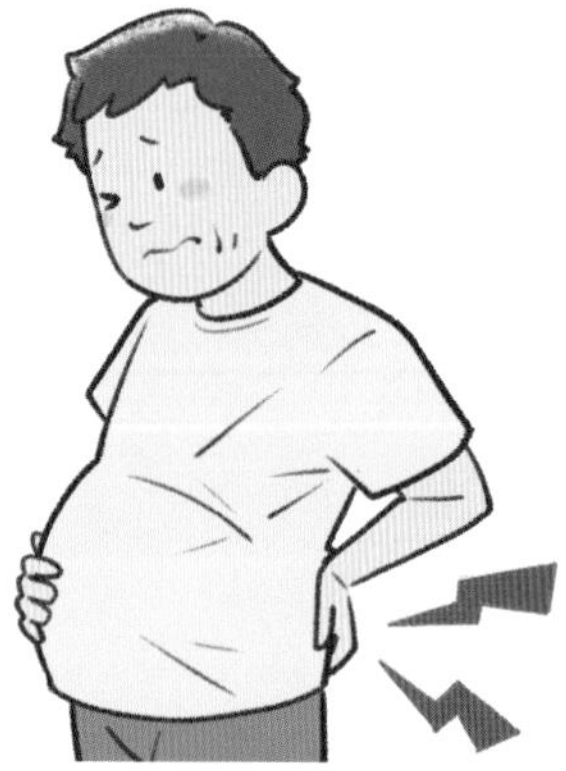

腹水の重みで負荷がかかり腰に痛みが出ることがあります。

浮腫・腹水

- 浮腫（P94）、腹部膨満（P81）参照
- 安楽な姿勢を患者さんに確認し、その状態をすぐに確保して休息がとれる環境を整える。かがむ姿勢で苦痛が増強するため、椅子やベッドの使用をすすめ、生活動線に合わせてご本人と相談しながら物品を配置（特に置き場所の高さを調整）する
- ゆとりがあり締めつけない衣類を選ぶ

かゆみ

- 浮腫（P94）のケア参照
- かゆみの増強場面を確認し、緩和目標について話し合う。清拭やかゆみ止め・保湿剤の塗布、軽い冷却、気分転換など、患者さんが有効だと感じる対処法をチームで把握し、ケアに反映させる
- 創傷の観察と合わせて、出血傾向があるため皮下出血の有無も確認する

低血糖への対処

- 朝方などに起こりやすいため、出現時の対処法を患者さんに説明して理解してもらう
- 実際に体験した後には、患者さんの思いを聴いて経験をチームで共有し、食を含めた対処法（夜間の補食など）を考えていく

排泄

- 高アンモニア血症予防のため、便秘予防、排便コントロールが必須。便秘（P78）のケア参照
- 意識レベルの低下と合わせて、羽ばたき振戦の出現の有無も観察する

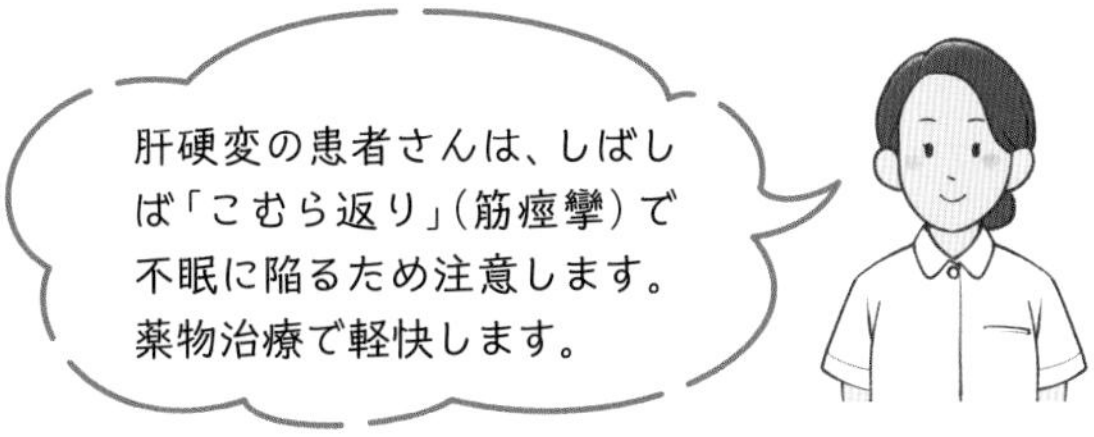
肝硬変の患者さんは、しばしば「こむら返り」（筋痙攣）で不眠に陥るため注意します。薬物治療で軽快します。

緩和ケアの視点

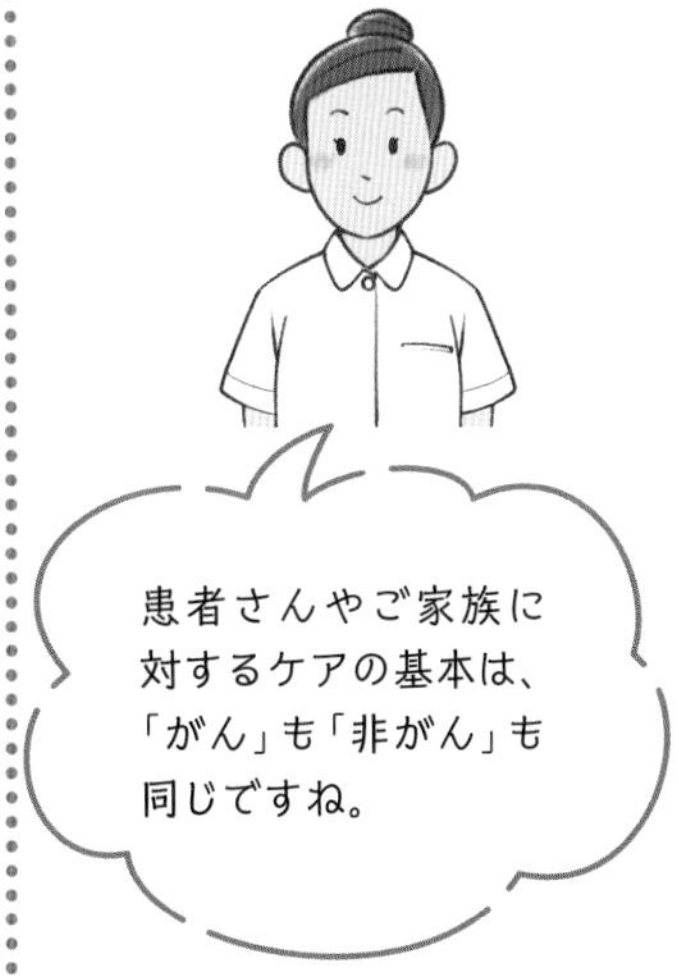
患者さんやご家族に対するケアの基本は、「がん」も「非がん」も同じですね。

患者さんの尊厳を守る

- 毎日のケアやACPを通して信頼関係を築くよう努める
- 症状緩和の話だけでなく、楽しい話、気持ちのいいケアをする時間を作る
- 患者さんの生活のための安全な環境を整備し、安楽を提供する
- 認知機能低下時（せん妄や肝性脳症出現時）は、ケアによって安心感を提供する

家族ケア

- ご家族も緩和ケアの対象であり、患者さんの生活に深く関わる存在であることを念頭に置いて関係づくりをする
- 患者さんを支えるご家族を支援する
- せん妄や吐血時など、患者さんの変化（病状の悪化）がみられたときは丁寧に説明し、チームで支えていく

認知症

脳の疾患によって、脳機能が少しずつ低下する

ICD-10[1)]の定義によると、認知症とは「通常、慢性あるいは進行性の脳疾患によって生じ、記憶、思考、見当識、理解、計算、学習、言語、判断など多数の高次脳機能障害からなる症候群」をいいます。

認知症の症状には、物忘れや判断力の低下など、脳機能の低下を示す中核症状と、中核症状に伴って現れることがある、行動心理面の症状（BPSD）があります。

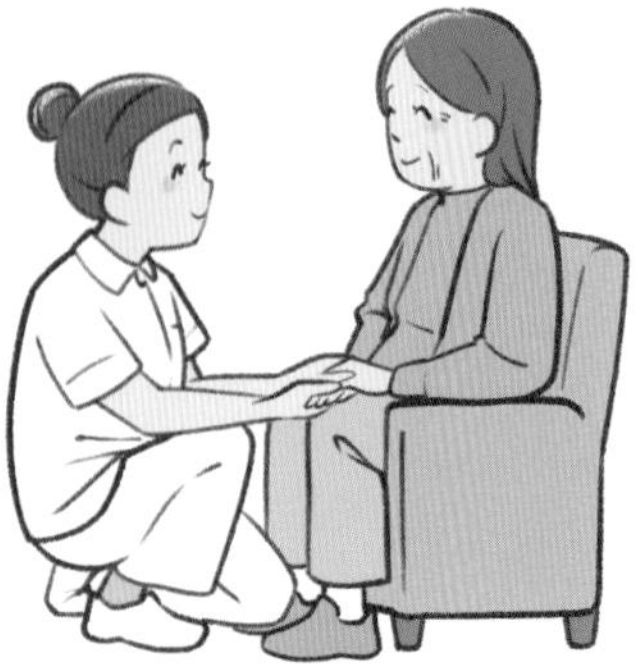

認知症の原因

- 脳梗塞、脳出血など脳血管疾患（脳血管性認知症の原因）
- 脳の変性（アルツハイマー病など。レビー小体型認知症、前頭側頭型認知症の原因でもある）
- 感染（クロイツフェルト・ヤコブ病など）
- 慢性硬膜下血腫
- 正常圧水頭症
- 甲状腺機能低下症　　など

認知症の治療

※治療が可能なもの（慢性硬膜下血腫、正常圧水頭症、甲状腺機能低下症）は治療する

薬物療法

消化器症状や眠気、循環障害などの副作用が生活に及ぼす影響に留意する。

- コリンエステラーゼ阻害薬（ドネペジル、ガランタミン、リバスチグミン）
- NMDA受容体阻害薬（メマンチン）
- SSRI（選択的セロトニン再取り込み阻害薬）
- 非定型抗精神病薬

非薬物療法

- できることに着目し、生活に生かす工夫や働きかけを行う
- 見当識を助ける関わりを行う。手続き記憶は障害されにくいため、人生のなかで患者さんが有している習慣的行動（時計やカレンダーを見る、メモをとって見返すなど）を促す
- 社会活動への参加（近所の人との交流、デイサービスなど）
- 運動（継続できる強度で）

認知症の患者さんの病状は、年単位で緩徐に変化します。苦痛の客観的評価法やケアにおける留意点を確認しましょう。

1）ICD-10：国際疾病分類第10回改訂版（1993年）。WHO（世界保健機関）による、疾病及び関連保健問題の国際統計分類をいう。

苦痛の客観的評価が必要になることもある

高齢者の自覚症状は、若年世代の典型的な症状とは違い「なんとなく調子が悪い」「このあたりがなんだか不快な感じ」といった訴えになりがちなのが特徴です。認知症の患者さんの大多数も高齢者で、なんらかの慢性疾患を合併している人が多くいます。

しかし、認知症が進むと、症状が出ていたことを覚えていなかったり、集中力や意欲が低下したり、気分の変化が生じやすくなったりします。また、周囲のちょっとした刺激に反応してしまうなどの状態になりやすく、「どのように具合が悪いのか」をうまく説明することができにくくなります。そして医療者も、患者さんが今、何を苦痛だと感じているか、どうしても気づきにくくなりやすいのです。

こうした場合は観察者が患者さんの苦痛を客観的に評価することで、患者さんの苦痛により早く気づいて、対処しやすくなります。

アビー痛みスケール

高齢者施設において認知症高齢者の痛み（特に体動時）の程度のアセスメントのために開発された、客観的評価のためのスケールです。0～3点の4段階で6項目にチェックを入れ、3点以上から痛みがあると判断します。

日本語版アビー痛みスケール

言葉で表現することができない認知症の方の疼痛測定のために

スケールの用い方：入所者を観察しながら問1から6に点数をつける

入所者名：

スケールに記入した観察者とその職種：

日付：　　年　　月　　日　　時間：

最後の疼痛緩和は　　年　　月　　日　　時に　　　　を実施した

問1．声をあげる
例：しくしく泣いている、うめき声をあげる、泣きわめいている
0：なし　1：軽度　2：中程度　3：重度

問2．表情
例：緊張して見える、顔をしかめる、苦悶の表情をしている、おびえて見える
0：なし　1：軽度　2：中程度　3：重度

問3．ボディランゲージの変化
例：落ち着かずそわそわしている、体をゆらす、体の一部をかばう、体をよける
0：なし　1：軽度　2：中程度　3：重度

問4．行動の変化
例：混乱状態の増強、食事の拒否、通常の状態からの変化
0：なし　1：軽度　2：中程度　3：重度

問5．生理学的変化
例：体温、脈拍または血圧が正常な範囲外、発汗、顔面紅潮または蒼白
0：なし　1：軽度　2：中程度　3：重度

問6．身体的変化
例：皮膚の損傷、圧迫されている局所がある、関節炎、拘縮、傷害の既往
0：なし　1：軽度　2：中程度　3：重度

問1から6の得点を合計し、記入する　　総合疼痛得点［　　　］

総合疼痛得点にしるしをつける

0－2	3－7	8-13	14以上
痛みなし	軽度	中程度	重度

最後に疼痛のタイプにしるしをつける

慢性	急性	慢性疼痛の急性増悪

参考文献：Takai, Y., Yamamoto-Mitani, N., Chiba, Y., Nishikawa, Y., Hayashi, K., & Sugai, Y. Abbey Pain Scale: Development and validation of the Japanese version. Geriatrics & Gerontology International, 10(2): 145-153, 2010

緩和ケアの視点

- 認知症の症状で、コミュニケーション障害が生じる患者さんがいます。このような患者さんが怒ったり、どなったり、歩き回ったりしている行動が、実は痛みなどの不快から引き起こされた現象である場合があります。

- 緩和ケアに携わる看護師は、患者さんにとってすごしやすい環境を整えるという基本的なケアを実施したうえで、さらに、患者さんが表している表情や言動の中に、症状による不快や苦痛のサインがないかどうかを注意深く見て、考えていく必要があります。

- そのためには、自分一人だけではなく患者さんに関わる多職種で、どういう時にどんな表現として表れやすいかを共有したうえで、患者さんのケアを検討します。また、どのような支援が患者さんの安楽につながったか、何をしている時に穏やかで楽しそうだったかなどもチームで共有し、日々のケアに活かしていくことが大切です。

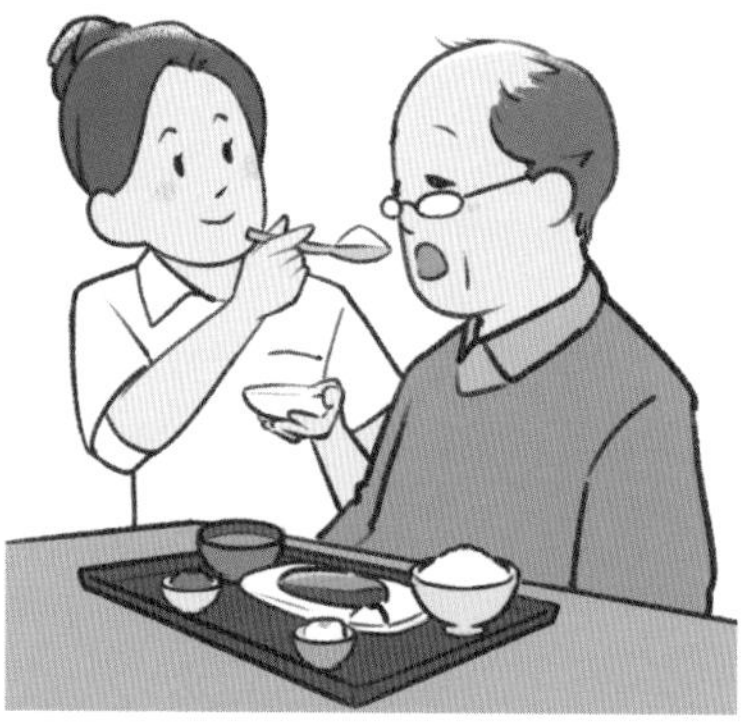

認知症とせん妄の違い

せん妄は、身体症状や身体への刺激がストレスとなり、発症する意識障害です。認知症の患者さんは、脳が変性して脆弱になっています（＝身体症状）。患者さんの身体が脳の変性をストレスととらえた場合、せん妄を発症することがあります。この場合、認知症なのかせん妄なのか、非常に見分けがつきにくいこともあります。まずはせん妄の原因と思われる要素を除去し、症状が改善するかどうかみていきます。

	認知症	せん妄
どのように発症したか	徐々に	急激かつ一過性
日内変動の有無	なし	夕方～夜間に悪化
意識障害状態	変化なし	低下（意識混濁）
認知機能障害	あり	あり
BPSDの有無	あり、またはなし	あり
原因・誘因	病気による脳の変性など	薬剤、脱水、感染などの身体症状

認知症の患者さんへのケア

関わりのポイント

- 食事・排泄・身支度など、患者さんができることに着目する。患者さんのやり方を知り、そのやり方でできるように、環境整備やコミュニケーションを工夫する
- 心がけたいコミュニケーション：患者さんと視線を合わせ、笑顔を意識する。声をかけるときは、視界に入る。ゆっくり話す

睡眠

- 生活リズムを整え、昼夜逆転を防ぐ
- 日中の活動と夜間の休息のメリハリをつける
- 入眠環境（点灯、ドアの開閉など）をご本人が安心できる形に調整する

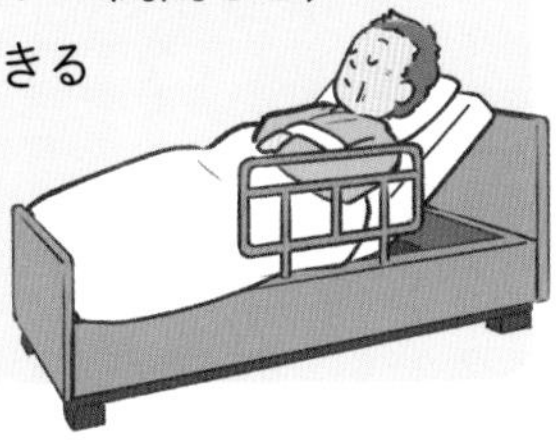

排泄

- ご本人のリズムを可能な限り尊重し、プライバシーや尊厳を侵さない
- 不快感を表現していたら、その意味をチームで突き止め、共有しながら関わる

薬について

- 細かい説明が混乱を招くことがある。表やスライドなどでわかりやすく掲示する
- 飲みやすい時間、形状を工夫する
- 本人の手元にある薬を減らす。余った薬を回収したりして、ご本人が見渡しやすい状態を工夫する

見当識を助ける

- 本人が落ち着く環境に調整する
- カレンダーや時計を見えるところに置き、スタッフがさりげなく話題にする
- 訪室時の会話に日時、場所、季節を入れ込む。「４月になって、桜がきれいですね」「11時になりました。あと１時間でお昼ご飯ですね」など

痛み

- 訴えが少なくなる分、非言語的な表現を見逃さない
- 客観的評価を必要に応じて活用する
- 薬を使う時はアセトアミノフェンなどを少量から使用するようすすめる
- マッサージ、タッチング、そばにいる、話をするなどで緩和することもある

脳神経疾患

ALS（筋萎縮性側索硬化症）や脳卒中の患者さんが抱える喪失のつらさと、療養を支えるご家族へのケアについて考えます。

ALSの人が喪っていくものは、身体の機能だけではない

ALS（筋萎縮性側索硬化症）は、原因や治療法が確立されていない神経難病の一種で、手足や舌・喉の筋肉を動かす神経が障害されます。神経障害は少しずつ全身に広がり、身体が次第に動きにくくなります。

神経障害による体動困難に加え、誤嚥や窒息、呼吸筋麻痺による呼吸困難も出現します。治癒不能の進行性疾患であることから、症状緩和や進行を遅らせるための薬物治療が行われます。

ALSは、人工呼吸器を装着しなければ予後数年の場合が多い疾患です。したがって可能な限り診断後早期からACPを始め、生命維持や人工呼吸器、急変時の対応、今後の生活、療養の場などに関する話し合いが必要となります。患者さんの「喪失していくつらさ」、療養を支えるご家族の日々の営みに思いをはせて関わります。

ALSの原因

特定できていない

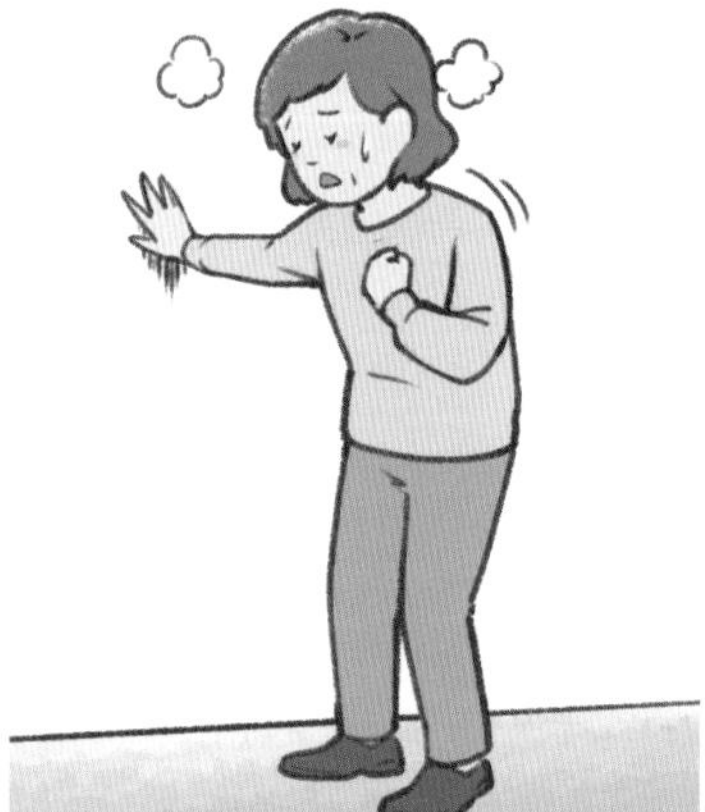

呼吸障害のリスク

- 唾液を誤嚥し、呼吸困難や窒息の原因になる。頻回の吸引が必要である

認知機能障害はALSにしばしば併発し、前頭側頭型認知症の特徴をもつことが多いです。

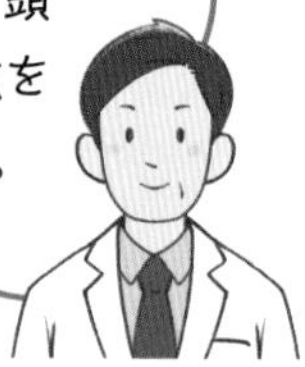

呼吸不全

- 呼吸筋麻痺による。徐々に進行した場合、患者さんは低酸素状態を自覚していないことがあるため留意する
- 気管切開、TPPV（気管切開下陽圧換気療法）、NPPV（非侵襲的陽圧換気療法）
- 人工呼吸器を装着しない患者さんには、オピオイドで呼吸困難の緩和を試みる
- 呼吸困難感による窒息や、死への不安に抗不安薬を用いる

ALSの患者さんへの治療とケア

- ALSのために筋肉の運動を司る神経が侵されると、多様な障害が引き起こされます。症状緩和のための早期対応、生活機能の維持支援が必要です。
- 長期療養が見込まれる場合は在宅療養を選択する人も多く、生活支援のために介護職や障害福祉職、ボランティアなど、地域の多職種や支援者が関わります。ADLが低下してご本人ができなくなっていく部分を補う工夫をし、さまざまな喪失を経験して抱える苦痛を、チームでケアしていきます。

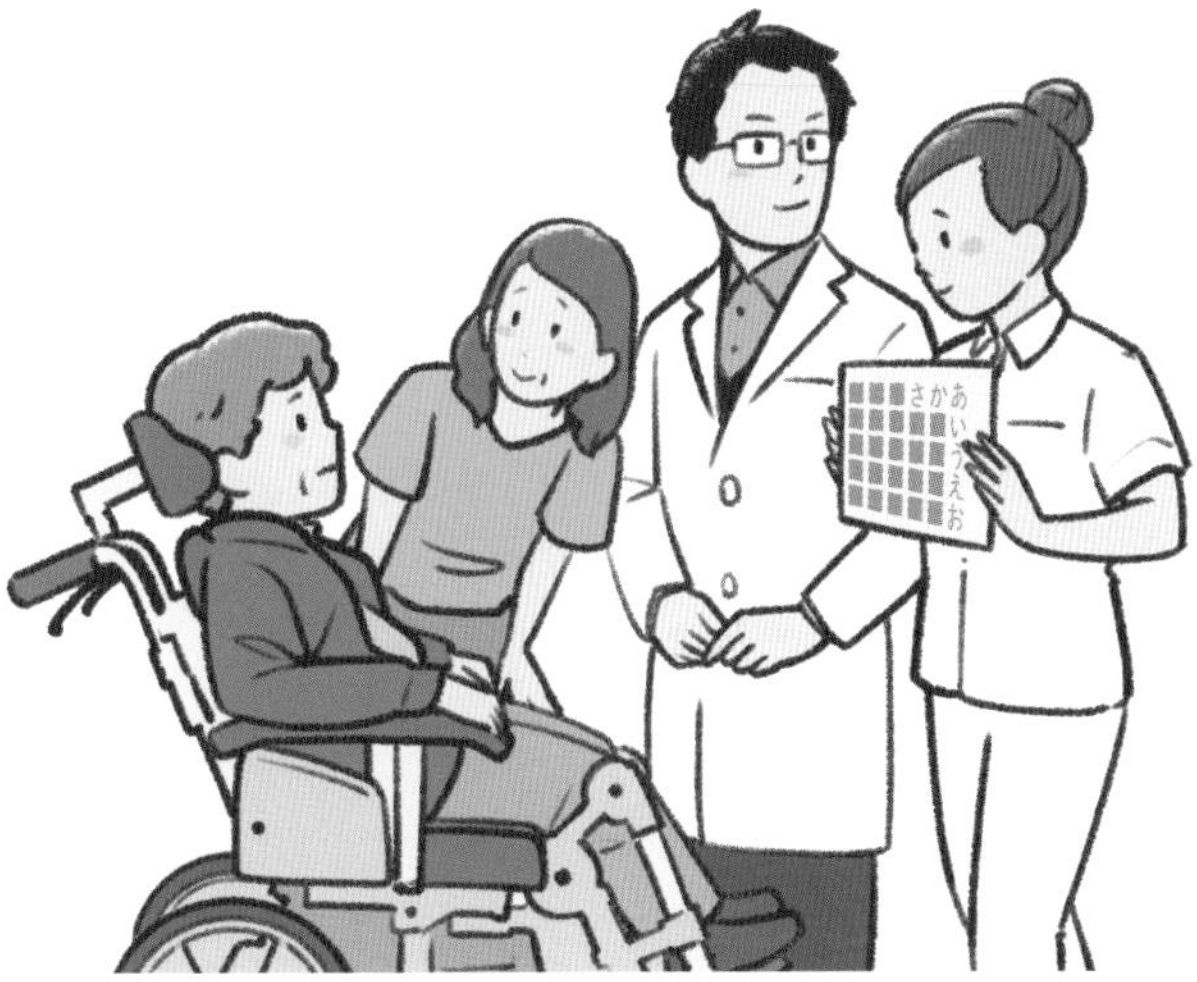

コミュニケーション

- 構音障害に対しては、言葉に代わるコミュニケーションツールを検討し、活用できるよう支援する（文字盤、キーボードでの筆談など）
- 患者さんが何を大切にして、どのような毎日を送りたいと思っているか、日頃から関係者で共有する（ご本人、ご家族、支援にあたる医療福祉従事者など）
- コミュニケーションが難しい時期になったら、関係者はこれまでの関わりから患者さんの意思を推定し、患者さんにとっての最善を丁寧に話し合った上で実行する

嚥下障害

- 誤嚥を引き起こさないために、輸液または経管栄養による栄養管理を行う

痛みの緩和

- 疾患からくる痛みには、NSAIDs、オピオイドを用いる。抗うつ薬が有効な場合もある

脳卒中後は、生活が大きく変化する人も少なくない

脳卒中は突然発症し、障害された程度や部位によって多様な後遺症が残ります。高次機能障害や認知症、寝たきりになる場合もあります。また、再発を繰り返して重症化しやすく、合併症を伴いやすいのも特徴です。再発後死亡することもあります。

治療やリハビリテーションによって回復期、維持期に入ると、生活は後遺症とその回復の程度の影響を大きく受け、変化することがしばしばです。いつ再発があるかわからない状況であり、患者さんは全人的苦痛の中にあります。ご家族も生活の変化に適応することを迫られ、介護や経済的負担などを負い、疲労していきます。療養が長期に渡ることを視野に、継続的な苦痛緩和のためのケアが必要になります。

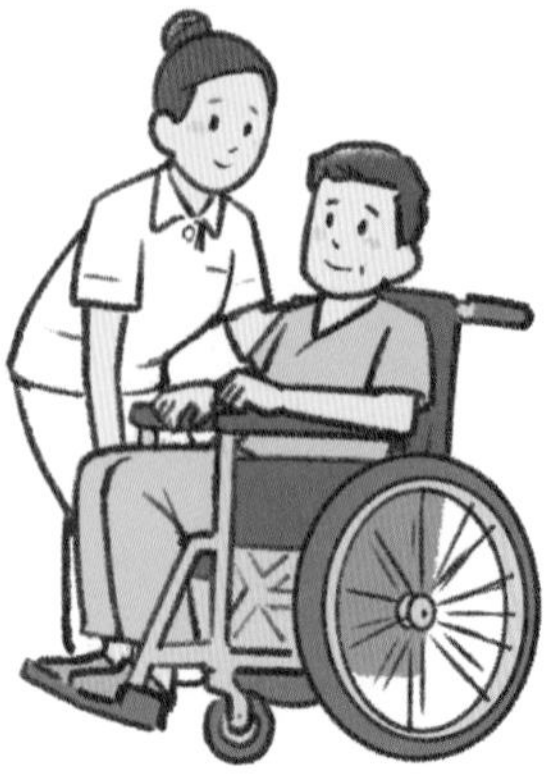

脳卒中の原因

脳内血管の詰まり（脳梗塞）や破れ（脳出血）による循環障害

脳卒中の治療（回復期、維持期）

- 保存的療法（血圧管理、脳浮腫の軽減）
- 抗凝固療法、脳代謝改善薬
- リハビリテーション

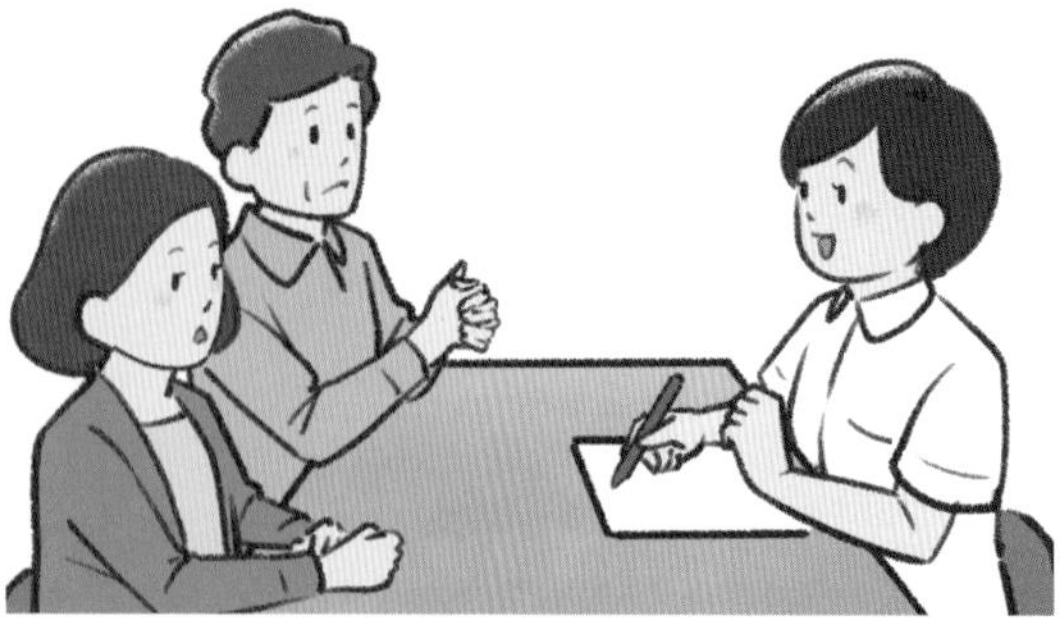

ACP

- 発症前の患者さんの意思を尊重する
- 最低限２回設定する（予後予測が立つ３か月後と、病状固定する半年後）
- 終末期になる前から、地域の医療福祉従事者（介護保険や訪問看護、リハビリ関係職など）が関わることが多い。日頃から連携して、患者さんがどう生きたいか、何を大切にしているかなどを共有し、今後患者さんとのコミュニケーションが難しくなっても、ご本人にとっての「最善」について、皆で話し合えるとよい

脳卒中後の患者さんへのケア

多職種連携

- 在宅ケア
- 訪問看護、訪問診療、レスパイト入院等
- 医療・福祉サービスに関する社会的支援。ソーシャルワーカー、ケアマネジャーなど
- 筋・関節の痛みに対する薬物療法、理学療法
- 生活に適応するためのリハビリテーション、作業療法など

転院先との連携、情報交換

- 地域における医療連携（急性期医療機関、回復期リハビリテーション病院、維持期の療養型病院など）
- 地域の脳卒中相談窓口の連絡先を患者さんやご家族に伝えておく
- 療養に介護が必要となる場合、医療介護連携療養により、在宅療養に向けた協働態勢をとる

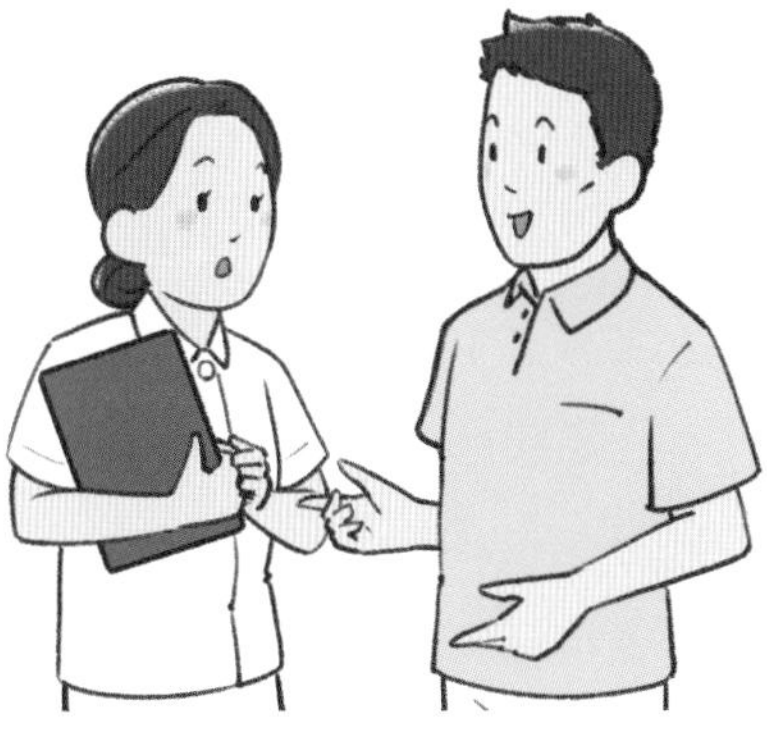

日々のケア

- 長年の経過で症状や後遺症と付き合いながら、思いが徐々に変化していく人が多い。尊厳を守り、その時々のケアを誠実に行っていく
- 現在の心身機能、後遺症を考慮したケア（ご本人の苦痛やつらさについて丁寧に聴き取り、ご家族やチームと共有し、緩和のためのケアにつなげる。患者さんが理解しやすいコミュニケーションを工夫する。視覚、もともとの習慣、現在の機能に合わせる。嚥下や排泄機能、服薬管理など、ADL低下の部分を補い、生活しやすくなる工夫をするなど）

ご家族へのケア

- 患者さんの発病へのとまどい、不安に対処していく
- ご家族メンバーそれぞれの思い、介護負担のバランスなど（なんらかの調整が必要なら多職種チームで介入）
- レスパイトケア（介護者の休息のためのケア）
- 丁寧な説明をする。ご家族は今後重要な判断を迫られることも多くなるため、説明の内容を共有し、共に考えていくことを伝える
- 家族の生活全般を支えるケア、調整

［非がん緩和ケアの特徴］
原疾患の治療・不確実性に耐えること

森田達也

Part4は、最近領域の広がっている非がんの緩和ケアです。筆者も経験が浅く、これから国内で関係者が協力して、経験や知識を積んでいかないといけない領域です。非がんの緩和ケアで重要な点を書いておきます。

一つは、「苦痛の緩和＝原疾患の治療」という側面が、がんに比べて明確だということです。心不全で呼吸が苦しい、肺炎で呼吸が苦しい時にも常に原疾患の治療が苦痛緩和にもなります。肺がんで呼吸が苦しい時に原疾患の治療（抗がん剤や放射線治療）が有効な場合ももちろんありますが、通常、がんに対する治療が有効かはすでにわかっていて、苦痛緩和のためだけに抗がん治療を追加する状況はあまりありません（血液疾患など一部の悪性腫瘍ではありえます）。

ところが、例えば、心不全では、循環器領域での進歩も近年すさまじく、「もう循環器的には手詰まりかなあ（治療手段がないかなあ）」という状態でも、心不全治療を変更することで利尿がついて、あれよあれよと回復することもまれではなくなりました。緩和ケアチームに紹介される心不全の患者さんでも、呼吸困難の対応としてオピオイド（医療用麻薬）でなんとかかんとかしのいでいたのに、数日でオピオイドを使わなくても回復するということもまれならずあります。非がんの緩和ケアでは、がんに対する緩和ケアに比べて、そもそも、原疾患に対する治療をしっかり行うことが苦痛緩和にもなるという認識が重要ですね。

もう一つは、先々の予測を立てることが難しいということです。原疾患の治療にも関係するところですが、がん治療において、抗がん治療で全身状態がよくなるかの判断は簡単とは言いませんが比較的容易で、患者さんの病状の変化を予測することができます。しかし、非がん疾患、特に原疾患に対する治療が多様な循環器・呼吸器疾患では、そもそも患者さんがこの先どうなるのかを予測すること自体が困難なことが多々あります。

そこで、緩和ケアに取り組むうえで必要なのは、「予測できないと計画できないから困るなあ」というスタンスではなく、「予測できないこと（不確実性、uncertaintyと言います）を受け入れる」というスタンスです。その患者さんの病状の変化が狭い幅で予測できなくても、一番よかったとしたらこうだろう（ベスト・シナリオ）、一番悪かったらこうだろう（ワースト・シナリオ）という幅の両極端を共有することで、不確実さを受け入れながら共通のイメージをもって緩和ケアにあたることができます。

ここでは、原疾患の治療、不確実性というキーワードから、非がんの緩和ケアを考えていただきたいです。

Part

5

緩和ケアの場と多職種連携

緩和ケアにおいて、「どこで療養をするのか」は、
患者さんが何を大切にして生活するかということに
関係する重要な問題です。
患者さんの希望をかなえるためには、
さまざまな職種や機関が連携をとって
支援をしていきます。

療養場所を選択することの重要性

患者さんが今後、希望した療養場所で生活を送れるように、チームはご家族に働きかけ、資源を準備・調整して支援します。

患者さんがイメージする療養生活の実現を支援する

患者さんは一日一日を精一杯に生きる中で「最期は、住み慣れた自宅で家族と過ごしたい」「元気な頃の生活を極力続けていきたい」などと、多少なりとも今後の過ごし方の希望やイメージを持っています。患者さんの「療養場所」についての希望（今後どこで過ごし、最期の時を迎えたいか）実現のための支援は、緩和ケアの使命です。

療養場所には「緩和医療・ケアの場」「日常生活の場」という二つの要素があります。

地域の医療資源をフルに活用して支援する

国内の緩和医療は医療資源の地域差が非常に大きく、希望する医療をどこでも同じようには受けられないという現状があります（P20）。自宅が都市部にあれば、退院後も近在の総合病院で薬剤やルートの管理、緊急時の対応などをしてもらうことが可能です。しかし、例えば自宅が山間部にあり、近在の診療所で「麻薬は扱っていない」「緩和ケアには対応できない」といわれた場合は、現在同様の治療やケアを自宅で継続することが難しい現状があります。

この時、緩和ケアに携わる多職種チームは、まず患者さんにとっての最優先事項を確認し、具体的な目標を共有して、その実現に向けて環境を調整します。また一見不可能そうな患者さんの希望でも、なんらかの方法で実現できないか工夫を重ね検討します。先述のケースでは、患者さんが自宅療養を最優先に考えた場合、近くの診療所で緩和医療を受けることができない代わりに、ほかの医療機関との連携や鎮痛手段のあらゆる実現の可能性を探ります。

ご家族とも療養生活のイメージを共有し、よく話し合う

今後、病状の進行に伴い、患者さんが介護者（ご家族や支援者、介護職など）の支援を必要とする状況が訪れます。その時に向けて患者さんとご家族は、今の生活の延長線上にある療養場所のイメージや、今後の「患者さんの療養生活」と「ご家族の日常生活」との折り合いについて、お互いどう考えているかを知り、共に考える機会をもっておくことが大切です。

しかし、家族間で療養場所の話し合いを行っていない場合や、相手に負担やつらい思いを味わわせたくないと慮り、必要なことが言い出せずにいる場合があります。

こうした時、看護師が適切な時期に患者さんとご家族との「橋渡し」役を務めることで、患者さんとご家族が双方の思いや希望を互いに理解しながら、今後の療養場所を共に決定し、看取りに向けて家族内の態勢を整えていくことができます。

緩和ケアチームの実際の支援

療養場所が医療機関から遠く、現在の治療継続が困難なケース

事例紹介

現在入院中の患者さんは、痛み止めの麻薬を持続的に静脈投与する輸液用のポンプ（P66参照）を使用中。突出痛が1日3回程度あり、ポンプからレスキュー使用。退院後はポンプ管理が困難な状況。

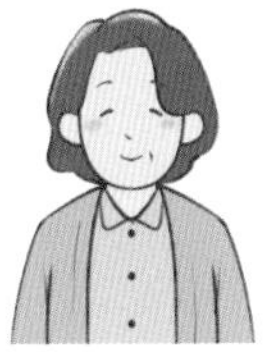

家は病院まで車で2時間の山の中だけど、季節が毎日感じられて大好き。あと半月ぐらいしたら、庭の桜が咲くか咲かないかの頃。それまでに退院して家に帰りたい。

早急にチームで話し合い、桜が開花するまでの時間も家で楽しめるよう、可能な限り早期の退院を目指しました。

チームの工夫

- 医師：ベースの剤型を注射から座薬に変更し、近在の病院の医師に、定期的な往診を依頼。
- 医師・薬剤師・看護師：レスキューは「薬液をシリンジにセットして、自宅の冷蔵庫で管理してもらう」というアイデアが実現可能かどうか話し合い。
- 薬剤師：調剤薬局の薬剤師に、麻薬の在庫調整と薬液セット、配送を1日おきに依頼。
- 看護師・薬剤師：入院中に、ご家族も共に、薬の使用方法や扱い方を指導。
- 作業療法士：自宅ベッドから桜を見るテラスへの動線のスムーズな移動方法をご家族と検討、相談。
- 理学療法士：テラス移動のための車椅子乗降の方法をご家族にアドバイス。筋力維持のリハビリテーション。

覚えておこう

□医療ソーシャルワーカー（MSW）

困りごとを抱えた人の相談に応じ、問題解決のための助言や調整などの援助を行う職業をソーシャルワーカーといいますが、中でも特に、病院などの医療機関で患者さんやご家族の相談に応じるソーシャルワーカーを指します。MSWは次のような業務を行います。

療養中の心理的・社会的問題の解決調整援助、退院援助、社会復帰援助、受診・受療援助、経済的問題の解決調整援助、地域活動などを行います。

MSWは、患者さんの経済面や家庭の困りごとや問題解決のためにさまざまな保険制度や助成制度を教えてくれたり、専門機関につないだりしてくれます。病院では医療相談室、がん相談支援センター（医療機関によって名称は異なります）などに配属されています。

療養場所①
一般病棟

一般病棟では、医療に特化した環境が整備されていますが、ケアの時間や人員に限りがあります。緩和ケアの姿勢、あり方を考えます。

医療に特化した環境

病院には、内科や外科など、複数の診療科があります。入院している人は、急性期や回復期、慢性期、終末期など、さまざまな段階の人です。一般病棟は治療の場であるため、治療薬や医療機器、設備、医療スタッフなど、医療資源が豊富にそろっており、苦痛緩和のための医療が提供できます。また、医師や看護師などの専門職や、各種医療専門チームが常駐しています。緩和ケアチームを置く病院も増えています。

一方で、医療に特化した環境であるため、患者さんやご家族は病棟のスケジュールや設備に合わせて生活する必要があり、面会時間が決まっている、付き添いの家族の居場所がないなどということがあります。また、どの看護師も各種の処置や手術前後のケア、カンファレンスなどの業務で多忙であり、なかなかゆっくり話をする時間がとれなかったりします。

緩和ケアを受ける患者さんが一般病棟に入院するパターンは主に二つあります。一つは、検査や治療のための入院です。例えば、緩和ケアの導入を前にした検査入院、疼痛コントロール目的の入院などです。患者さんやご家族は入院前に、入院の目的や治療計画について医師から説明を受け、先の見通しがだいたい予測できている計画的な入院です。

もう一つは、終末期に急遽、体調が悪化して緊急入院する場合です。ご本人もご家族も、病状の進行の早さにショックを受け、不安が募っていることが多い状況です。

思いをはせ、心を寄せ、チームで協力して関わる

一般病棟では、看護師はどのような緩和ケアを行えるでしょうか。

まず、多忙だからこそ、ケアの時は丁寧に関わることを心がけます。例えば清拭を行う前に、病気と全く関係ない雑談をして気分転換を図り、そのうえで身体をゆっくり支え、痛みが出ない工夫をしながら行います。患者さんがケアのひと時、つらさが和らぎ、気持ちよく、楽しかったと感じてもらえる関わりを心がけていきます。

苦痛症状やつらい気持ちのある人が、治療したにも関わらず改善しない様子であれば、チームで共有し早急に対応します。

退院して自宅や施設に帰る人もいます。その人が退院後も継続して緩和ケアを受けられるよう、退院支援看護師やソーシャルワーカー、緩和ケアチームなどに相談し、退院後の支援体制を整えます。

看取りの場合、ご家族に「大事に関わってもらえた」という思いをもってもらえることが重要です。患者さんの状態を丁寧に説明し、ご家族が心置きなくそばにいられるように、可能な限り環境調整に努めます。

一般病棟でできる緩和ケアの例

緩和ケアの視点

ケアの時間は短くても、患者さんをよく観察しながら、患者さんやご家族が「気にかけてもらっている、大切に思ってくれている」と感じてくれるような関わりをしていきます。

例えば…

ケアの際、苦痛が少なくすむように、基本の看護技術を丁寧に行う

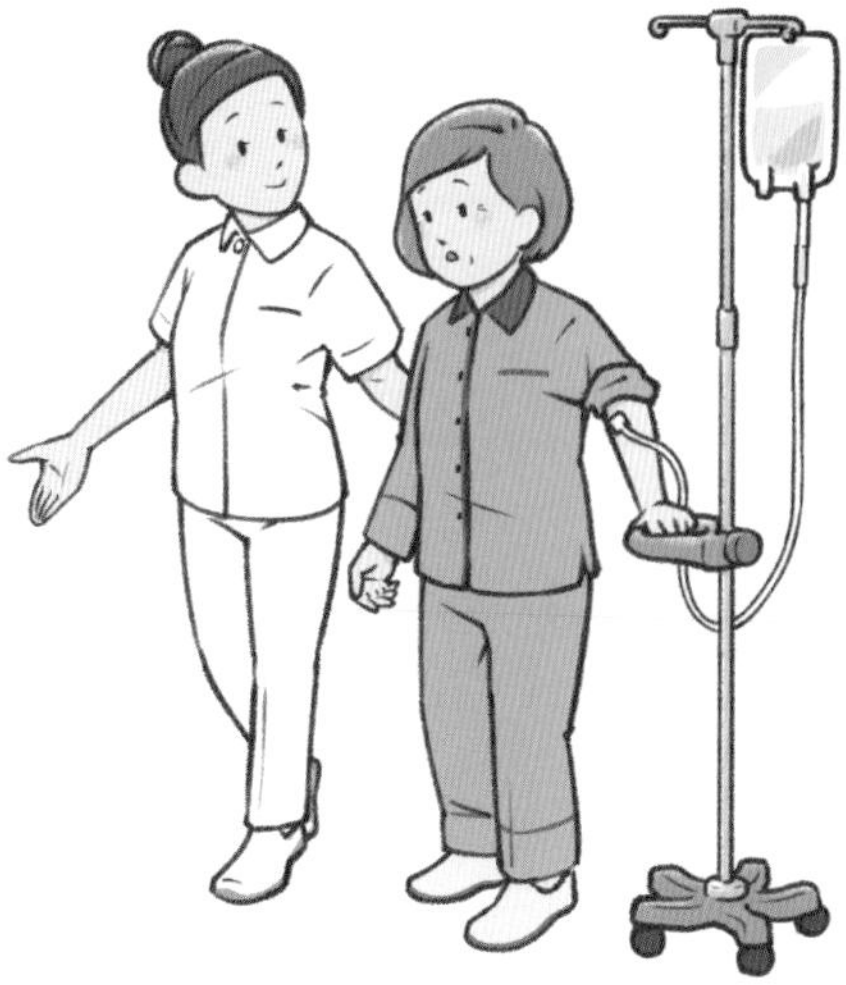

- ときには病気や治療以外の話をして、患者さんが「楽しい」と思ってくれる時間をもつ
- 患者さんはどんな話題を喜んでくれるか、この話には興味をもってくれそうかと、いろいろ作戦を立てて、働きかけてみる

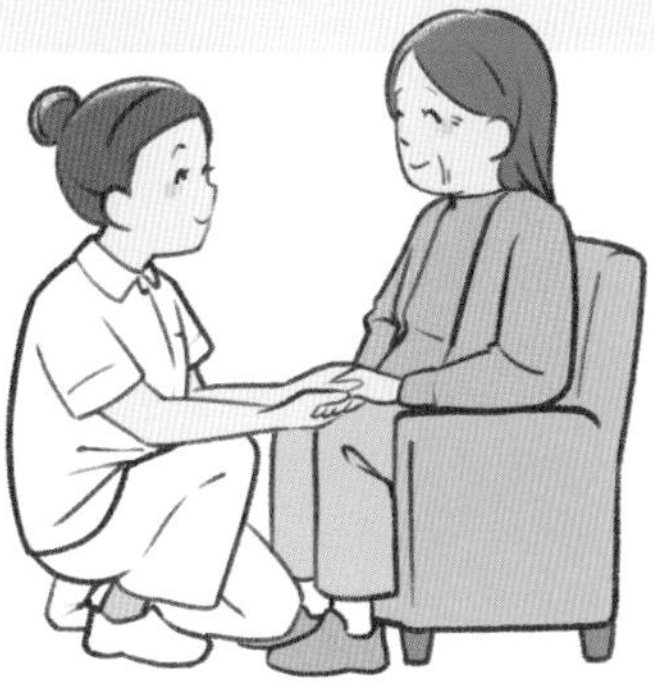

- 「快」につながるケアをする
  - 疲れない程度・範囲の保清（手浴や足浴など）
  - 丁寧に、きれいに保湿クリームを塗る
  - 後片付けをきれいにして退室する

- 患者さんを気にかけて、勤務のたびに一言でも声をかける（患者さんが休養中なら、また次の機会に）

覚えておこう

□退院調整看護師

病院などの医療機関で、入院中の患者さんの退院後の生活環境の調整を行う看護師です（配置していない病院もあります）。

患者さんが自宅などで地域生活を始めるにあたり、患者さんの予後や今後の生活状況を予測し、患者さんやご家族の希望を確認して、地域の医療資源を活用しながら、困ることなく生活できるように調整します。退院時カンファレンスにあたっては、地域の医療機関や患者さんの支援者などと連絡を取り、参加を依頼します。地域生活で患者さんを支える医療・ケア関係者と連携し、切れ目なく緩和ケアがつながるように引継ぎを行います。患者さんの退院をもって、ケースの調整を終了します。

療養場所②
緩和ケア病棟

緩和ケア病棟は病気の治療ではなく、つらい症状を緩和する治療の場です。緩和ケア病棟の看護師のケア、ホスピスとの違いを学びます。

自宅のような環境で、より専門的な緩和ケアを行う

緩和ケア病棟は、病気の治療ではなく、身体や精神のつらい症状を緩和することを目的とした、より専門的な緩和ケアを提供する場です。

「緩和ケアの定義」（Ｐ13）にもある通り、患者さんとご家族のＱＯＬの向上（改善・維持を含む）を目指して全人的苦痛に対処します。したがって、ご家族もケアの対象となり、在宅支援やレスパイトケア（介護者の休息のためのケア）を受けることができます。

治療は主に緩和ケア医による苦痛症状の緩和が中心となります。緩和ケア病棟に入院中は、原則的に、がんの化学療法や放射線治療などといった積極的治療や手術は受けることができません。

看護師は一般病棟に比べ多く配置されているところが多く、患者さんの全人的苦痛やご家族に対するケアに長《た》けています。

緩和ケアの提供体制には地域差がみられます（Ｐ20）。緩和ケア病棟があまり設置されていない地域では、待機期間があることがあり、早期の予約が必要になります。

自宅療養を望む患者さんは、退院して在宅医療に切り替えることもできます。

病棟は自宅のような環境が整えられ、個室であることも多く、プライバシーが守られ、自分のペースでゆっくり家族と過ごすことができます。

医療・ケアの専門職だけでなく、ボランティアもチームに関わり、病棟環境の整備や、患者さんやご家族との交流、季節を感じられるようなイベントの企画・実施に携わったりしています。

苦痛が和らぎ、より安楽に生活できるように支援する

緩和ケア病棟に入院する患者さんは、「緩和ケア」を必要とする人です。命の終わりが迫っていなくても、例えば一般病棟での症状コントロールが難しく、より専門的な緩和ケアが必要な場合には、一時的に入棟して症状をコントロールし、退院するといった利用の仕方があります。

また、緩和ケアを受けながら最期の時をゆっくりと過ごしたい人もいます。例えば、病状が進行して積極的治療の対象ではなくなった患者さんなどが、ホスピスケアを求めて入院する場合などです。

看護師は、緩和ケア病棟だからこそ備えられているさまざまな資源をフルに活用して、患者さんやご家族の全人的苦痛の緩和に努め、支え続けていく必要があります。

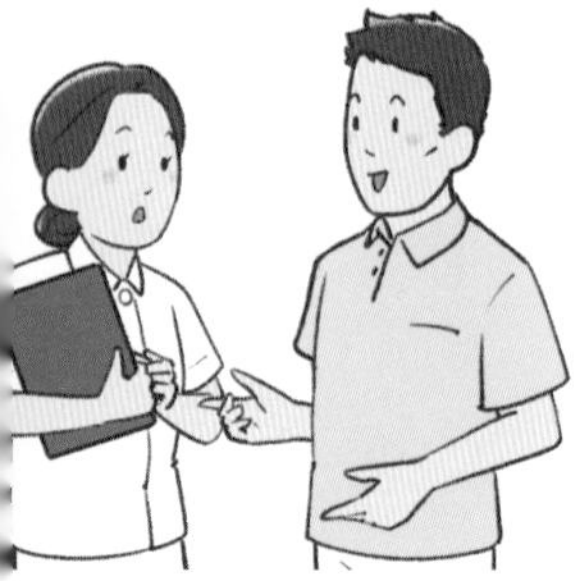

Point

緩和ケア病棟とホスピスとの違いは？

緩和ケア病棟とは、緩和ケアを行う病棟です。病気の診断を受け、症状コントロールなど苦痛の緩和を必要とする患者さんが入院の対象であるため、病気の診断直後の人も、終末期にある人もいます。症状がコントロールできて苦痛が緩和されることで、退院したり、仕事に復帰できたりする人もいます。積極的治療を再開する人もいます。

一方、ホスピスは緩和ケア病棟と同様に、がんの患者さんの全人的苦痛を緩和するためのケアを行いますが、積極的治療の対象ではなくなった人が対象です。つらい症状を緩和し、最期の時まで人として尊重され穏やかに過ごしたいという人が入院して、ケアスタッフの支援を受けながら看取りまでの日々を送ります。またホスピスには、病院の病棟ではない独立型タイプもあります。

両者は入院中に受ける緩和医療・ケアに違いはないため、病院の病棟としてのホスピスは緩和ケア病棟の一種であるといえます。

ホスピスってどんなところ？　「聖隷ホスピス」

ホスピスとはどのようなところでしょうか。ここでは、聖隷三方原病院ホスピスの特徴を紹介します。

●チャプレン

病棟所属の牧師（チャプレン）がいて、毎朝礼拝があり、礼拝堂での音声は各部屋で聴くこともできます。チャプレンはクリスチャンの方々を中心に気持ちをケアしますが、クリスチャン以外の方にも希望されればお話し相手になり、礼拝への参加を受け入れたりと広く門戸を開いています。また、患者さんご本人やご家族が結婚式を挙げる場合などにも、さまざまな支援を担っています。

●ボランティアさんの存在

参加者層は、近隣住民や学生、隣接する聖隷クリストファー大学の先生など多様です。活動内容には、買い物・散歩・洗濯・配茶といった日々の生活に関することや、クリスマス会・夏祭りなど季節ごとの行事があります。行事では、近くのこども園の子ども達の出し物披露や、隣接の大学の学生によるハンドベル演奏などが行われたりします。

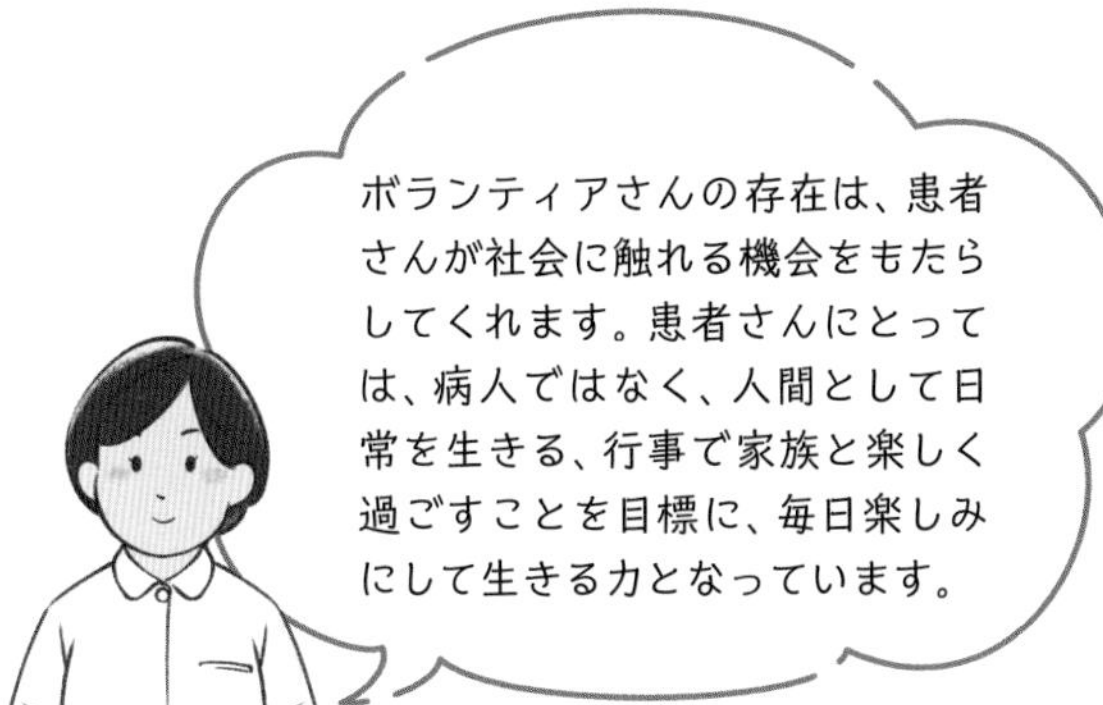
ボランティアさんの存在は、患者さんが社会に触れる機会をもたらしてくれます。患者さんにとっては、病人ではなく、人間として日常を生きる、行事で家族と楽しく過ごすことを目標に、毎日楽しみにして生きる力となっています。

●お別れ会

亡くなった患者さんのために、ご家族や職員と共に讃美歌を歌い献花をしてお見送りします（基本の形）。チャプレンが準備、進行、残された家族に対する祈りなどを担います。クリスチャンでなくとも、実施を希望する患者さんやご家族は多いです。

病院の多職種連携

病棟で患者さんのそばにいる他職種は、患者さんの支援にあたってどのような工夫をしているでしょうか。

協働してよりよいケア

病院の一般病棟や緩和ケア病棟では、患者さんやご家族の苦痛緩和のために、医師や看護師以外の専門職がケアに入ることがあります。病院では、緩和ケアに携わる他職種のスタッフが、患者さんのベッドサイドでどのような苦痛緩和を行っているか、またどのような工夫で患者さんやご家族のQOL向上を目指しているか、いくつか例をご紹介します。

他職種がその専門性を生かして、何を目指してどのようなケアをしているかを知れば、看護師は彼らに役立ちそうな情報を提供できます。

また、患者さんの困りごとの解決のために、「このような専門的な対応やケアを相談・依頼できるのではないか」とイメージしやすくなります。

多職種連携

- 不安があり「誰かにずっとそばにいてほしい」という患者さんに対しては、多職種で時間帯を少しずつずらしてケア介入し、患者さんが一人になる時間を減らすなど、対応を工夫した支援が可能です。
- 土・日・祝日の病院は休日対応で職員数が減るため、病棟の看護補助者などと協力して入浴のケアを実施するなどの工夫もしています。

薬剤師〜薬のこと全般

- 「自宅での薬の管理が難しい」という患者さんのために、薬の整理や管理方法を工夫します。一回分の内服薬を一包化する、図表やカレンダー、ボックスを使うなど、状況に合わせて提案します。
- 飲みにくい薬があれば、ゼリーやとろみ剤の使用や剤型変更など、飲みやすくなる方法を一緒に考えます。
- 病院外の調剤薬局と連携して、自宅で薬の管理ができるように支援します（P51も参照）。

看護師から他職種

- 患者さんの身近で日々のケアを行う看護師は、より新しく具体的な情報をチームケアに反映させることができます。
- 他職種のアシストをします。例えば外来診察前の医師に「この患者さんは○○で苦労しながらも、頑張って治療を受けている」と伝えると、医師は患者さんに共感を覚え、診察を通して信頼関係を築きやすくなります。

病棟の多職種連携「ベッドサイドでしていること」

理学療法士 ～身体のリハビリテーション

- 病気によって痛みや苦痛が起こりやすい部位があります。例えば、腹水が多量に貯留した患者さんは背部の筋肉が強く凝り、背部痛を起こしやすくなるため、マッサージやROMなどでほぐして緩和します。
- 病棟看護師からの依頼を受けて、骨転移で体動制限がある患者さんの体位変換を、今後在宅介護にあたるご家族に指導します。どこをどのように支えて身体を動かせば、安全で痛みが出にくく骨折を予防できるか、実践を交えて説明します。

作業療法士 ～生活能力のリハビリテーション

- 患者さんの機能で生活に支障がある部分を、道具を使ってどう補うかを考えます。例えば衰弱のためベッドでの臥床時間が増えた患者さんに、自分で水を飲む時のための容器や姿勢を指導します。
- 在宅療養を目指している人には、どのような道具や環境の工夫が自宅にあれば生活しやすいか考えて訓練し、自宅で使えるように地域の医療・福祉スタッフにつなぎます。
- 患者さんから「家族に遺してあげられるものを作りたい」という相談を受けた時には、例えばレザークラフトのキーホルダー、小さな子どもと遊びながら画用紙に家族全員の手型を押す、メッセージ動画を撮る、手紙などを提案します。一緒に演出も考えて形にしていきます。

栄養士 ～食事・栄養上の工夫

- 食欲不振の患者さんが食べられそうなメニューのリクエストに応じます。
- 「食べられない」ことを心配に思う患者さんやご家族の相談に乗ります。例えば、少量でも高栄養の栄養補助飲料を紹介し、飲めそうなものを食事に追加します。
- 嚥下機能の低下や障害がある患者さんの食形態の工夫や、自宅での食事に関する相談に対応します。

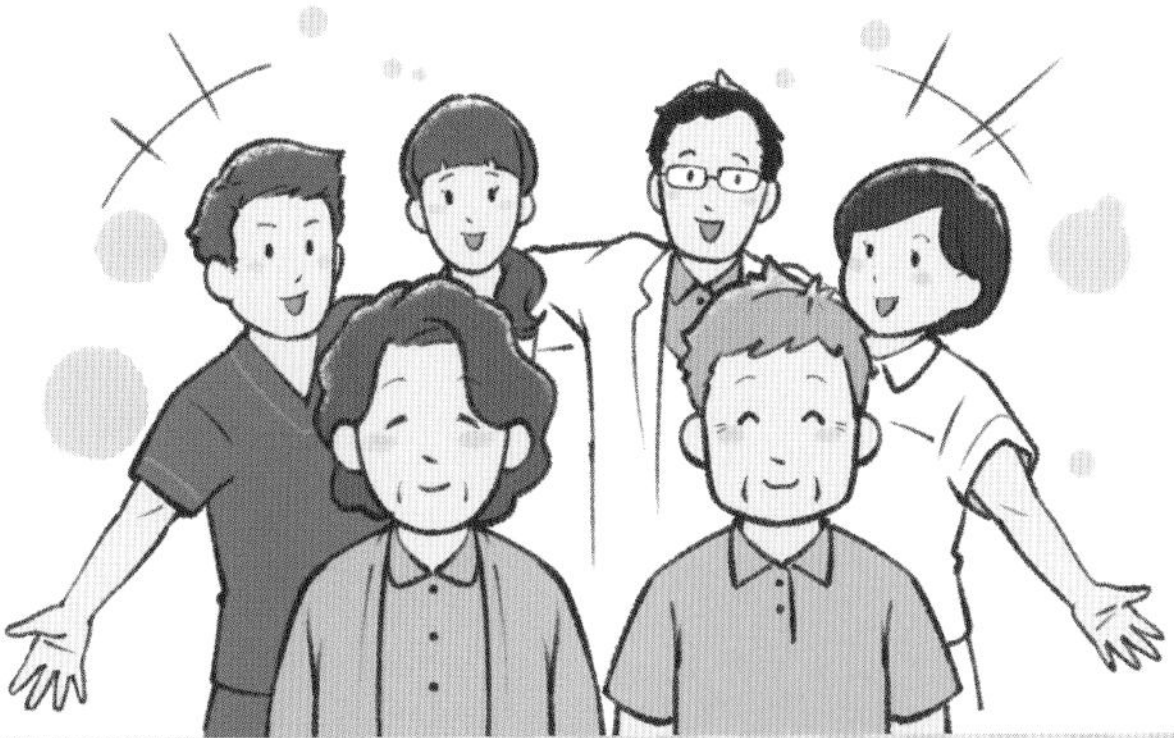

療養場所③ 施設

療養場所としての高齢者向けの施設は三種類に大別されます。それぞれの特徴と、施設における緩和ケア姿勢を学びます。

多様な種類・機能

療養の場としての施設には、さまざまな種類があります。高齢者施設の場合、

- ●介護保険サービスを提供する施設
- ●地域密着型サービス（より地域の実情に沿った介護保険サービス）を提供する施設
- ●民間が運営する特色あるサービスを提供する施設

の三種類に大きく分類されます。

超高齢社会を反映して高齢者向け施設は増加しており、施設の機能も多様化しています。その結果、介護だけではなく医療や緩和ケアにも対応する施設が増加し、医療ニーズをもつ要介護高齢者の受け皿となっています。

緩和ケアを受ける患者さん（利用者さん）の場合は、緩和ケア対応の施設を選択していくことになります。ただし、施設ごとに対応できる内容に差があるため、患者さん自身のニーズに応じた施設を選ぶ必要があります。医療的ケアにどこまで対応できるのか、例えばオピオイドは使用できるか、看護師が常駐し、24時間対応してくれるか、急変時はどうするか、看取りにどこまで対応しているかなどについて、よく確認しておくことが大切です。

施設に住まう人が、安心して緩和ケアを受けるために

緩和ケアを受ける患者さんが、療養の場として施設を選択する時、次のようなケースが考えられます。

まず、もともといた施設に戻るというケースです。その場合、施設の職員や入居者とはすでになじみの関係であり、住み慣れた「我が家」でリラックスしてゆっくり過ごすことができます。看護師は症状緩和と環境調整によって、ご本人が日々穏やかに過ごせるよう支援します。

新たに入居するケースでは、例えば患者さんがご家族に負担をかけたくなかった、独居のため今までの生活場所での暮らしが困難になったなどの事情があります。当初は慣れない環境へのストレスや、これまで共に生活してきたご家族とずっと一緒に過ごせないつらい気持ちが、心身の症状として表れるかもしれません。看護師は他の施設職員（介護職員など）と協働して、その人が心身共に安心していられる環境と、関係づくりに努めます。

新規入居時のケア

患者さんの気持ちを丁寧に受け止めながら、ご家族との話し合いや意思決定支援を支えていきます。施設利用の決定にあたっては、医師をはじめ退院支援看護師や施設の看護師、ケアマネジャーなどと連携し、緩和ケアを継続できるように情報を共有しておきます。

高齢者向け施設の種類の一部

施設の種類		介護度	医療的ケア	診療体制
介護保険施設	介護老人福祉施設（特別養護老人ホーム）	要介護３以上	×	協力医療機関。末期がん、看取りには対応せず
	介護老人保健施設	要介護１以上	○	常勤医師及び看護職員 看取りに対応
	介護医療院	要介護１以上	○	常勤医師（１型は夜間当直あり）及び看護職員 看取りに対応
地域密着型	看護小規模多機能型居宅介護	要介護１以上	○	看取りに対応
	認知症グループホーム	要支援２以上	×	医療機関との連携、配置の看護職員により対応
民間施設	介護付有料老人ホーム	要支援１以上	施設により差あり 医療特化型は○	
	住宅型有料老人ホーム			
	サービス付き高齢者向け住宅			

参考文献：厚生労働省「【テーマ４】高齢者施設・障害者施設等における医療」「【テーマ６】人生の最終段階における医療・介護」（社会保障審議会介護給付費分科会（第217回）資料、令和5年5月24日）

Point

介護と医療に対応できる高齢者向けの施設

高齢者向けの施設は、介護にしか対応しない施設と、介護に加えて医療も行える施設とに分かれます。このうち、医療も行える施設は次の通りです。

- **介護老人保健施設**　医学的リハビリテーションによって利用者が地域での生活に復帰することを目的としています。
- **介護医療院**　基本的に介護施設ですが必要時は医療が受けられる、長期療養者のための施設です。１型と２型があり、１型はより医療依存度の高い人を対象にしています。
- **その他**　民間施設には、医療特化型の各種老人ホームがあります。

覚えておこう

□看護小規模多機能型居宅介護

退院した患者さんの在宅生活へのスムーズな移行や、がん末期の看取り期・病状不安定期にある人の、在宅生活の継続を支援する、介護保険サービスの一種です。看護小規模多機能型居宅介護事業所が、看護と介護を一体的に提供します。事業所には看護師のほか、介護職員やケアマネジャーなどが配置されています。退院して自宅に帰った患者さんは訪問看護や訪問介護を受けながら、適宜「通所」（デイサービス）や「宿泊」（ショートステイ）のサービスも受けることができるため、ご家族への負担軽減やレスパイトケア（P150参照）ともなっています。在宅緩和ケアが今後社会に広く浸透するために、提供体制の充実が期待されるサービスです。

療養場所④
在宅

「在宅」には自宅のほか、施設や地域の住まいという意味も含まれます。療養を支える医療手段には通院と往診があります。

在宅療養のメリット・デメリット

自宅は、患者さんにとって住み慣れた生活の場であり、家族との思い出や歴史が刻まれた特別な場所でもあります。そのため、自宅療養を希望する人は少なくありません。一方で「家族みんなでいるから安心だが、今後病状が悪化した時のことを考えると心配だ」と不安を抱えることも多いです。

こうした自宅での療養を在宅療養といい、地域の住まい（独立した子が住む実家近居のアパートなど）や施設（グループホームなど）も含みます。

在宅療養では、患者さんは自分のペースやパーソナルな空間を維持しながら、リラックスして過ごすことができます。自宅であれば、慣れ親しんだ環境で自由に過ごせます。家庭内の役割を失うこともありません。ご家族も入院先に出向くことが少なくなるため、その分生活の場で気力や体力を回復する時間を多くもつことができます。したがって、患者さんとご家族が自分たちのペースでリラックスして生活できることは、QOLの維持・向上につながります。

一方で、病状が進行してADLが低下すれば、介護者や支援者が必要になります。また、医療へのアクセスには時間がかかるのが一般的で（住居地のある地域や、治療を受けている医療機関によって異なりますが）、病院のようにすぐその場で対応されるわけではありません。例えば急激な状態の変化がみられた時に訪問診療医や訪問看護師に連絡しても、離れた場所から自宅に駆けつけるため、到着までにある程度の時間を要します。この時ほかの患者さんに対応中であれば、さらに時間がかかることもあります。

在宅療養のメリットとデメリット、優先事項は患者さんによって違います。患者さんが希望する生活のイメージを聴き取り、ご家族や関係機関とも話し合いを重ね、実現に向けて支援します。

在宅療養中のケア

在宅療養には二つの手段があります。

- 通院しながら在宅で療養する。
- 通院から往診に切り替え、地域の医療・福祉チームの支援を受けて療養する。

在宅療養中の患者さんやご家族には、安心して毎日の療養が継続できるような環境やシステムが必要です。まず、苦痛出現時にどこに連絡するかを説明しておくことが重要です。通院中なら病院の緩和ケア外来、往診であれば地域の訪問看護ステーションなど、24時間相談体制が敷かれている機関が窓口であればさらに安心でしょう。

そのほか、先々の病状変化を予測して、医療・ケア資源を早めに確保していること、多職種のチームで見守り、苦痛時に備えて対応していくことを丁寧に説明します。

他職種との連絡

他職種に電話をかけ、患者さんの状態を報告し、対応を依頼する

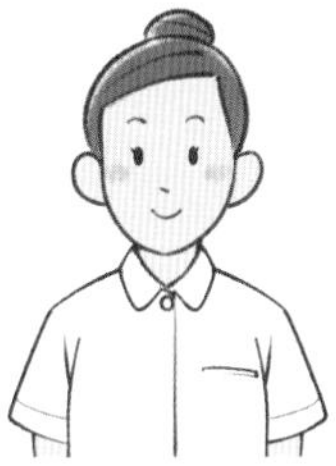

❶ **相手を確認し、所属と名前を名乗る**
「○○先生ですか。××の▽▽です」

❷ **依頼内容を手短に伝える**
「患者の△△さんの診察をお願いします」

❸ **依頼の理由を伝える**
「昨夜から嘔気を訴えていて、熱が次第に上昇しています。現在39度です」

伝える順番は、「依頼の内容」→「依頼の理由」です。逆にすると、話がダラダラと長くなってしまいます。

❹ **質問**
「もう少し詳しく教えてください。□□についてはどうですか」

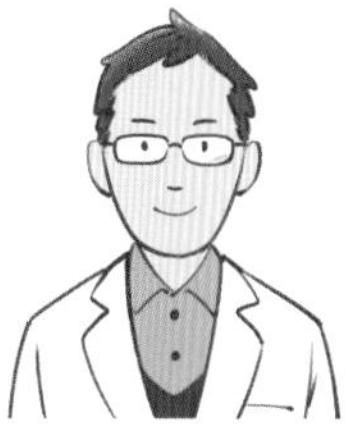

相手の質問の答えを、記録に基づいて伝えます。
「相手が今、(判断するために)必要としている情報は何か」を考えましょう。

覚えておこう

□介護職

社会福祉関係職の一つで、地域生活において介護を必要とする高齢者や障害者などの身体介護や生活援助を行う専門職です。看護同様、健康増進や介護予防、看取りのケアにも対応しますが、医療行為は行いません。ただし近年、規定の研修を受けて、喀痰吸引と経管栄養の「医行為」の一部を行える介護職も増えています。ケアの場によって、介護福祉士(国家資格)、訪問介護員、ホームヘルパーなど、さまざまな呼称があります。

保健医療福祉サービスの中で、看護と介護は、「毎日の生活の中でなんらかの問題(課題)を抱えた人をケアする」という点で非常によく似ています。違いは、看護では医療的視点をもって看護上の問題に、介護では日常の暮らし・生活の視点をもって、生活課題に対処するということです。

病院に入院したり、退院して住み慣れた地域の暮らしに帰っていったりする患者さんには、介護など福祉の支援を長く受け、介護職と“なじみの関係”を築いている人がいます。そうした場合、介護職は、その人の生活に関する情報を豊富にもっています。看護師が介護職と連携することで、生活者としての患者さんを知る手がかりを得られ、よりよいケアにつながります。

在宅緩和ケアと訪問看護

在宅緩和ケアにおいて訪問看護は、在宅の患者さんとご家族を支援しながら、病院と地域を結び調整する役割を担います。

訪問看護は、病院と地域を結ぶコーディネーター

緩和医療・ケアを受けながら地域で日常生活を営む人を支援する訪問看護は、在宅緩和ケアの要と言えます。在宅療養に携わる訪問看護師は、緩和医療を行う病院と連携した訪問看護ステーションなどに所属し、患者さんとご家族、医療・ケア関係者、関係職種のサービス担当者らとの連絡・調整などを幅広く務めます。入院中の患者さんが在宅療養に移行するにあたっては、病院と地域を結ぶコーディネーターの役割を果たしています。

訪問看護では、病院看護と違って患者さんを24時間診ているわけではありません。訪問したその場で身体症状をアセスメントし、心配な状況があれば病院や往診医、ご家族と状態を共有するなどして、想定外の事態が起こらないようにすることが求められます。

患者さんの状態に応じて、看取りに向けてご家族や医療者の態勢が整うような支援や調整、ご家族へのケアやグリーフケアも行っています。

多職種・多機関が連携し協働する

在宅緩和ケアの留意点を挙げます。

まず、多職種・多機関の連携・協働が必要になるということです。特に病院に入院して緩和ケアを受けていた患者さんの場合、緩和ケア医や担当看護師、外来看護師、退院調整看護師、緩和ケアチームの専門職スタッフなどが関わっています。長く複雑な経過があることもあります。退院前には病院と、在宅療養を支える医療機関のスタッフ、ケアマネジャー、療養生活の介護にあたるヘルパーなどでカンファレンスを開催し、引継ぎを含む情報の交換と、相互の関係づくりに努め、在宅ケア開始後も患者さんがスムーズに療養生活が送れるよう支援態勢を整えていきます。

地域生活では、ヘルパーなどの介護職が日常生活の支援を行うことから、チームに参加する機会が多いことが特徴といえます。介護職には、業務上の看取りの経験が少ない人もいるため、サポートが必要なことがあります。看取りを視野に、あらかじめ気をつけていてほしい観察事項や、状態変化の兆候について共有し、出現時の対応を決めておくとよいでしょう。

苦痛時や状態変化時、急変時の対処については、担当の在宅医と相談しておくことも大切です。訪問看護が24時間対応であっても、患者さんの状態変化の連絡を受けてから対応するため、どうしてもタイムラグが生じます。状態をアセスメントし、先々の変化を予測しながらケアを行い、患者さんの苦痛が可能な限り少なくて済むように努めます。

この情報は助かります！　在宅療養

患者さんは、病状が悪化した時や痛みなどのつらい症状のコントロール目的で入院し、また、病状が安定した場合は在宅療養に切り替える人もいます。在宅療養を支援する訪問看護師と、病院看護師との間では以下のような情報のやり取りを心がけましょう。

初回入院時

緩和ケアの対象にはご家族も含まれ（P13）、病院では病状説明やACP（P47）の機会が多いことから、ご家族と医療者との信頼関係は欠かせないものです。初めて緩和医療・ケア目的で病院に入院する場合は、ご家族の病状の理解度（どのように話していたか、追加の説明は必要そうか、説明の際にいつも工夫していること）、ご自宅での介護の様子など、訪問看護で把握している情報を病院看護師に詳しく申し送ります。

痛み止めを処方してもらって退院した場合

次の病院の外来受診時に合わせて、療養中の痛みの有無やレスキューの回数、下剤の増減などについて申し送ります（オピオイドの副作用の1つに便秘があります。P66参照）。その他にも内服困難、服用忘れなど管理面で気になることも病院看護師に申し送って対応を依頼すると、患者さんの外来受診時に、病院の医師や薬剤師、看護師が患者さんへの説明や相談に応じてくれます。

入院時、退院後の在宅療養が想定されている場合

痛みのコントロールがついてご自宅に戻られた患者さんが、入院中に脚の筋力が衰えてしまい、家の中や近所への移動に苦労することがあります。入院前に患者さんの生活環境に関する具体的な情報や、退院後の患者さんの目標（「自力でトイレ往復ができる」など）を病院看護師に申し送り、退院後の生活に合わせたリハビリテーション導入を確認してもらいます。

病院からの退院時

訪問中に、患者さんからふと予後のお話をされることがあります。どこまでお答えしてよいか困らないように、患者さんとご家族が病院でどのような病状説明を受けているか、病院看護師から内容を詳しく確認します。あらかじめ病院から「○○という話については、△△まで話しても大丈夫」などと具体的に情報を得ておくとよいでしょう。

療養場所が移動する時（病院への入退院など）

患者さんの医療関連の情報は移動先の関連部署に引き継がれます。しかし、事前の説明が不十分だと「初めて会う医療者が、なぜ自分の情報を知っているのか」と不信感を抱く患者さんもいらっしゃいます。ですから、例えば移動前に「○○さんが、入院先の看護師と人工肛門の袋の交換ができるように、私（訪問看護師）から病院にあらかじめ伝えておきますね」などと、情報共有の目的や内容、必要性をしっかり伝えておくことが大切です。

☑覚えておこう

□ケアマネジャー（介護支援専門員）

介護保険制度に規定された介護のマネジメントの専門職です。要介護高齢者（40歳以上のがん終末期の人なども含む）が介護保険サービスを利用するときは、ケアマネジャーの立てたケアプランに沿って、看護・介護・リハビリテーション等の各専門職が個別計画を立て、サービスを行います。

緩和ケアにおいては、患者さんの在宅療養生活を支えるために、必要となる地域の介護福祉、医療などの社会資源（人や物、環境など）を、どのようにどれほど準備するか、訪問看護師や病院など各専門職や関係機関と緊密に連絡をとり、調整を行います。

療養場所と多職種連携

緩和ケアの療養場所は、多職種・多機関によって連携・協働しています。

ここでは、この章でみてきた4つの療養場所が、それぞれ多職種・多機関によって連携・協働していることを示しました。緩和ケアの療養場所が、それぞれ各職種・各機関とどのようにつながり、患者さんやご家族を支援しているか確認してみましょう。

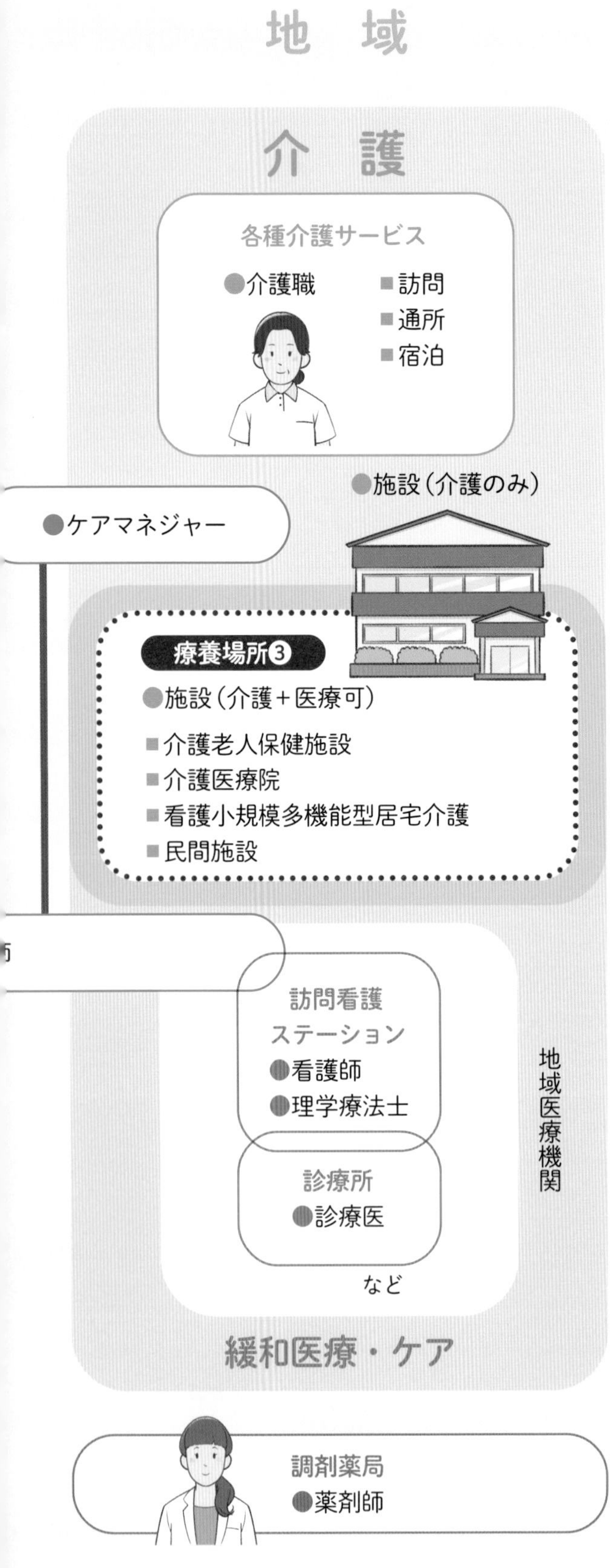

地域
介護
各種介護サービス
●介護職
■訪問
■通所
■宿泊
●施設（介護のみ）
●ケアマネジャー
療養場所❸
●施設（介護＋医療可）
■介護老人保健施設
■介護医療院
■看護小規模多機能型居宅介護
■民間施設
訪問看護ステーション
●看護師
●理学療法士
診療所
●診療医
など
地域医療機関
緩和医療・ケア
調剤薬局
●薬剤師

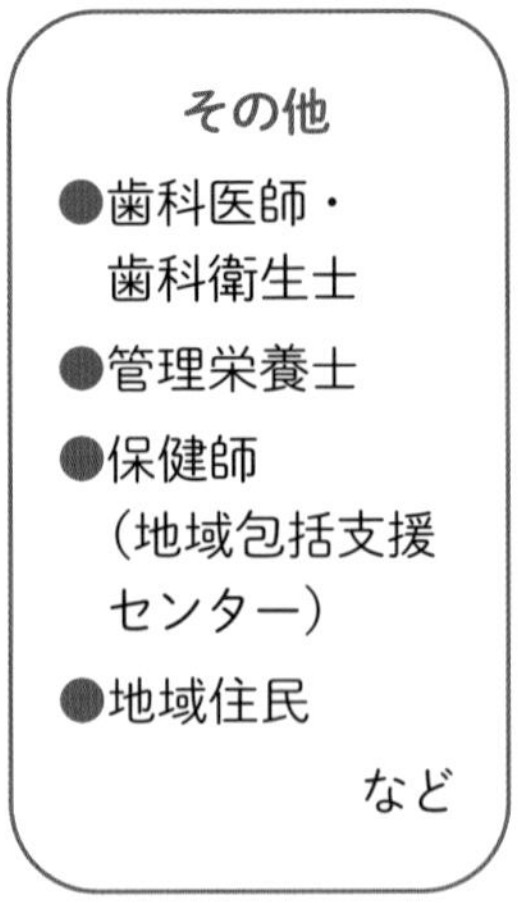

その他
●歯科医師・歯科衛生士
●管理栄養士
●保健師（地域包括支援センター）
●地域住民
など

緩和ケアの療養場所と多職種連携

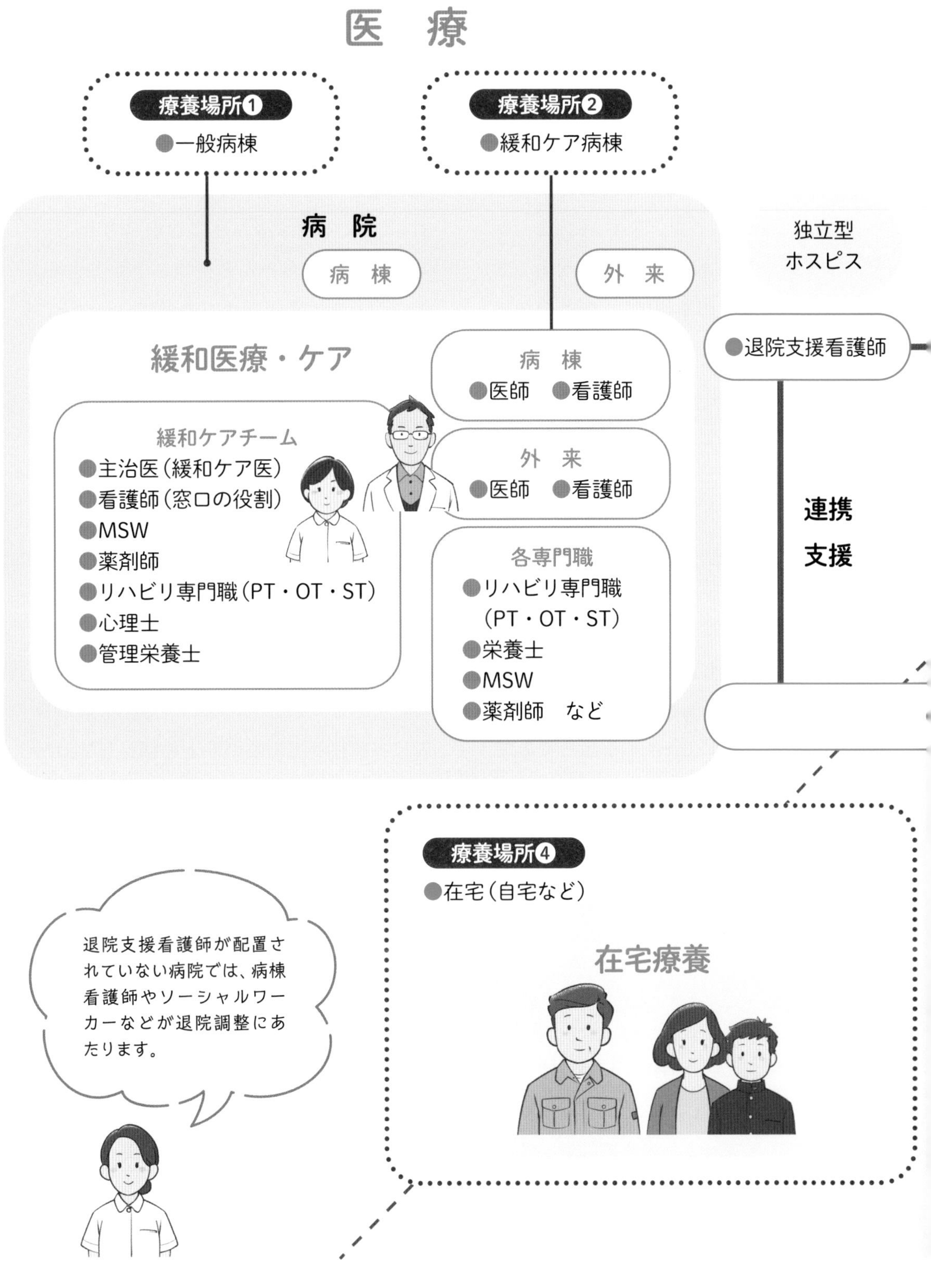
医 療
療養場所❶
●一般病棟
療養場所❷
●緩和ケア病棟
病 院
病 棟
外 来
独立型
ホスピス
緩和医療・ケア
緩和ケアチーム
●主治医（緩和ケア医）
●看護師（窓口の役割）
●MSW
●薬剤師
●リハビリ専門職（PT・OT・ST）
●心理士
●管理栄養士
病 棟
●医師 ●看護師
外 来
●医師 ●看護師
各専門職
●リハビリ専門職
（PT・OT・ST）
●栄養士
●MSW
●薬剤師 など
●退院支援看護師
連携
支援
療養場所❹
●在宅（自宅など）
在宅療養
退院支援看護師が配置されていない病院では、病棟看護師やソーシャルワーカーなどが退院調整にあたります。

［ 看護師のすごいところ──ACP編 ］

積極的に待つ力、そしてその時が来たら タイミングを逃さないで関わる覚悟

森田達也

患者さんにとって重要な療養場所の相談も含め、アドバンス・ケア・プランニング（ACP）に関して、看護師さんのすごいと思うことをお伝えします。

一つは、待つ力です。アドバンス・ケア・プランニングは昨今、流行りなのですが、どうも医療者の事情で、「先々のことを患者さん・ご家族に決めておいてもらうとスムースでよい」というような雰囲気を感じます（個人的に「こっちの事情ACP」と呼んでいます）。

しかし、患者さんは初めてのことを経験していて、先々のことを決めるといっても、そもそもその時にどんな状態になっているのかイメージすることはできません。自分のことを考えてみるとわかるのですが、初めての体験をしている時（初めてでなかったとしても）、人は、いざそうなってみて初めて「感情」が湧いて、実感してやっと腑に落ちて、「ああ！　これなら○○がいいのかも」と思うものです。あらかじめ頭の中で想像して将来のことを決めることは（医療に限らず）できないのです。そこに、ぐいぐいと、「その時どうしたいですか？何が心配ですか？」と来られても、緩和ケアの「その時」というのは楽しい話ではないので、「もうそんな話ばかりするなら会いたくない」となってしまうのは自然です。

ここで求められるのは、患者さんがふとその時になるまで「待つ力」です。しかもこれは、ただ待つのではなく、「積極的に待つ」、「ひょっとしたら先々のことが気になっているかしら」という細やかに注意を向けながら待つということです。「あ、これ以上は今日は踏み込まないほうがいいな」と察してちゃんと待つことができる。そこがうちの看護師さんの素晴らしいところだと思います。

そして、待っていると、どこかで多くの患者さんが自分の体力の低下を「実感」します。トイレなんてすいすい行けていたのに、今は戻ってくると息を整えないといけない。「ひょっとして、やっぱりかなり悪いのかな……もし悪いなら、ちょっと家族に話しておきたいことがあるな」。以前、「その時が来たら、直接話をするのは一人だとできないかもしれないから、看護師さんに一緒にいてほしい」とお願いしていた患者さんがぼそっとつぶやいたら、そこが、２つ目の「タイミングを逃さないで関わる覚悟」の出番です。がんの経過では最後の１か月の経過は非常に早く、明日に、来週にと延ばしていると、その時にはもう動けず、もう話せないのです。その気持ちを聞いた今、ここで、「今、ちょっと一緒に連絡してみる？」と、今できることをちゃんとする、もしもじゃなくて今を逃さない、患者さんの心配していることに関わりきる覚悟をもつ──この辺のところがすごいなあと思います。

Part

6

看取り

終末期の患者さんは全身症状が急速に悪化し、
衰弱が進み、意識レベルの低下も顕著になっていきます。
看護師は、患者さんだけでなく家族にも
心残りがないようにケアを行います。
看取りのケアや看取り後のケアも大切です。

年代別の緩和ケア①
高齢者

高齢の患者さんの緩和ケアでは、苦痛緩和のための毎日の丁寧なアセスメントとケアを大切にします。

老いと共に、緩やかに全身状態が悪化する

高齢の患者さんは、がん・非がんを問わず、亡くなる数か月～数年以上前から緩やかに全身の機能が低下していく傾向があります。その途上で老年症候群の症状が現れたりしながら、次第に全身状態が悪化して終末期に至ることが多いといえます。

高齢の患者さんは複数の慢性疾患を抱えていることが多く、疾患からくる症状の出現の仕方も若年世代とは違いがあるため、「なんとなく調子が悪い」「どこがどうとはいえないが、不快な感じ」という訴えになります。また、認知症（Ｐ１３６）や脳卒中（Ｐ１４２）後の後遺症などがあり、つらい症状をうまく伝えられない、どうしても伝わりにくい患者さんもいます。患者さんの苦痛や不快感が何に起因するのか、看護師は多職種で連携して丁寧にアセスメントを積み重ね、一つ一つ苦痛を取り除くためのケアに努めていく必要があります。

例えば、ＣＯＰＤ（Ｐ１２８）や心不全（Ｐ１２０）の患者さんの呼吸困難感を客観的に評価するツールにＲＤＯＳ（Ｐ１３０）があります。こういったツールの活用で、患者さんが今感じている苦痛の程度をより正確に知り、緩和のための適切なケアに結びつけることができます。

ご家族との関係づくり

緩和ケアの対象にはご家族も含まれます。高齢の患者さんの場合、配偶者をはじめご家族にも高齢者がいる可能性があります。誰か特定の人にだけ介護負担が集中しないように、ご家族のメンバー同士の協力体制を早期に把握します。チームでケア介入することもあります。介護者のこれまでの苦労やがんばりをねぎらいながら、看取りを見据えた関係づくりに努めます。

毎日が緩和ケア

老衰の患者さんの場合、療養期間は長期にわたります。認知症の末期も同様ですが、全身の機能が次第に低下して、最終的にはベッド上で過ごす時間が長くなります。嚥下機能が低下して、誤嚥性肺炎を繰り返しやすいのも特徴です。

自分で動けない状態が長期間に及ぶと、関節拘縮などによる身体の痛みや褥瘡、浮腫などが出現することがあるため、リハビリテーションの早期介入が重要視されています。拘縮の痛みの緩和には、理学療法士と連携して、骨や筋肉、関節の特徴などを意識した運動を無理のない範囲で進めるとよいでしょう。

日々苦痛の発症を遅らせる工夫を重ね、出現した苦痛の緩和に丁寧に取り組むケアが、緩和ケアにつながるといえるでしょう。

老衰（や認知症の末期）の進行イメージ

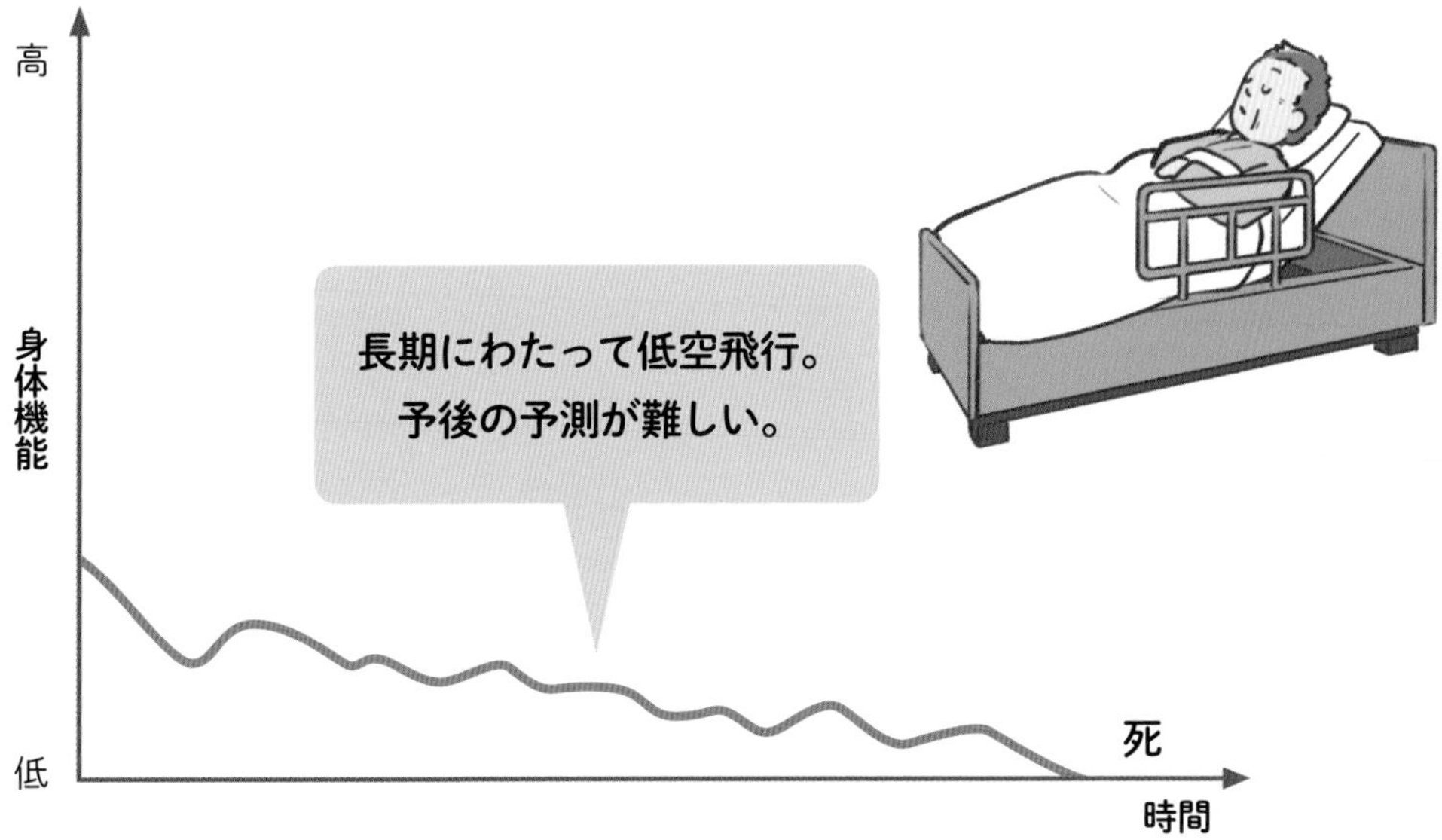
高
身体機能
低
長期にわたって低空飛行。
予後の予測が難しい。
死
時間

参考文献：森田達也シリーズ監修、柏木秀行シリーズ編、大屋清文・岡本宗一郎・石上雄一郎・柏木秀行著『ようこそ緩和ケアの森　死亡直前期の患者を診る』南江堂、2023年7月、p.18-20

老老介護

主な介護者は？

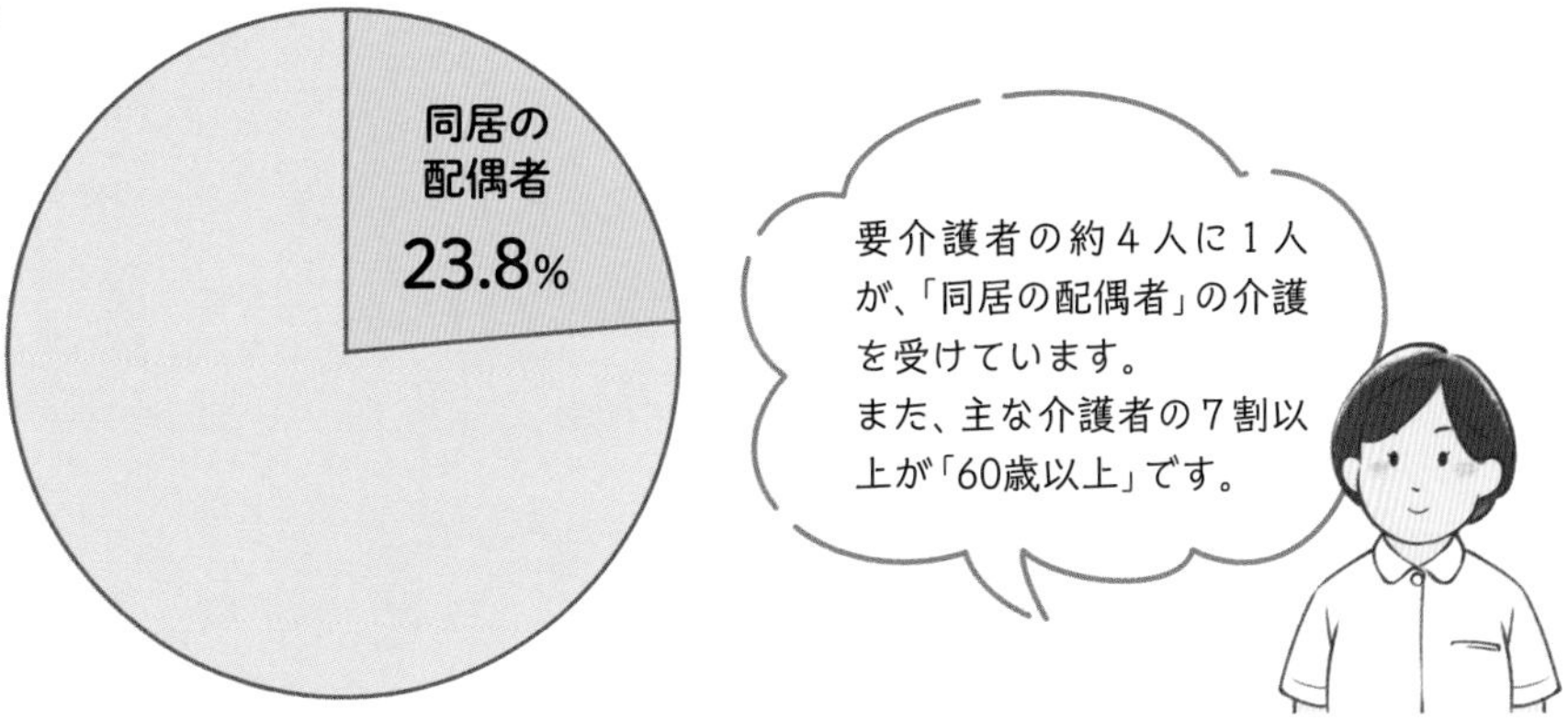
同居の
配偶者
23.8%
要介護者の約４人に１人が、「同居の配偶者」の介護を受けています。
また、主な介護者の７割以上が「60歳以上」です。

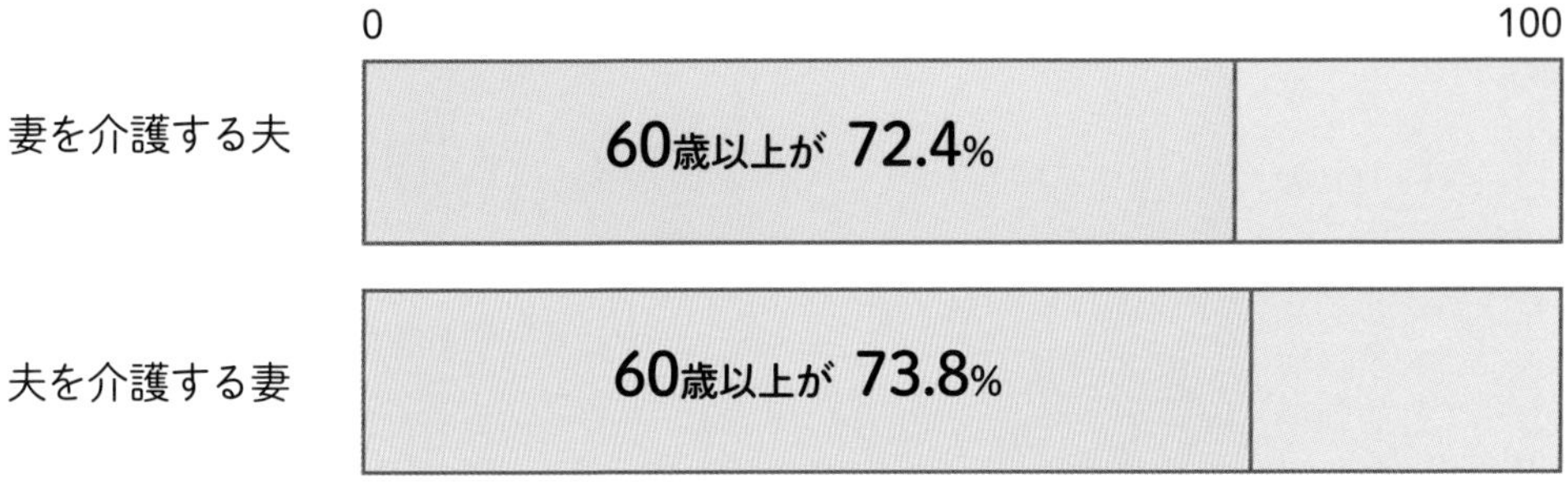
0
100
妻を介護する夫
60歳以上が 72.4%
夫を介護する妻
60歳以上が 73.8%

「高齢の配偶者」を支援してくれる、ご家族や支援者などが必要です。

参考文献：厚生労働省「2019（令和元）年　国民生活基礎調査」介護の状況（https://www.mhlw.go.jp/toukei/saikin/hw/k-tyosa/k-tyosa19/dl/05.pdf）p.24-25（2024.1.4最終閲覧）

年代別の緩和ケア②
AYA世代

ライフイベントが多く活動的な「AYA世代」の患者さんと、そのご家族への緩和ケアの留意点を学びましょう。

ライフイベントが多く、活動的な世代。ケアの個別性も高い

AYA世代（以下、AYA）はがん医療で15歳から39歳までの患者さんを指します。AYAのがんは小児がん、成人に好発するがん、この世代に多い肉腫などと多様なのが特徴です。患者さんは思春期から青年期、若年成人期に幅広く該当し、ライフイベントも重なる年代（左頁）です。患者さんの個別の状況に合わせて生活面を支援するMSWやがん相談支援センター、学校、公的機関との連携・協働が重要です。

AYAは生活の中のイベントが多く、活動量のみならず活動範囲も広く、複数の役割を担うこともあります。その時々に合わせた薬剤や量、使用のタイミングを、患者さん中心で決められることが大切です。

AYAの患者さんが、親が自分を心配する思いを痛いほど感じるあまりに「本当はこうしたい」という強い思いを抱きつつも、親の勧める治療や療養場所を選ばざるを得ない状況になってしまうこともあります。看護師は、患者さんの本当の望みがご家族に伝わるように橋渡しなどをして、患者さん中心に医療・ケアを進めることが必要です。

ご家族へのケア

●親

「このまま病状が進めば、わが子が亡くなるかもしれない」という強い悲しみや「なんとかしてやりたい」焦りを体験します。丁寧に患者の状態を説明し、親としてできることを一緒に考えて手伝う、気持ちの表出を促すなどのケアが重要です。

●配偶者

患者さんをいちばん近くで支え、看病し、家庭での役割を患者さんの分まで引き受け、子どもがいればそのケアも担うことになります。看護師は配偶者の心の痛みを丁寧に聴き取り、気持ちの整理を助け、同僚や友人、兄弟など自分たちを支えるサポーターの存在を思い描けるように支援しましょう。そのうえで配偶者自身が、何から取り組むか優先順位を整理できるように支えます。

●患者さんの子ども

注意したいのは、「親や配偶者が現状を受け容れた後で、子どもを支援する」ことです。患者さんの現状に配偶者が動揺したまま子どもに事実を告げてしまうと、子どもへのフォローが行き届かなくなる可能性が非常に高くなります。

もう一つは「子どもが親（患者さん）を怖がらない配慮をする」ことです。面会前には必ず、治療や病状による親の変化を「苦しくないように、今お鼻の管をつけているよ」などと丁寧に説明してイメージを助け、子どもが心身の準備を整えたタイミングで入室してもらうように働きかけます。

AYA世代の生活課題

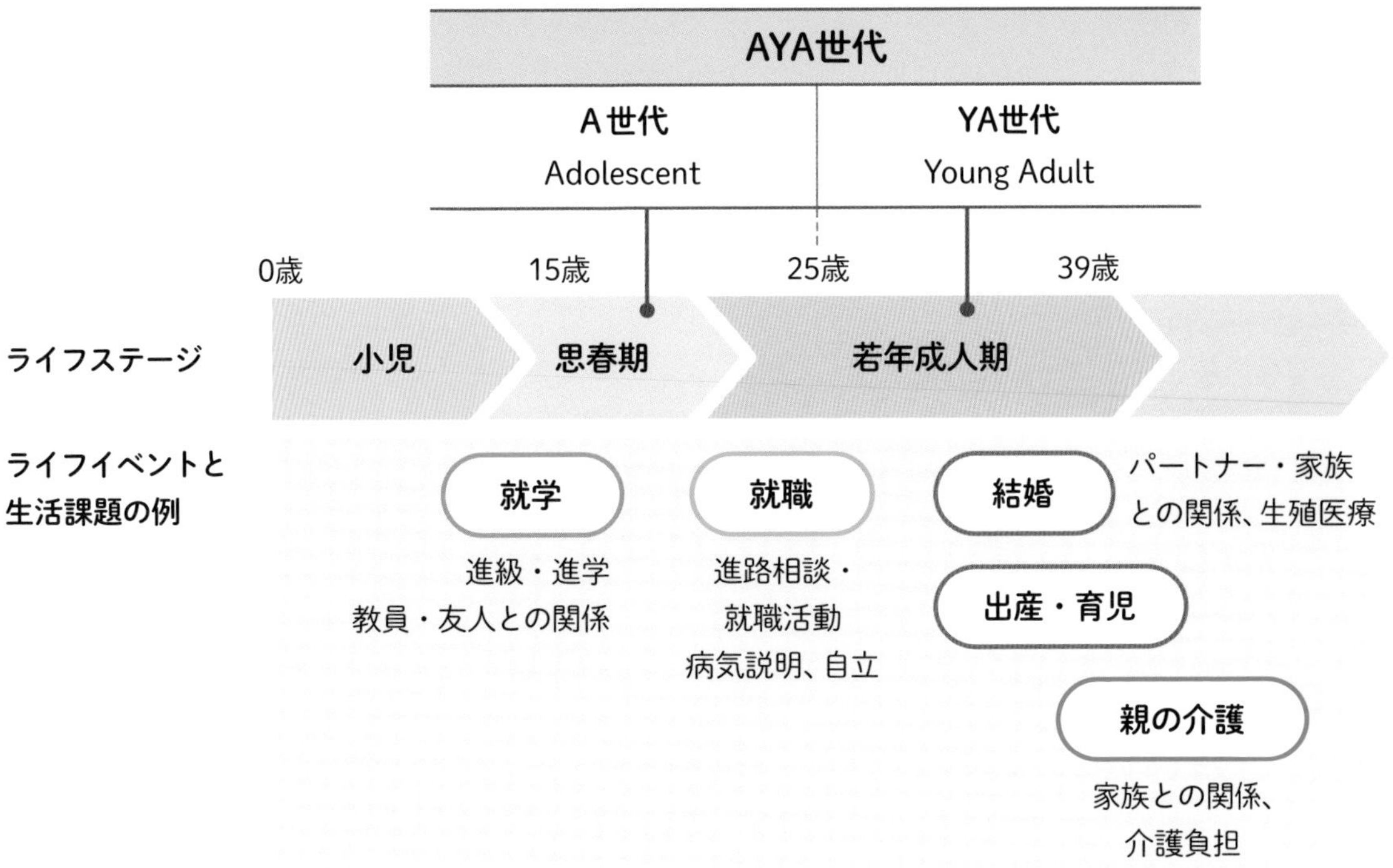

AYA世代
A世代
Adolescent
YA世代
Young Adult
0歳
15歳
25歳
39歳
ライフステージ
小児
思春期
若年成人期
ライフイベントと
生活課題の例
就学
進級・進学
教員・友人との関係
就職
進路相談・
就職活動
病気説明、自立
結婚
パートナー・家族
との関係、生殖医療
出産・育児
親の介護
家族との関係、
介護負担

参考文献：厚生労働省健康局がん・疾病対策課（2022）「第４期がん対策推進基本計画に対する「がんとの共生のあり方に関する検討会」からの提案について」（第７回 がんとの共生のあり方に関する検討会資料、令和4年10月11日）p.43

Point

最期のお別れに向けた、患者さんの子どもへの支援

- 親（患者さん）との「お別れが近い」ことを伝える時は、できれば配偶者、難しければ子どもに近い大人（祖父母など）から話をします。看護師は配偶者に、子どもに伝えるための具体的な方法（発達段階に合わせたツールや絵本を用意し、使用してもらうとよい）を説明します。
- 子どもの発達段階に合わせた説明をします。

  ６歳ごろまで　病気はうつらないこと、誰のせいでもないことを伝えます。絵本を活用して理解を助けます[1)]。子どもがいつも使うようなシンプルな言葉を用います。子どもの要求に合わせて繰り返し説明します。

  12歳ごろまで　治療内容を説明する時は大人と同じ用語を使い、子どもがイメージしやすい説明を加えます（例えば、「抗がん剤＝体の中でがんをやっつけるお薬」）。質問には誠実に、具体的に答えます。

  中学生程度　大人と同等程度の情報を得る方法（インターネットの確実な情報源など）を伝えておきます。何についてどのくらい知りたいのかを聴き、子どものニードに合った説明をします。
- 親のそばに行くのが「怖い」子ども（P180も参照）に対しては、控え室（できれば個室）を準備して、自分のタイミングで会いに行ける環境を整えておきます。「会いたくない」気持ちも認め、受け止めます。

1）命や死への理解を助ける、死別を前に心の準備を助ける、言葉で思いを伝える大切さを説くなど、さまざまな内容の絵本があります。子どもの感情の表出を促しながら絵本に込められたメッセージも伝えられるとよいでしょう。対象年齢や内容ごとに、見本やリストを用意して紹介できるとよいでしょう。

AYA世代の家族ケア

聖隷三方原病院では、がんの患者さんの15歳以下の子どもに対するケアを「がんの親を持つ子どもサポートチーム」（以下、サポートチーム）が担当し、医療者や親、子どもからの相談対応やケア介入を行っています。サポートにあたって重要なことの一つに、周囲の大人（配偶者や親など）がきちんと現状を受け容れることがあげられます。したがって看護師やチームはまず、大人の現状の受け入れと適応を目指して支援します。それから、適応した大人が子どもをサポートするのを共に支援していきます。

事例紹介

３歳の子どもを持つがんの患者さん（30代、女性）の入院時に、病棟看護師がサポートチームの情報を提供したところ、患者さんから「相談したい」と希望がありました。病棟から連絡を受け、サポートチームが支援を開始しました。

■家族構成　夫、長男（３歳）、義母の４人暮らし

■患者さんの状態　自らががんであることは受け止めていますが、気管カニューレが挿入され嚥下食しか摂取できない状況の受け入れに苦悩しています。また、サポートチームの看護師には「長男が自分の姿を見て怖がったらどうしよう。近づくことを拒絶するのではないか」と話しました。

■家族の状況　夫は、仕事帰りに病室を訪れて患者さんに付き添い、22時頃帰宅する毎日です。「（苦悩する患者さんに）何と声をかけていいかわからない。家に帰っても眠れない」、長男について「最近おねしょをするようになった。休日に私が出かけようとすると、“行かないで”と泣いて困る」と話しました。

長男は保育園に通っています。義母は子どもの世話や家事を担っています。

親（患者さんと夫）への支援　～夫の受け入れと、長男へのケア介入のタイミングを見極める～

サポートチーム、病棟看護師、主治医で情報を共有して「親が落ち着くための支援を最優先に考える」方針を決定し、患者さんと夫に以下のケアを実施しました。

1. 患者さんへのケア
   - ❶ボディイメージの変化に対する思いを表出できるよう働きかけ、悲嘆のプロセスを促進する。
   - ❷夫と長男と一緒に食せるメニューを探し、一緒に楽しめる方法があることを知ってもらう。
   - ❸長男や夫のためにできることを一緒に考える。
2. 夫へのケア
   - ❶不安や心配ごとを吐き出し、気持ちの整理ができるよう支援する。
   - ❷夜間休めるように支援する。
   - ❸夫自身が患者さん、長男のためにできることを一緒に整理する。

ケア開始から３日目、患者さんはうれしそうに「茶碗蒸しやシチューなど、工夫すれば家族と同じものが食べられる」「長男に会いたい」と話しました。この様子を見た夫は「患者が笑うようになった。安心した」と話し、以降は20時頃帰宅し、夜間も休息できるようになりました。

子ども（3歳の長男）への支援　～特徴を踏まえて働きかけ、「親のがん」を伝える～

病棟看護師は、夫が息子をサポートできる状況になったと判断しました。そこでサポートチームが中心となって、主治医、病棟看護師、患者さん、夫（以下、父親）と共に、現在の長男の状態を共有しながら、今後のケアの方向性を整理しました。

1. おねしょの再開、父親と離れられず「泣く」反応は、言葉の発達が未熟な時期（3歳）の子どもが発するSOSであり、ストレスを表現している。**〈ケアの方向性〉**子どものストレスを軽減する。
2. 患者さんの入院、父親の帰宅が遅いことから、従来の生活パターンを維持できず、親の愛情も確かめられない状況となり不安を強めている。**〈ケアの方向性〉**父親と一緒に時間を過ごせるようにする。長男が病院に来て、患者の愛情を確認できるようにする。

長男は、今までと違う患者さんの容姿を見て恐怖心を抱く可能性があります。子どもの反応を両親（患者と父親）と共に確認しながら、3歳の発達段階を意識して働きかけることにしました。

■**目標**　患者と長男が面会でき、互いの様子を見て安心できる。

■**支援方法**

- 何かを覚え、できるたびに認め、長男が大好きな「電車のシール」をプレゼントする。
- 人形を用いて、遊びながら患者の状況を伝える。父親は人形遊びがわからないため、まずはサポートチームが担当する。父親は長男と遊びながら、遊び方を覚えていく。
- 病院に来る前の準備として、父親は絵本を用いて、長男に患者の状態を説明しておく。

父親は絵本を用いて長男に、母親ががんであり、手術をしてのどに管を入れていることを伝えました。翌日長男は患者さんに会う前に、父親と一緒に、臨床心理士からプレパレーション人形を用いた説明を受けました。気管切開がどういうものか、カニューレ周辺に触れてはいけないこと、それ以外はどこに触れてもよいこと、面会や食事などについて、遊びながら学びました。

長男は学んだとおりに、病室に入る前に手を洗い、元気に挨拶をすることができました。患者さんは長男が上手にできたことを一緒に喜び、電車のシールをプレゼントしました。この後は、親子3人で共に昼食をとることもできたため、病棟看護師からも大きなシールをプレゼントしました。

結果　患者さんは、長男が怖がるのではないかと緊張して病室で待っていました。長男はきちんと手を洗って母親の元へ行き、膝の上にちょこんと座って「お母さん」と何度も呼び、甘えました。そんな長男を、患者さんはギュッと抱きしめました。以降、毎日夕方に義母が長男を連れてくるようになり、やがて長男のおねしょもなくなりました。患者さんは自分の治療について、長男に絵本や写真を見せ、人形を用いて状況を伝えるようになりました。

年代別の緩和ケア③

小児期の子ども

小児期の子どもへの緩和ケアは、年齢や本人の成長・発達に合わせ、ご家族や支援者と協力して行います。

子の個別性と発達段階を見極めたケアを

小児とは、医療の分野では0歳から14歳ごろまでの子どもを指します。

緩和ケアを受ける小児期の子どもたちに対する時に考慮すべきなのは、個人差が大きいということです。緩和ケアの対象となる疾患は、ほとんどが小児特有の希少な疾患（先天性疾患、中枢神経疾患など）で、種類も非常に多様です。

成長・発達面からみると、エリクソンの発達段階理論において小児期は「乳児期」から「青年期」前期にあたり、自我の発達や、他者・社会との関係を通して、信頼や自律性、アイデンティティなどを獲得していく時期です。しかし、病気や環境などが要因となり、獲得しづらい能力もあります。

したがって、小児期には、疾患や症状に応じた個別のニーズと、発達段階を踏まえた一人ひとりの成長・発達を見極めたケアが必要になります。例えば病気について説明する際、乳幼児期の子どもには絵本を見せて説明し、青年期に差し掛かった子どもには面談後にインターネットでの情報検索（信頼できるサイトを伝える）をすすめる（合わせて個別ケアの視点からも考える）などというケアになります。

共に支え、成長を見守る

緩和ケアを受ける小児期の子どもたちは、大人と同様に全人的苦痛（P14）を抱えます。しかし病気の影響や発達の段階により上手にコミュニケーションがとれず、その苦痛を表現しきれないことがあります。看護師は、ご家族や支援者とも協力して4側面からのアセスメントを行い、その子どもが抱いている苦痛を知る努力が必要です。具体的には、過去に苦痛という不快な体験をしたその子どもが、その時どういう様子だったかを親と共に丁寧に思い出し、対処していくようにします。

緩和ケアを受ける子どもの支え手は親であることが多いですが、ご家族も緩和ケアの対象であり、子どもの病状の変化に日々苦悩するご家族を支える視点が必要です。

小児期の成長・発達には、ご家族だけではなく、身近にいる人々との関係形成も大切です。学童期（小学生）からは特に、友人、学校の交友関係など、社会とのつながりを世代相応に体験することが重要です。他者との関係を通して自分を見出したり、他者と自分を区別して考えたりできるようになることで、「死」を自分事として受け止め、考えることができるようになります。

看護師は、緩和ケアを受ける子どもたちの全人的苦痛の緩和に努め、親やご家族、支援者たちと共に、子どもたちが「子ども」として成長・発達していくための環境を整えていくことが大切です。

小児期の子どもの「全人的苦痛」

身体的苦痛

疼痛・呼吸困難・嘔気などの身体症状
身体症状が日常生活・QOLに
及ぼす影響

社会的苦痛

病気や治療が家庭・友人関係・
通園や通学・社会参加などに
及ぼす影響

精神的苦痛

病気や治療により生じる
不安・つらさ・怒り・抑うつなど
検査や処置への恐怖

スピリチュアルペイン

死への恐怖
自分の存在意義・罪の意識など

参考文献：日本小児看護学会倫理委員会「子どものエンド オブ ライフケア指針　子どもと家族がよりよく生きることを支えるために」一般社団法人日本小児看護学会、2019年3月

小児期の子どもの発達段階（一部）

段階	年齢	発達の特徴
乳幼児期	0～2歳ごろ	親と愛着形成をし、基本的信頼感を獲得する。対象の永続性を理解する。親との分離や生活パターンの変化がストレスになる。
乳幼児期	2～6歳ごろ	思考は自己中心的、非科学的（まじないを信じるなど）。自立性や言葉が発達し、ごっこ遊びをする。がんなど非感染性の病気を、伝染すると思いがち。
学童期	6～12歳ごろ	抽象思考や因果関係の理解が進む。他者の視点に立てる。学校や仲間との交流を大切に思う。空気を読む。
青年期（前期）	12歳ごろから	認知発達が大人と同等になる。アイデンティティを模索する。インターネットを使用できる（適切な助言は必要）。コントロールできない事態にストレスを感じる。

参考文献：森田達也・清水千佳子・小澤美和編『事例に学ぶ AYA世代のがん サポーティブケア・緩和ケア』診断と治療社、2022年11月、p.245-246

終末期の緩和ケア① 前期

患者さんの全身状態が急速に悪化して衰弱が進む頃には、予後が月単位に迫っていると考えられます。留意点とケアを考えます。

動くのが億劫になり、生活に支障が出始める

「終末期」とは、治療による病気の回復が期待できず、予後が数か月以内に迫っている時期を指します。

がんの患者さんは、亡くなる1~2か月前頃から全身の機能が急速に低下し、日常生活動作（ADL）に手厚い介助を必要とするようになります。食欲不振（P68）や痩せ、倦怠感（P82）、眠気などの症状が次第に増強し、臥床がちになります。体力は急激に低下し、移動や排泄、食事、保清など自分一人ではできないことが増えてきます。趣味などの楽しみごとが億劫になったり、外出をつらく感じたりすることも多くなります。

この時期は体力を温存し、体調を整えるケアを考えていきます。体力維持目的で適宜、輸液やリハビリを取り入れることがあります。

ケアの留意点

患者さんは、動きたくても動けない日が増え、明日は元気に動けるとも限りません。

この時期の患者さんには、しておきたいことや必要な身辺整理は、後悔がないように今のうちにしておくことを勧め、実現を支援します。今後は意識レベルの低下が見込まれるため、各種の事務処理、引継ぎ、相続などの手続きは今のうちに済ませておくよう勧めます。倦怠感や疲労感の緩和にはステロイドが有効（P83）で、イベントの直前に少量使用することもあります。

また、患者さんから今後の過ごし方の希望を聴いた時は必ずチームで共有し、患者さんの意向を中心に調整します。患者さんの衰弱が進むにつれ、物事が次第にご家族主導で進みがちになりますが、これは避けたい事態です。患者さん自身の意向や、患者さんならどう考えて何を選択するかなど、ご家族と共に丁寧に確認しながら決定していく必要があります。患者さんとご家族との意見が異なった時は、看護師が双方の意見や思いを確認し、話し合いを橋渡しすることで、お互いの納得や目的の共有につながることがあります。家族関係への働きかけや調整も大切なケアです。

療養場所についても、再確認しておきます。例えばADLが低下してきた人が今から在宅療養を開始したい場合、介護保険の申請や訪問看護の利用が急務です。「在宅に移行したいがうまくいくか」「病院にはもう戻れないのか」と不安を抱える人もいるため、緩和ケアチームやMSW（医療ソーシャルワーカー）に介入を依頼するとよいでしょう。訪問診療・看護・介護の様子、福祉用具の手続きなどを説明することで、不安の解消や緩和につながることがあります。

終末期の分類

医療者は、終末期を前・中・後期の３段階に分け、余命を月や週の単位で表現することがありますが、患者さんやご家族にはわかりにくい表現で認識にずれが生じやすいため、明確な表現でお伝えします。

段階	余命の単位	意味	患者さんやご家族に対する、医療者の説明の例
前期	月単位	数か月～１か月	「１年ではなくて、2、３か月」「１か月ごとに病状が変わる」
中期	週単位	１か月～１週間	「１か月以内」「数週間でお迎えが来ることもあると思います」
後期	日単位	１週間以内	「この１週間以内」「この何日かでお看取りかもしれません」

Point

予後予測のためのツール

医師は、患者さんの予後（月単位、週単位）予測のために、評価指標の判定の結果を治療に反映させています。これにより患者さんの看取りの時期をある程度絞れ、ケア介入に適切な時期を検討することができることから、看護師にとっても予後予測は非常に有用な情報です。

予後予測のための評価指標はいろいろな種類が開発されており、項目はADLや全身状態の低下の度合い、血液データなどさまざまです。緩和ケアでは、主にがん患者さん向けのPPI（P59）や、PaP[1]、PiPS[2]などを使います。チームケアの方針に関わる情報として、覚えておくとよいでしょう。

倦怠感を一時的に改善しイベントに参加する方法

イベント前パルス療法

来客や外出などのイベントの前に、ステロイドを内服します。活発に過ごしたい時に薬効のピークを合わせられるように、服薬のタイミングを考えて用います。

「お試し入院」

腹水を抜くと身軽になりますが、同時に倦怠感も増強します。患者さんが大事なイベントを控えて、当日できるだけ多く腹水を抜き、かつ体力も温存したい場合、イベント前に入院して試験的に多めに腹水を抜いてみて、体調の変化を確認したうえで当日の排液量を相談することがあります。

コミュニケーションのコツ

橋渡し（P146も参照）

例）自宅療養を希望する患者さん。多忙な娘を気遣い、まだ話を切り出せていません。

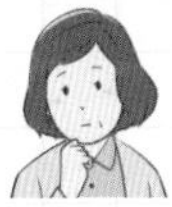

娘とは何から話したらいいのか…

娘さんとお話しさせていただいたら、お母さんのこと心配していましたよ。ご相談して大丈夫だと思いますよ

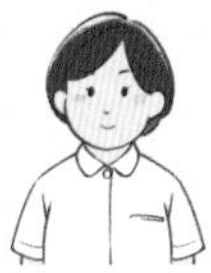

お互いの思いを引き出し、話し合いのきっかけを作ります。

1）Palliative Prognosis Score、2）Prognosis in Palliative care Study predictor models

終末期の緩和ケア②

中期

予後が週単位の頃には、意識レベルやＡＤＬの顕著な低下がみられます。患者さんだけではなくご家族への手厚いケアが必要です。

体力がさらに低下し意識レベルも低下する

予後数週間とされるこの時期は、がんの患者さんの場合、全身の衰弱が進み、ベッド上でウトウトしている時間が長くなります。覚醒時にも物事に集中することが難しくなり、全身の倦怠感や体動に伴う呼吸困難（Ｐ86）が増強します。食欲不振のため、経口摂取量が格段に減少します。輸液は代謝されず水分として体内に貯留し、臓器への負担が増すことから、徐々に減量・中止となることが多いです。栄養状態が悪化し、褥瘡が発生しやすくなります。ＡＤＬは顕著に低下し、自力移動が困難になり、便・尿失禁がみられることもあります。昼夜逆転やせん妄症状（Ｐ１１０）も出現しやすくなります。

終末期のせん妄には、過活動型（活動性や興奮が増す）と低活動型（意識混濁や傾眠がある）があります。原因は身体への侵襲、つまり病気そのものや治療などが複合的に関与すると考えられるため、まずは要因となりうる身体への刺激を可能な限り除去します。薬や処置の見直し、環境調整によって改善するケースがあります。不要な刺激のない入眠環境を整え、転倒・転落事故防止の工夫をします。

大切なことはこの時までに伝える

この時期は全身の機能低下が顕著で、意識レベルもやがて低下します。たとえ余命は週単位であっても、物事を理解・判断できて、ちゃんと話ができる時間はそれより短いのです。もしやり残したこと、例えば大事な手続きや、誰かと話したい、伝えたいことがあれば先延ばしをせず、心残りなく済ませておくように勧めます。

患者さんの生活空間が主にベッド上となるため、周囲の環境も合わせて整えます。ご家族の疲労に配慮し、ケアが密になることで何か困りごとを抱えていないか、細やかにフォローしながら看取りに備えます。

現状の受け入れを支援する

看護師は、ご家族が、患者さんの死が迫っている現状を次第に受け入れられるように働きかけていく必要があります。そのためには処置の時などに「看護師の、今の観察ポイントやアセスメント」「少し先のこと」などを、患者さんやご家族としっかり共有するようにします。

例えば、「この先このような症状が出現したら、一段階病気が進んだ可能性が出てくるので、そのような徴候が出ていないか心配して見守っています」などと話すと、ご家族は今の状態や少し先の見通しを知ることができます。「今みられているこの症状が、この前聞いた、あの状態かな」と質問や納得を繰り返し、積み重ねながら、現状を理解して受け容れていくのです。

Point ご家族にとっての、終末期の輸液の意味

輸液による体液貯留が患者さんに大きな苦痛となるこの時期に、医療者が輸液の減量についてご本人やご家族に相談すると、特にご家族が強く反対することがあります。これはご家族が、衰弱する患者さんに心を痛め「せめて輸液だけでも続けてほしい」と思っているケースが大半です。この場合、ご家族と協力しての保清など、ご家族が「患者さんのために役に立っている」と実感できる機会を増やす関わりをするとよいでしょう。

痛みと眠気のベストバランスは、一人ひとり違う

痛みの強い患者さんは、ベースの痛み止めを使用しながら、突出痛にレスキューを使います。

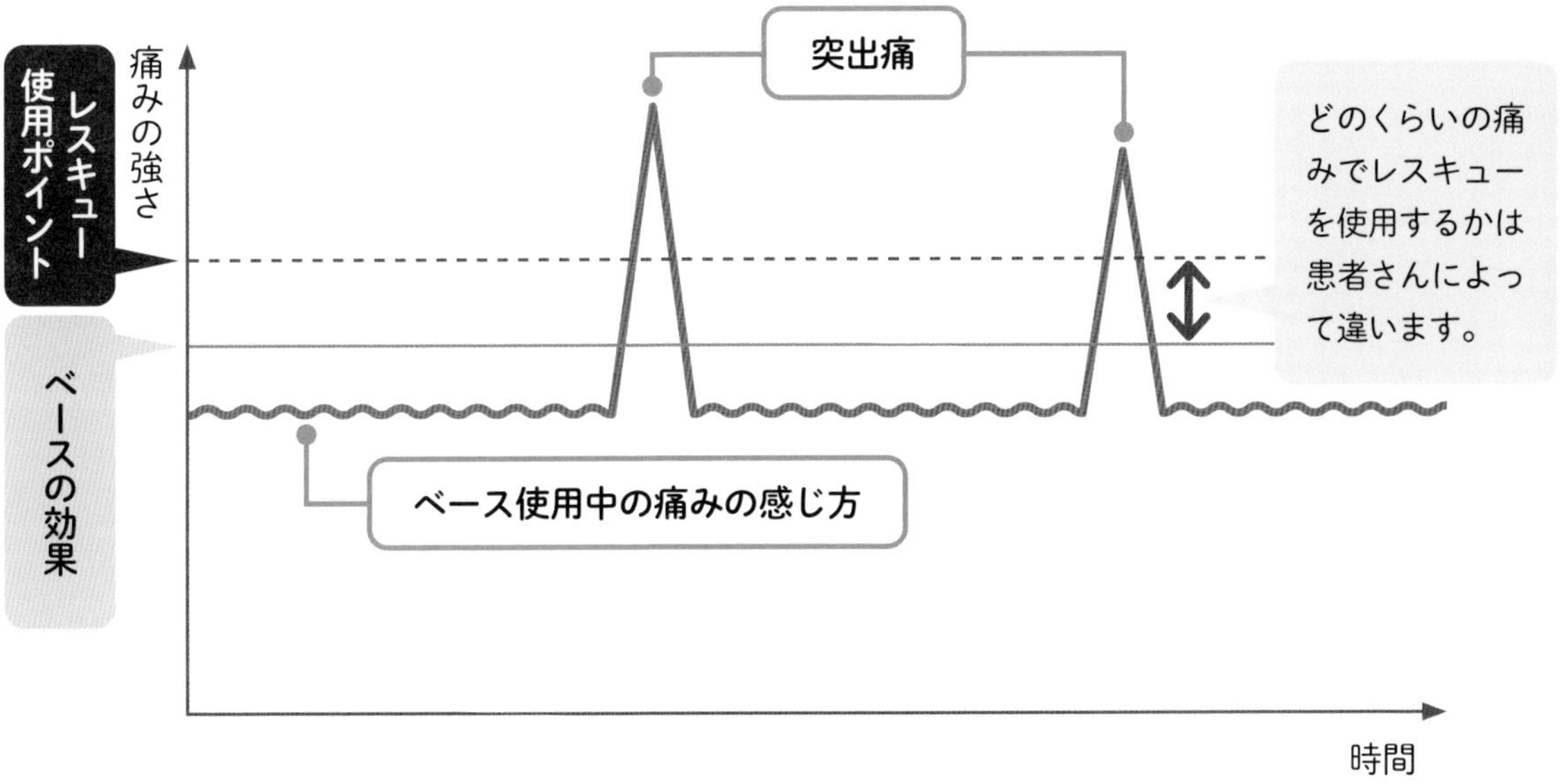

痛みの強さ
レスキュー使用ポイント
ベースの効果
突出痛
ベース使用中の痛みの感じ方
どのくらいの痛みでレスキューを使用するかは患者さんによって違います。
時間

痛み止めの副作用には眠気があり、痛み止めの量が多いとその分強い眠気を生じます。

その人の望む痛み止めのベースの量や、レスキューの頻度などのバランスを尊重します。

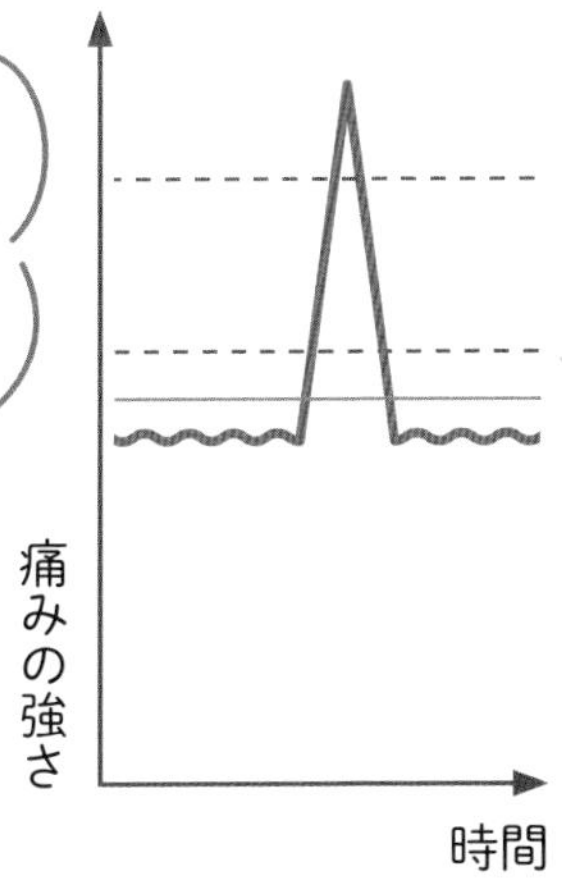

痛みの強さ
時間

「眠気でボーッとするのは困るから、痛みはある程度我慢しながら過ごす」人もいます。

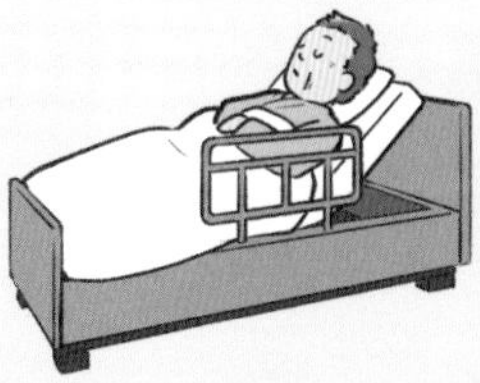

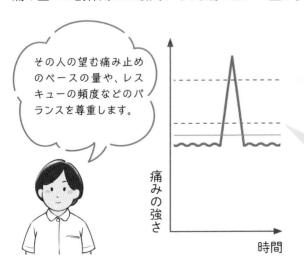

「眠ってしまう時間が多くなってもいいので、なるべく痛くないように過ごしたい」人は、早めにレスキューを使います。

参考文献：森田達也・木澤義之・梅田恵・久原幸編『3ステップ　実践緩和ケア〔第2版〕』青海社、2018年1月、患者・家族用パンフレットp.17-20

終末期の緩和ケア③
後期から看取りまで

患者さんの苦痛を最期まで最大限緩和します。ご家族には患者さんに迫る死を明確に伝え、その看取りを支えます。

その人固有の苦痛を最期の時まで緩和する

予後が数日で、様子が日を追って変化する頃です。意識レベルがさらに低下し、水分の嚥下困難がみられます。経口からの摂取が難しくなることから、必要な薬を厳選して、経口薬は注射や座薬に切り替えます。検温や体位変換などのケアは必要最低限に、苦痛が伴わないように行います。

この時期、強い痛みや呼吸困難、難治性のせん妄など、薬などの治療やケアでは除去できない「治療抵抗性」の苦痛が出現する患者さんに対し、医師が鎮静（P112）による苦痛除去を勧めることがあります。看護師は、患者さんやご家族が鎮静に抱くイメージや理解の内容を、現状の受け止め方とも合わせてよく確認します。鎮静開始後もご家族のさまざまな思いを傾聴し、支え続けます。

患者さんとご家族の看取りの時を支えるケア

晩期死亡前徴候（左頁）が出現したら、ご家族に「死が迫っている」ことをはっきりと伝え、看取りのための心の準備をしてもらいます。最後に会ってほしい人への連絡など、実務的な準備も始めてもらいます。モニターやベッド柵を片付け、来訪者の椅子を用意して室内を整え、集まる人々でゆっくり時間を過ごしてほしいと伝えます。

ただ、ご家族が不安を抱え医療者と話をしたいということもあるため、時々訪室し、そばにいて話をすることが有効な場合もあります。「放っておかれている」という「見捨てられ感」につながらないように注意します。看護師は患者さんへのケアの際、今の観察ポイントやアセスメントの内容について、丁寧にご家族に説明します。呼吸やチアノーゼなどの徴候を一緒に確認し、患者さんに触れながら状態の変化を共有し、時間を共に過ごすことは、ご家族の心を支えることになります。

死を迎える患者さんとご家族を支えるケア

看取りでは、患者さんやご家族の思いを尊重します。死亡確認のための訪室のタイミングは、あらかじめご家族とスタッフで話し合い、共有しておきます。ご家族がお別れの後スタッフを呼ぶ、モニターを見て訪室するなどの方法があります。

医師による死亡確認後は、患者さんとご家族を丁重に、心からねぎらいます。エンゼルケアはできればご家族と共に行います（P182も参照）。メイクはご家族と相談しながらご生前の面影を残し、患者さんを大切に思っていたご親戚やご友人などが「いいお顔だなあ。頑張ったなあ」と偲べるように、丁寧に施します。

主な「晩期死亡前徴候」

死亡3日前から出現する症状をいいます。

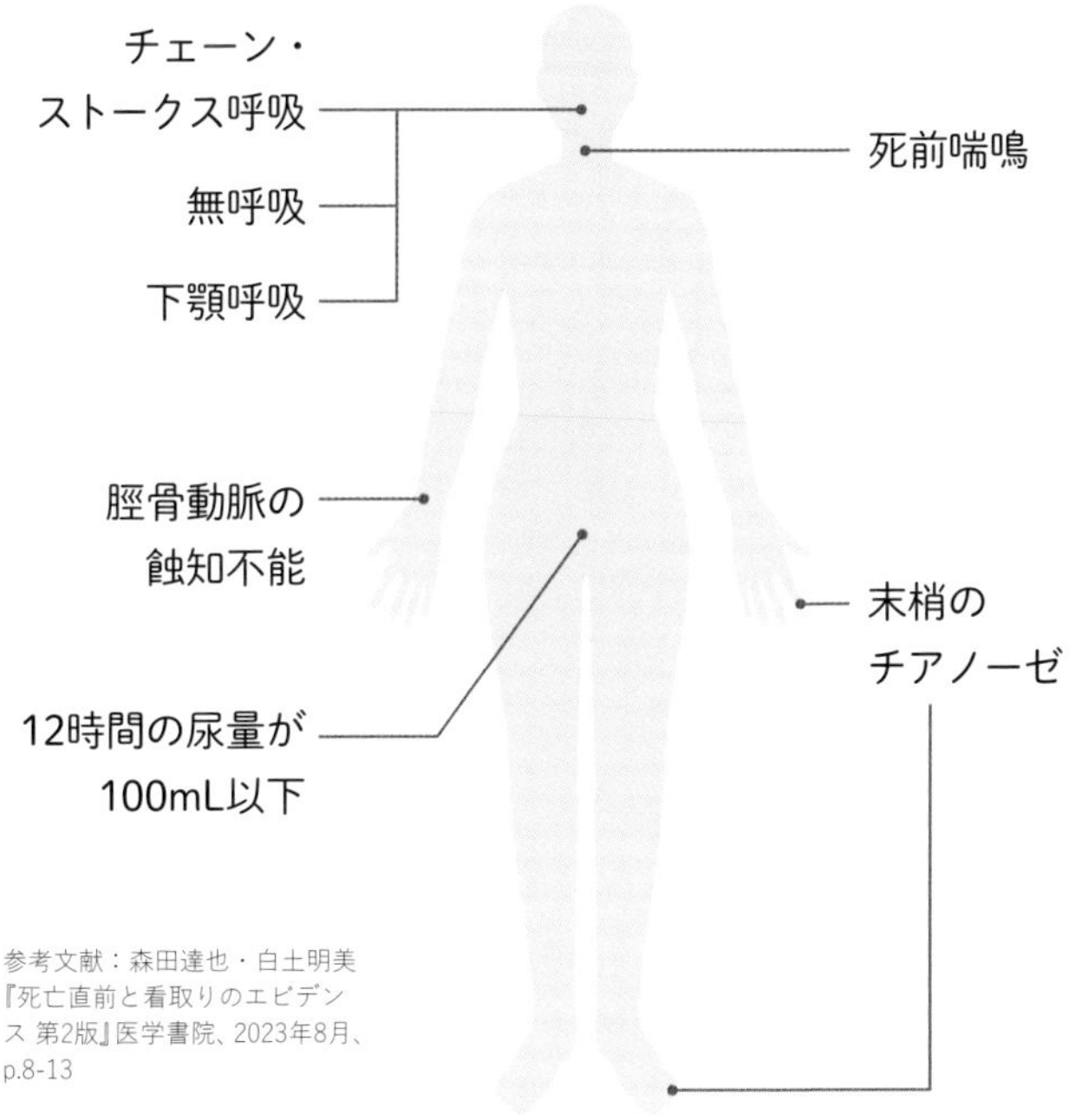
チェーン・ストークス呼吸
無呼吸
下顎呼吸
死前喘鳴
脛骨動脈の蝕知不能
末梢のチアノーゼ
12時間の尿量が100mL以下

参考文献：森田達也・白土明美『死亡直前と看取りのエビデンス 第2版』医学書院、2023年8月、p.8-13

覚えておこう

□看取りのパンフレットの例「これからの過ごし方について」[1]

終末期の患者さんがたどる経過やみられる徴候について説明する内容です。患者さんが「今どういう状態なのか」「苦しそうだが大丈夫か」と心配するご家族や、これまでの経過を知らない面会者（親戚など）の理解を助けることがあります。あらかじめ渡しておき、状況を説明する際に補助的に使うとよいでしょう。

Point 療養場所 それぞれの看取りの形（例）

- **一般病棟** 相部屋はカーテンを閉め、モニター類はナースステーションで確認します。
- **緩和ケア病棟** ご家族そろっての最期の時間を大切にします。看取りに間に合わなかったご家族の到着を待って、死亡確認になることもあります。
- **各種施設** 看取りの時に誰かがそばにいられるように、事前にご家族や介護職と連絡や対応について打ち合わせます。
- **自宅など** ご家族が中心となって看取ります。呼吸停止前後に、ご家族から医師や訪問看護師に連絡があり、死亡確認となります。

エンゼルメイクのポイント

血色のよい、柔らかい顔に仕上げる

クレンジングオイルで顔の凝りをほぐすように表情筋マッサージを行い、微温湯でホットパック後、メイクを施します。男性にも肌色に合うファンデーションを使います。

同時に、気持ちの表出も働きかける

ご遺族に「お母さんらしいメイクってどんな感じですか？」と尋ねると、「母は…」と思い出話をきっかけに、悲嘆を表出することができます（グリーフケア〈P182〉）。

1)「これからの過ごし方について」森田達也・木澤義之・梅田恵・久原幸編『3ステップ　実践緩和ケア〔第2版〕』青海社、2018年1月

終末期の緩和ケア④ ご家族へのケア

看取り期のご家族に対しては、感情の表出を助け、ありのままを受け止め、支え続けるケアが必要です。

悲しみと疲労のピークにある ご家族を支える

終末期から看取り期における患者さんのご家族は、患者さんの介護で疲労困憊しながらも、患者さんの安楽に日々心を砕いています。一方で、間近に迫った患者さんの死をひしひしと感じ、つらく悲しい気持ちを抱え続けています。

ご家族は、患者さんと同様に支えられるべき緩和ケアの対象です。看取り期のご家族に対して、看護師はどのようなケアを行えばよいでしょうか。

感情の表出を助けるケア

看取り期においては、ご家族の感情の表出を助けるケアが重要になります。そのためには、ご家族が予期悲嘆を発し、心配なことを心置きなく話せる関係性を、この時期までに看護師やチームとの間で構築できていることが大きな強みになります。

ご家族にとっては、苦悩が募るこの時期に、信頼できる看護師がいる、つらい面談の場に一緒にいてくれるという安心感が大きな心の支えになります。看護師は看取り期の支援を見据えて、早期から（患者さんや）ご家族との信頼関係の構築に努めておく必要があります。

感情の表出を促すコミュニケーション技法の一つに、NURSE（左頁）があり、参考にできます。

また、落ち着いて話ができるパーソナルな空間として、個室などの環境を準備しておくとよいでしょう。

ご家族が、患者さんの死を受け入れられない時

看取りの時期になっても、患者さんに迫っている死がどうしても受け入れられないご家族がいます。こうした時、看護師はまず「受け入れられないご家族」をありのままに受け入れ、支えることが大切です。

このとき、できるケアが5つあります。

①ご家族の身体をいたわり、「眠れていますか」「お食事はとれていますか」など心配していることを伝える。

②「今、ご家族が患者さんのためにできること」を共に考え、早急な実現を支援する。（例えば手を握る、そばにいるなど。日常の中ですぐにできることで十分）

③ご家族が患者さんから一時的に離れ、質問する機会を作る。（例えば別室へ誘導する、廊下や室外で声をかけるなど）

④ご家族が気持ちを表出する機会を作り、傾聴する。

⑤患者さんの尊厳を守り、存在を尊重して、丁寧に接する。

「患者さんのご家族」ではなく、「（患者さんのご家族の）○○さん」その人へのケアを考え、支え続けることが大切です。

「NURSE」各要素とアプローチの例

「NURSE」とは、患者さんが抱くさまざまな感情を、面接の場で引き出すためのコミュニケーション技法です。看護師が日常のコミュニケーションで使うことには不向きですが、例えば患者さんやご家族とのコミュニケーションを振り返る際に参考にするとよいでしょう。

Naming 命名

相手が表現した感情に、名前をつけて伝える
（相手の感情を正しく、もっと深く知るため）

「とても悲しい気持ちになってしまったのですね」
「これからのことが心配なのですね」

Understanding 理解

相手が表現した感情は妥当で、理解できるものだと伝える

「そう感じるのも当然だと思います」
「おっしゃるとおりですね。
私があなたでも、きっとそう思うでしょう」

Respecting 承認

相手の感情や行動を、尊敬をもって認めていることを伝える

「ご家族のために、毎日よく頑張ってこられましたね」
「その習慣を、とても大事にしておられるのですね。
すばらしいことですね」

Supporting 支援

相手を支援したいことを伝える

「みんなで一緒に考えていきましょう」
「あなたの希望がかなうよう、できる限りの方法で支援します」

Exploring 探索

相手が表現した感情のうち、いくつかを選び、
関心をもって質問して掘り下げる

「いま、いちばん困っていることを教えてください」
「それで安心したのですね。その時のことを
もう少しお話ししてくれませんか」

約20年前、外国の論文をもとに、国立がん研センター東病院看護部が実践し、外部への研修を経て全国へ広まる

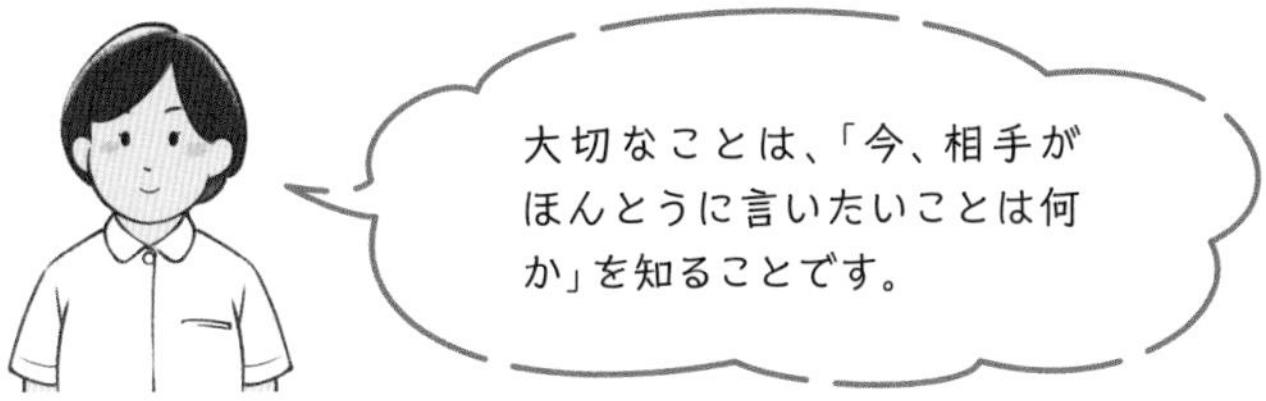
大切なことは、「今、相手がほんとうに言いたいことは何か」を知ることです。

ご家族に感情の表出を促し、支えるケア

事例紹介

　患者さんは40代女性。ご家族は夫と娘（高校生）で、緩和ケア病棟に入院して２か月です。
　昨日、「予後は数日」であることが夫に伝えられました。夫は「娘が、母親の話を避けています。母親がもう長くないことをどう思っているのか心配ですが、私ももうなんと言ったらいいのかわからなくて……ひとまず明日連れてくるつもりです」と、受け持ちの看護師に話しました。看護師は夫と話し合って、明日娘と話をしてみることにしました。

　10分ほど前、夫が娘と共に来院し、２人で病室に入っていきました。娘を心配した看護師が訪室しようとすると、❶娘は硬い表情で病室の外に立っており、看護師が声をかけると「お母さん起きなかった。すぐに出てきた…」と答えます。

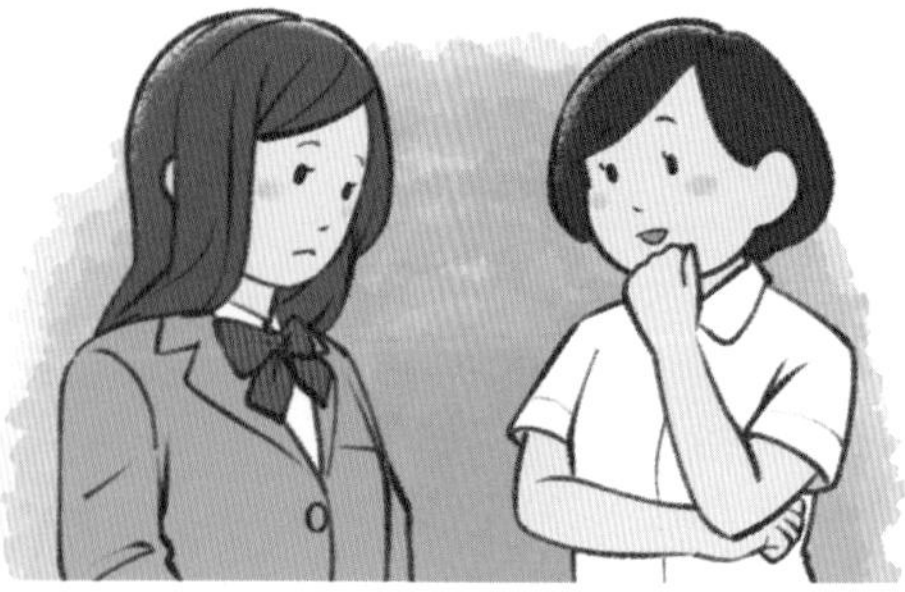

　看護師は娘に、❷「お部屋に入れなかったら、別室で休めるようにしましょうか」と声をかけ、❸畳の部屋の個室に案内します。

❶ 患者さんのそばにいるのが怖くて、部屋を出てきたんだなと感じました。
母親の具合が悪いというのは、すぐわかっただろう。ただ、「数日中に母親が亡くなる」ということまで、わかっているだろうか。お別れできなかったことを後悔しないように、今、母親の死にちゃんと向き合ってもらわなければならないとアセスメントします。

❷ ご家族が「怖くてそばに行けない」場合、まずは患者さんからいったん離れてもらいます。そして離れた場所で、できる限りその人の「そこにいられないほど怖い」気持ちに寄り添います。

❸ ちょっとリラックスできた方がいいかなと思って、畳の部屋を用意しました。

どのように話を切り出すか　アプローチの例

- これを伝えるのは私も本当につらいし、あなたがどんなにつらいかということを私も感じています
- でも後で振り返った時に、あなたがきっと後悔するんじゃないかとも思って、心配しています
- これから、お母さんに会いに行く・行かない、どんな選択をしてもいいけれど、あなたに後悔だけはしてほしくないから、今の事実を伝えますね
- 聞きたくないかもしれないけれども、今とても怖いかもしれないけれども、あなたが後悔しないように言いますね

受け持ち看護師のコメント

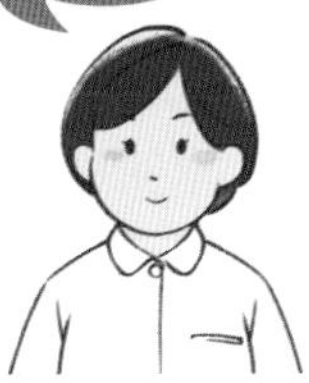

高校生の娘さんの悲嘆のプロセスを支える関わりの場面です。

予後数日となったこの時点で、ご家族には予後を明確に伝えます。ここでご家族が「現状に向き合って受け止め、きちんと悲しむ」プロセスをふまないと、患者さんと共に残された時間をどう過ごしていくか考えることができません。看護師はご家族が抱えている心身の苦痛や苦悩をいたわりながら、感情の表出を促し、支えていくことが大切です。

看護師は娘に、お母さんはどんなふうに娘さんを心配していたか、娘さんのことを思っていたか、と患者さんの気持ちを伝えます。そして、「もしかしたらお母さんは、今夜とか明日にお別れが来るかもしれません」と話します。

❹看護師の言葉を聞いて、娘は硬い表情のまま黙りこみ、その姿勢のまま動きません。

❺娘が体育座りになると、看護師もそばに座り、しばらく一緒にいます。

すると、❻娘が声を上げて泣き始めます。看護師は彼女の背中をさすりながら付き添います。

その後❼娘を気にしてやってきた父親と入れ替わり、畳の部屋をいったん退室します。

ちょっと落ち着いたかと思う頃、娘が泣き疲れた頃に様子をみに行きます。

「よく頑張って話を聞いてくれましたね」「一緒にお母さんの所に行ってみますか」と声をかけます。

❽娘は「まだ怖い」と言うので、「じゃあ行けるタイミングになったら一緒に行きましょう」と声をかけて退室します。

❹ 娘が黙り込んでしまい、二人きりでいると、看護師も落ち着かない気持ちになります。しかしここは、娘のそばにいて「支える」ことが大切です。

❺ 相手の言動を模倣することで、相手が安心感や一体感を感じやすくなります。

❻ 泣いてしまった、どうしようと思うのではなく、泣くことができたな。やっと自分の感情を出せたんだなと評価します。自分の感情を表出できるということは、現状を受け入れ、適応していくための第一歩です。娘にとって必要なプロセスですので、責任をもってそばで支えます。

❼ ここでは、娘がもっとリラックスして、気持ちを話せる人といたほうがいいだろうと思ったので、父親と交替しました。

❽ この場合、娘の言葉は「まだ怖い（けれども、覚悟ができたら母親に会いに行く）」ですので、彼女が母親のそばに行くまでは責任をもって付き添います。

グリーフケア

看取りの直後、医療の場で看護師ができるグリーフケアがあります。それはどのようなケアでしょうか。

ご遺族の心を支え続けるケア

グリーフケアは悲嘆へのケアであり、ビリーブメントケアともいいます。

悲嘆とは、人や物の喪失体験による心身の反応です。患者さんというご家族を亡くしたご遺族は、非常に大きな喪失体験をしたことになります。ご遺族は今後の生活の中で、患者さんが亡くなった後のさまざまな変化に適応していかなければなりません。

患者さんが亡くなった後は、医療の場にいる看護師がご遺族の支援を継続することは難しくなります。グリーフケアの視点からは、今後のご家族の心の支えともなる看取りのケアは大変重要といえます。

ご遺族のために看護師ができる看取りのケアとは何でしょうか。

●エンゼルケアを可能な限り丁寧に行う

看取りの場面は、ご遺族の心に深く残ります。看護師は、ご家族と共に患者さんの身体に触れたり、メイクを行ったりする時は、可能な限り丁寧に行うことが大切です。

●ご家族の悲嘆が表出できるように、発病からの患者さんとの思い出を話し合う

発病してから今日まで患者さんとすごしてきた時間、ご家族が患者さんにしてあげられたことなどを思い出せるような言葉をかけます（「奥様がお顔をあおいであげた時、気持ちよさそうにされてましたね」など）。患者さんの死を受け入れられないまま看取りに立ち会わざるを得なかったご家族に対しては、特に念入りにこのプロセスに時間をかけます。

こうした時間を通して、ご家族が「本人はよく頑張った。私たち家族も頑張ったよね」「亡くなって悲しくて仕方がないが、みんなで見送ろう」という気持ちに少しでもなれることを目指します。

●チームで対応方法を決めておく

エンゼルケアはご遺族にとって大切な時間であり、緩和ケアの一部です。チームで時間や人員の調整、夜勤での対応などを具体的に決めておくとよいと思います。

●今後支援が必要になった時、すぐにつながれる用意をしておく

患者さんが亡くなった後、ご家族が強い悲嘆の反応を示す場合があります。うつや不眠、仕事が手につかないなど、医療やケアを必要とする症状がみられます。そのような時のために、地域で利用できる資源（自治体の相談窓口や、カウンセリング対応の医療機関、遺族会や地域のサロンなど）の情報をまとめたパンフレットを用意し、退院時に渡せるとよいでしょう。

ご遺族は深い悲しみを抱いて日常生活に戻っていきます。心身共に多忙で疲労が募っていく日々、ふとこの情報を思い出し、アクセスするかもしれません。支援が必要な時にすぐにつながれるように準備しておくことも、グリーフケアの一環といえます。

Q 看護師は泣いてもいい？

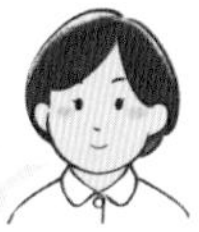

いいと思っています。ただし、相手への共感があってこそです

よく「患者さんと一緒に泣いてもいいですか？」と質問されます。私は、泣いてもいいと思っています。患者さんやご家族の前で看護師が泣くのは、何も悪いことじゃないと思います。

例えば、お話をしているうちに患者さんが泣いて自分ももらい泣きするとか、自然に涙がこぼれたりすることがあります。そこで看護師が「"そのとき、○○さん（患者さん）がどれだけつらかったんだろうな"と想像したら、私もなんだか一緒に泣きたくなってしまったんですよね」と、そのときの自分の気持ちを伝えられると、患者さんは「私は、それほど大事に思われているんだな」「本当に心配してもらってるんだな」と、プラスのメッセージとして受けとってくれるのではないかと思うのです。

ただ、ご家族の気持ちを考えずに泣くとか、泣くことで自分の気持ちを相手に押し付けてしまうとか、そういった自分勝手な泣き方はよくないですね。共感がポイントだと思います。患者さんのお話に感情移入したからこそ、またご家族への共感があってこそ、一緒に泣くことがあってもいいんじゃないかな、と私は思っています。

（佐久間）

Q 死別体験があってつらいスタッフにどう対応しますか？

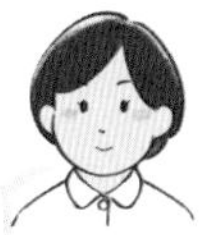

スタッフ同士、お互いの体験や思いを尊重する空気があるといいですね

自分の家族などとの死別体験がある人は、仕事の中でフラッシュバックを経験していたり、患者さんを何度も看取っているうちに、いつしか心がすり減って疲れてしまったり、本当は悲しくて悲しくてしょうがないのに、一つ一つのつらい気持ちが消化できずにいて、ある日一気に落ち込んでしまったりということがあります。

そういうスタッフをどうフォローしていけばよいかというのは、緩和ケア界の大きな問題でもあると思っています。

有効だといわれているのが「デスケースカンファレンス」です。亡くなった人やケアのことをみんなで思い出して、お互いにつらい気持ちを共有する目的で行われます。ただ、実際の業務の中で時間を作るとなると、スタッフへの負担も大きくなってしまい、難しいこともあるかと思います。

私が日頃から思っているのは、「あの人を看取るのがつらい」「もうじき看取りかな、と考えると悲しくなる」という気持ちを、ふだんからスタッフ同士で分かち合う雰囲気があればいいな、ということです。「そう思うのも当然よね」とお互い言い合える文化があり、気持ちを発散できる機会があり、「つらい気持ちがあってもいい」という空気があれば、自分のつらさを話すことで楽になれる人、話さない人、誰にとってもいいのではないかと思っています。

（佐久間）

おわりに

30年前に新人看護師として働き始めた私自身に、今一つだけアドバイスできるとしたら、「新人の時に習う基礎技術を確実に身に付けることが大事だから、人より多少時間がかかってもしっかり習得してね。早いけど適当にこなせる看護師より、正確に、確実にできる看護師が患者さんとその様子を見ているご家族を安心させ、信頼関係を築く大きな武器になるのだから」と力説したいです。

看護師7年目で外科病棟からホスピスに異動になった時、「緩和ケアという特別な看護をしなくては……」と気負っていたけれど、私が身に付けるべきことは特別なことではないと、すぐに気付かされました。きっかけは、痛みがある患者さんを車いすに移動するとき、「○○さんにやって欲しい。あの看護師さんにやってもらうと痛くないし安心。ほかの人だと痛くなるから怖い」という患者さんの言葉でした。

患者さんを支える看護師の重心が基本に忠実であるかどうかで、患者さんにかかる負担が大きく変わるということは、新人の時に教えてもらっていましたが、外科病棟で勤務していた時には心身共にゆとりのある患者さんたちが看護師に協力して動いてくれていたために、自身の未熟な技術に気付くことができませんでした。いつの間にか基本を忘れ、自己流のトランスファー技術となっていたのです。身体の向きを変える、車いすへの移動、清拭などは患者さんにとって日々何度となく体験する看護ケアです。

例えば小さなことですが、看護師が手のひらを広げ、指先の点ではなく、手のひらの面を使って患者さんの身体を支えるだけで、骨に転移があり、呼吸が苦しく余裕がない患者さんたちは、安心して身体をゆだねることができ、痛みや呼吸困難を増強させることなく、過ごすことにつながります。

それは洗髪や清拭なども例外ではなく、正確な基本技術を身に付けて実践することで、患者さんは安楽で心地がよいと感じるのです。一つ一つの技術を丁寧に提供しようとすると、当たり前ですが常に患者さんのことを大切に考え、安楽に過ごせるように心を尽くす精神がないとできません。このような姿勢が患者さんや家族に伝わり、強い信頼関係を築く機会となるのです。

患者さんやご家族の苦痛を緩和するために、ゆっくり話を聴いて共感的な姿勢を見せて……スピリチュアルケアを実施して……と頭でっかちに理屈ばかり考え、気負っていた自分が本当に恥ずかしかったです。7年目にして改めて曖昧だった技術を基礎から振り返ることになりました。

「私は緩和ケアを学びたくてこの病院に来たのに、なかなか教えてもらえない」という新人看護師の言葉を耳にしたことがあります。薬剤やスピリチュアルペインなどの知識を身に付け、実践している先輩看護師に憧れる気持ちはわかります。でもその前に、患者さんのために洗練された看護技術を提供し続ける、患者さんやご家族の困ったことやつらい思いを丁寧に聴き取るといった当たり前の看護が緩和ケアの基礎であることを、この本を読む皆様に気付いていただけたらと思います。

聖隷三方原病院　佐久間由美

索引

参考文献

- 天保英明・仙道由香・谷裕一郎・山口聖子・井関雅子・新井平伊「緩和ケア医療における「否認」の問題：3症例を通して」：心身医学 2006:46（2）:153-159
- 公益財団法人 日本ホスピス・緩和ケア研究振興財団ホームページ ホスピス緩和ケア看護職教育カリキュラム　module13. 心理的ケア 1-（2）　https://www.hospat.org/practice_m13.html
- 木澤義之・志真泰夫・高宮有介・恒藤暁・宮下光令編：ホスピス緩和ケア白書2023 アドバンス・ケア・プランニング（ACP）の概念と実践への取り組み、青海社、2023年4月
- 厚生労働省「人生の最終段階における医療・ケアの決定プロセスに関するガイドライン」（平成30年3月改訂）　https://www.mhlw.go.jp/file/04-Houdouhappyou-10802000-Iseikyoku-Shidouka/0000197701.pdf
- 厚生労働省「認知症の人の日常生活・社会生活における意思決定支援ガイドライン」（平成30年6月）　https://www.mhlw.go.jp/file/06-Seisakujouhou-12300000-Roukenkyoku/0000212396.pdf
- 厚生労働省「身寄りがない人の入院及び医療に係る意思決定が困難な人への支援に関するガイドライン」（2019年5月）　https://www.mhlw.go.jp/content/000516181.pdf
- 厚生労働省「障害福祉サービス等の提供に係る意思決定支援ガイドライン」（平成29年3月）　https://www.mhlw.go.jp/file/06-Seisakujouhou-12200000-Shakaiengokyokushougaihokenfukushibu/0000159854.pdf
- 厚生労働省 社会・援護局 地域福祉課 成年後見制度利用促進室「検討テーマに係る関係資料（意思決定支援ガイドライン）」（令和3年6月2日）
- 厚生労働省「成年後見制度の現状」（令和5年5月）
- 厚生労働省健康局 がん・疾病対策課（2019）「緩和ケアの提供体制（拠点病院と地域の緩和ケア）」（第２回がんとの共生のあり方に関する検討会資料、令和元年7月）
- 特定非営利活動法人 日本緩和医療学会 専門的・横断的緩和ケア推進委員会（2013）「緩和ケアチーム活動の手引き」2013年6月
- 聖隷三方原病院ホームページ　緩和支持治療科　チーム医療　https://www.seirei.or.jp/mikatahara/section/palliative-support_2023/index.html
- 森田達也・野末よし子・井村千鶴「地域緩和ケアにおける「顔の見える関係」とは何か？」：Palliative Care Research 2012:7（1）：323-333
- 聖隷三方原病院ホームページ　症状緩和ガイド　森田達也（2013）「質問紙を使った 緩和ケアのスクリーニング 10年間の経験」　https://www.seirei.or.jp/mikatahara/doc_kanwa/contents7/upimg/20140818160139133359.pdf
- 佐久間由美（2016）「苦痛スクリーニングの運用の実際と課題」

3章

- 森田達也・木澤義之・梅田恵・久原幸編：３ステップ 実践緩和ケア 第２版、青海社、2018年1月
- 厚生労働省医薬・生活衛生局 監視指導・麻薬対策課「医療用麻薬適正使用ガイダンス～がん疼痛及び慢性疼痛治療における医療用麻薬の使用と管理のガイダンス～」（平成29年4月）
- 大屋清文・岡本宗一郎・石上雄一郎・柏木秀行著：死亡直前期の患者を診る：森田達也監修、柏木秀行編集、"ようこそ緩和ケアの森"シリーズ、南江堂、2023年7月
- 聖隷三方原病院「よくわかる抗がん剤の副作用対策パンフレット」
- 橋本法修・結束貴臣・島崎哲平・柏木秀行著：がん・非がん患者の消化器症状を診る：森田達也監修、柏木秀行編集、"ようこそ緩和ケアの森"シリーズ、南江堂、2023年7月
- 森直治「悪液質（カヘキシア）―炎症を伴う疾患関連性低栄養―」：現代医学　2020:67（2）:74-79
- がん情報サービスサイト　だるさ・倦怠感　もっと詳しく～がんの治療を始める人に、始めた人に～　https://ganjoho.jp/public/support/condition/fatigue/ld01.html
- 官澤洋平・松田能宣・吉松由貴著：がん・非がん患者の呼吸器症状を診る：森田達也監修、柏木秀行編集、"ようこそ緩和ケアの森"シリー

全体

- 林章敏監修：ナースのための基礎BOOK これならわかる！はじめての緩和ケア、ナツメ社、2020年4月
- 森田達也・白土明美：エビデンスからわかる 患者と家族に届く緩和ケア、医学書院、2021年7月
- 森田達也・木澤義之監修、西智弘・松本禎久・森雅紀・山口崇編：緩和ケアレジデントマニュアル 第2版、医学書院、2022年5月
- 林ゑり子編著：緩和ケア はじめの一歩、照林社、2022年3月
- 林ゑり子編著：患者さんと家族を支える End of Lifeケア、照林社、2023年7月
- 森田達也監修、柏木秀行編集、大武陽一・山口健也・平山貴敏：ようこそ緩和ケアの森"シリーズ「患者・家族とのコミュニケーション」"、南江堂、2023年7月
- 森田達也著：緩和ケア・コミュニケーションのエビデンス ああいうとこういうはなぜ違うのか？、医学書院、2022年5月
- 森田達也著：緩和ケアで鍵となる研究 ―先を見通す背景読みスキル― 、青海社、2020年8月
- 森田達也・田代志門著：臨床現場のもやもやを解きほぐす 緩和ケア×生命倫理×社会学、医学書院、2023年6月
- がん看護27（4）、2022
- がん看護28（3）、2023
- がん看護28（4）、2023
- 緩和ケア33（2）、2023
- 緩和ケア33（6）、2023

1章

- 厚生労働省ホームページ　がん対策情報　緩和ケア　https://www.mhlw.go.jp/stf/seisakunitsuite/bunya/kenkou_iryou/kenkou/gan/gan_kanwa.html
- 厚生労働省ホームページ　がん対策情報　がん対策推進基本計画　https://www.mhlw.go.jp/stf/seisakunitsuite/bunya/0000183313.html
- がん情報サービス　緩和ケア　https://ganjoho.jp/public/dia_tre/treatment/relaxation/index.html
- 特定非営利活動法人 日本緩和医療学会ホームページ　https://www.jspm.ne.jp/index.html
- 日本看護科学学会看護学学術用語検討委員会（第9・10期）『看護学を構成する重要な用語集』（https://www.jans.or.jp/uploads/files/committee/2011_yougo.pdf）、平成23年6月
- 安達勇「がん緩和医療学の歴史的背景と現状」Skin Cancer 2006:21（3）：252-260
- 厚生労働省健康局がん・疾病対策課（2016）「緩和ケアに関するこれまでの議論について」（第１回がん等における緩和ケアの更なる推進に関する検討会〈平成28年5月30日（月）〉資料3）
- 田村恵子編『緩和ケア教育テキスト―がんと診断された時からの緩和ケアの推進』メディカ出版、2017年11月
- 厚生労働省「人口動態調査」人口動態統計 確定数 死亡（2024.1.4最終閲覧）
- 厚生労働省ホームページ　がん対策情報　がん対策推進基本計画（https://www.mhlw.go.jp/stf/seisakunitsuite/bunya/0000183313.html）「がん対策推進基本計画」（令和5年3月）（2024.1.4最終閲覧）
- 公益財団法人 生命保険文化センター（https://www.jili.or.jp）「がん保険」「先進医療とは？　どれくらい費用がかかる？」（2024.1.4最終閲覧）
- 一般財団法人 生命保険協会（令和2年4月）「人生100年時代における生命保険業界の役割について」
- 国立研究開発法人 国立がん研究センター がん対策情報センター編（2019年4月）『がんと仕事のQ&A 第3版』

2章

- 公益財団法人 日本看護協会ホームページ　患者・家族との信頼関係と倫理　https://www.nurse.or.jp/nursing/rinri/text/basic/problem/shinraikankei.html

- 厚生労働省健康局がん・疾病対策課（2022）「第４期がん対策推進基本計画に対する「がんの緩和ケアに係る部会」からの提案について」「第４期がん対策推進基本計画に対する「がんとの共生のあり方に関する検討会」からの提案について」（第７回 がんとの共生のあり方に関する検討会資料、令和4年10月11日）
- 厚生労働省「【テーマ６】人生の最終段階における医療・介護」社会保障審議会 介護給付費分科会（第217回）資料、令和5年5月24日
- 森田達也・井村千鶴・野末よし子・鈴木聡・渋谷美恵・木下寛也・原田久美子・白髭豊・平山美香・江口研二「地域緩和ケアプログラムに参加した医療福祉従事者が地域連携のために同職種・他職種に勧めること」Palliative Care Research 2012:7（1）：163-171
- 染野貴寛（2019）「医療機関における身寄りがない人への支援 ～ＭＳＷの取組～」（厚生労働省 市町村職員セミナー資料、令和元年7月17日（水））
- 厚生労働省 健康局長通知「医療ソーシャルワーカー業務指針」（平成 14 年 11 月 29 日健康発第 1129001 号）
- 田村里子「緩和ケアチームにおけるMSWの配置について」（厚生労働省資料、2023,3,4）
- 公益財団法人 日本訪問看護財団監修、平原佐斗司・本田彰子編：Q&Aと事例でわかる訪問看護　緩和ケアと看取りの訪問看護、中央法規出版、2021年9月
- 永田智子・宇都宮宏子・角田直枝・坂井志麻・村田昌子・吉田千文・戸村ひかり・山本なつ紀「病院看護管理者のための看看連携体制の構築に向けた手引き　─地域包括ケアを実現するために─」（厚生労働省平成 29 年度厚生労働行政推進調査事業費補助金（地域医療基盤開発推進研究事業）地域包括ケアを支える看看連携を円滑にする体制の構築に関する研究、2019年3月）
- 厚生労働省「【テーマ１】看取り」（中央社会保険医療協議会　医療と介護の連携に関する意見交換（第１回）資料、平成29年3月22日（水））
- 厚生労働省 老健局老人保健課「在宅医療・介護連携推進事業の手引き Ver.3　＜市町村の事業推進のために＞＜都道府県の市町村支援のために＞」令和2年9月
- 厚生労働省社会保障審議会 介護給付費分科会（第217回）資料、令和5年5月24日
- 厚生労働省老健局「看護小規模多機能型居宅介護」（社会保障審議会 介護給付費分科会（第218回）資料、令和5年6月28日）
- 厚生労働省老健局「看護小規模多機能型居宅介護（改定の方向性）」（社会保障審議会 介護給付費分科会（第228回）資料、令和5年10月23日）
- 厚生労働省ホームページ　介護支援専門員（概要）　https://www.mhlw.go.jp/file/06-Seisakujouhou-12300000-Roukenkyoku/0000114687.pdf

6章

- 森田達也・木澤義之・梅田恵・久原幸編：３ステップ 実践緩和ケア 第２版、青海社、2018年1月
- 森田達也・白土明美：死亡直前と看取りのエビデンス 第2版、医学書院、2023年8月
- 大屋清文・岡本宗一郎・石上雄一郎・柏木秀行著：死亡直前期の患者を診る：森田達也監修、柏木秀行編集、“ようこそ緩和ケアの森“シリーズ、南江堂、2023年7月
- 特定非営利活動法人 日本緩和医療学会「緩和ケアチームの手引き」小児関連追記記載のための改訂ワーキンググループ編（2021）「緩和ケアチームの活動の手引き（追補版）　～成人患者を主に診察している緩和ケアチームが小児患者に関わるためのハンドブック～」
- 「子どものエンド オブ ライフケア指針　子どもと家族がよりよく生きることを支えるために」一般社団法人 日本小児看護学会、2019年3月
- 森田達也・清水千佳子・小澤美和編：事例に学ぶ AYA世代のがん サポーティブケア・緩和ケア、診断と治療社、2022年11月

ズ、南江堂、2023年7月

- 森田達也・白土明美：死亡直前と看取りのエビデンス 第2版、医学書院、2023年8月
- がん情報サービスサイト　がんとリハビリテーション医療　https://ganjoho.jp/public/dia_tre/treatment/rehabilitation/index.html
- 特定非営利活動法人 日本緩和医療学会ガイドライン統括委員会編『がん患者の治療抵抗性の苦痛と鎮静に関する基本的な考え方の手引き 2023年版』金原出版、2023年6月

4章

- 加藤雅志・吉岡とも子・橋本百世編、特定非営利活動法人 日本緩和医療学会 専門的・横断的緩和ケア推進委員会作成「緩和ケアチーム活動の手引き（追補版）　緩和ケアチームメンバー職種別手引き」（https://www.jspm.ne.jp/files/active/job_type_v1.pdf）p.6、2020年7月
- 厚生労働省「人口動態調査」人口動態統計 確定数 死亡（e-Stat、2024.1.4最終閲覧）
- 厚生労働省健康局がん・疾病対策課「循環器疾患における緩和ケアについて」（平成29年11月）
- 厚生労働省保険局医療課「平成30年度診療報酬改定の概要　医科Ⅰ」（平成30年3月）
- 厚生労働省健康局がん・疾病対策課（2017）「緩和ケアにおける循環器疾患とがんとの共通点・相違点について（案）」
- 平原佐斗司「循環器疾患における緩和ケアの提供体制について　～在宅医療における現状と課題～」（厚生労働省がん等における緩和ケアの更なる推進に関する検討会 循環器緩和ケアWG、2017年11月）
- 日本循環器学会・日本心不全学会 合同ガイドライン「2021年改訂版 循環器疾患における緩和ケアについての提言」
- 官澤洋平・松田能宣・吉松由貴著：がん・非がん患者の呼吸器症状を診る：森田達也監修、柏木秀行編集、“ようこそ緩和ケアの森“シリーズ、南江堂、2023年7月
- 山田佐登美「循環器疾患における緩和ケアの提供体制について　～病院における現状と課題～」（厚生労働省 がん等における緩和ケアの更なる推進に関する検討会 第1回循環器疾患の患者に対する緩和ケア提供体制のあり方に関するワーキンググループ資料、2017年11月）
- 一般社団法人 日本サイコネフロロジー学会　https://www.jspn-ndt.com/
- 森田達也・白土明美：死亡直前と看取りのエビデンス 第2版、医学書院、2023年8月
- 橋本法修・結束貴臣・島崎哲平・柏木秀行著：がん・非がん患者の消化器症状を診る：森田達也監修、柏木秀行編集、“ようこそ緩和ケアの森“シリーズ、南江堂、2023年7月
- 森田達也・木澤義之・梅田恵・久原幸編：3ステップ　実践緩和ケア〔第2版〕、青海社、2018年1月
- 厚生労働省 障害保健福祉部「肝臓機能障害の認定基準に関する論点」肝臓機能障害の認定基準に関する検討会（第３回）資料、平成27年8月21日
- 日本神経学会監修、筋萎縮性側索硬化症診療ガイドライン作成委員会編「筋萎縮性側索硬化症（ALS）診療ガイドライン2023」南江堂、2023年5月
- 一般社団法人 日本脳卒中学会ホームページ　ステートメント https:// www.jsts.gr.jp/guidelines/index.html 「重症脳卒中救急における治療介入のあり方に関するステートメント」（2020）、「重症脳卒中の維持期における緩和と療養に関する提言」（2021）、「自宅復帰困難な後遺症を呈する脳卒中の維持期（生活期）における緩和と療養に関する提言」（2022）、「重症脳卒中急性期の説明のあり方に関する提言」（2023）、３「自宅復帰後の脳卒中の維持期（生活期）における緩和と療養に関する提言」（2023）

5章

- 大屋清文・岡本宗一郎・石上雄一郎・柏木秀行著：死亡直前期の患者を診る：森田達也監修、柏木秀行編集、“ようこそ緩和ケアの森“シリーズ、南江堂、2023年7月

【監修】

森田達也（もりた・たつや）

聖隷三方原病院 副院長、緩和支持治療科。1992年京都大学医学部卒業。2005年より緩和支持治療科・緩和ケアチームとして、主治医の診療にadd-onするかたちでの苦痛緩和をパートナーの看護師と行う。時期にかかわらず病気になった時の心身の苦痛を緩和することを目標として活動。2007年からは地域緩和ケア普及のための「OPTIMプロジェクト」を多くの協力者を得て実施。多施設臨床研究を推進して学問としての緩和医学の向上にも力を注ぐ。著書に『臨床現場のもやもやを解きほぐす緩和ケア×生命倫理×社会学』、『エビデンスからわかる　患者と家族に届く緩和ケア』（ともに医学書院）など多数。

【編集協力】

佐久間由美（さくま・ゆみ）

聖隷三方原病院 腫瘍センター課長。緩和ケアチーム専従看護師。聖隷学園浜松衛生短期大学第一衛生看護学科卒業、聖隷クリストファー大学大学院看護学研究科がん看護専攻修了。1993年よりがん患者を対象とする消化器外科、呼吸器外科、ホスピス、腫瘍センターに勤務。2009年にがん看護専門看護師の資格取得後、「がんの親を持つ子どものサポート」に関するサポートチームとともにサポートチーム活用に関するシステムの構築、腫瘍センターの立ち上げに取り組んだ。現在はゲノム医療コーディネーターとして、遺伝カウンセリング外来なども担当している。

［スタッフ］

執筆協力　岩部幸子

デザイン　土屋裕子（株式会社ウエイド）

イラスト　森崎達也（株式会社ウエイド）

編集協力　株式会社エディポック

現場で役立つ

よくわかる緩和ケア

監　修　者　森田達也

編集協力者　佐久間由美

発　行　者　池田士文

印　刷　所　TOPPANクロレ株式会社

製　本　所　TOPPANクロレ株式会社

発　行　所　株式会社池田書店

〒162-0851

東京都新宿区弁天町43番地

電話 03-3267-6821（代）

FAX 03-3235-6672

落丁・乱丁はお取り替えいたします。

ISBN978-4-262-12378-3

［本書内容に関するお問い合わせ］

書名、該当ページを明記の上、郵送、FAX、または当社ホームページお問い合わせフォームからお送りください。なお回答にはお時間がかかる場合がございます。電話によるお問い合わせはお受けしておりません。また本書内容以外のご質問などにもお答えできませんので、あらかじめご了承ください。本書のご感想についても、当社HPフォームよりお寄せください。

［お問い合わせ・ご感想フォーム］

当社ホームページから

https://www.ikedashoten.co.jp/

24004510